◎燕京医学流派传承系列丛书◎

燕京医学流派
乳腺病诊治经验

主　编　张董晓

U0118811

全国百佳图书出版单位
中国中医药出版社
·北 京·

图书在版编目（CIP）数据

燕京医学流派乳腺病诊治经验 / 张董晓主编 . — 北京：
中国中医药出版社，2023.7
（燕京医学流派传承系列丛书）
ISBN 978-7-5132-8200-0

Ⅰ . ①燕…　Ⅱ . ①张…　Ⅲ . ①乳房疾病—中医临床—
经验—中国—现代　Ⅳ . ① R271.44

中国国家版本馆 CIP 数据核字（2023）第 098114 号

中国中医药出版社出版

北京经济技术开发区科创十三街 31 号院二区 8 号楼
邮政编码　100176
传真　010-64405721
保定市西城胶印有限公司印刷
各地新华书店经销

开本 880×1230　1/32　印张 9.25　字数 204 千字
2023 年 7 月第 1 版　2023 年 7 月第 1 次印刷
书号　ISBN 978-7-5132-8200-0

定价　48.00 元
网址　www.cptcm.com

服 务 热 线　010-64405510
购 书 热 线　010-89535836
维 权 打 假　010-64405753

微信服务号　zgzyycbs
微商城网址　https：//kdt.im/LIdUGr
官 方 微 博　http：//e.weibo.com/cptcm
天猫旗舰店网址　https：//zgzyycbs.tmall.com

如有印装质量问题请与本社出版部联系（010-64405510）
版权专有　侵权必究

《燕京医学流派传承系列丛书》
编委会

序 言

　　"燕京医学流派"是以北京地区中医名家为主体融合而成的地域性中医学术流派，尤其是清朝以后，明显的表现为以京城四大名医及其传承人的学术经验为核心，以官廷医学为基础，以家族传承、学院教育、师承教育相结合为特点，以中医为体、西医为用的中西医结合特色。研究、挖掘、整理燕京医家的学术思想对于促进中医药事业的发展，造福人类具有重要意义。

　　"燕京医学流派"上溯金代，下迄当代，历史跨度800余年。在相当长的历史时期内，燕京医学既形成了鲜明的地域特色，又不断吸纳融汇外地医学创新发展。燕京大地，人杰地灵，名医辈出，他们不仅医术精湛、医德高尚，深得患者信赖，且能广收门徒，著书立说，造就了一大批中医杰出人才。燕京地区的医学流派主要有为皇室及其贵族看病的御医派、传统师承家传模式下形成的师承派、院校教育培养出来的学院派。随着社会的发展和时代的变迁，当今"燕京医学流派"逐步向中西医汇通方向发展，各学术流派的传人大都是熟知现代医学理论的中医大家。

　　尽管有众多前辈对燕京医学的某一分支做了大量的研究，但是业界对于燕京医学学术特色、代表性医家医著的研究尚缺乏统一性和全局性的共识，对于各流派代表性传承人及传承谱系的梳理也不够全面系统。随着在世的老中医越来越少，关于传承的第一手资料逐渐消失殆尽，对于老专家学术资源的挖掘整理显得尤为紧迫，属于抢救性保护工作。

2019 年，在北京市中医管理局的大力支持下，"燕京流派传承研究项目"立项，由首都医科大学附属北京中医医院具体组织实施。医院领导非常重视该项目，专门成立了"燕京流派创新性传承拳头工程"工作组，由刘清泉院长担任组长、刘东国副院长任副组长，项目办公室设在北京中医医院医务处。同年，医院进行分项目遴选，对入选的分项目展开了专业、专家、专著、技术和药物的研究。同时，医院统一组织各分项目对全国著名中医学术流派进行了实体考察，经过数次会议论证，各分项目逐步形成了研究燕京医学学术流派的思路和方法，燕京医学系列丛书书目申报也相应完成。各燕京医学学术流派研究小组开展了文献检索、实地调查、专家采访、资料整理等工作，在尊重历史、务求真实的基础上对燕京医学的学术特色进行了深度挖掘。

经过一年多的辛勤劳动，凝聚众多编者心血的《燕京医学流派传承系列丛书》终于要与读者见面了。总体上来说，本套丛书具有以下特点：

一、丛书由一整套书籍组成，各分册既可以独立成册，又具有内在关联性。丛书分册由北京中医医院各专科主任负责牵头编写，代表了本专科的最新研究成果和燕京医学的学术特色。

二、丛书资料务求真实。由于时间仓促，在时间维度上，研究范围不能够完全涵盖每个历史时期，尤其是金元以前燕京地区医学的发展情况还有待继续深入研究。

三、丛书内容力求公正。各流派谱系梳理过程中，尽量收集多方资料，保证真实准确，避免闭门造车和门户之见。

四、丛书中借鉴了很多前辈及同行的优秀研究成果，具有兼容并蓄的特点。

本套丛书的编写得到了北京市中医管理局、北京中医药大学、中国中医药出版社等相关单位及领导、专家的大力支持，同时借鉴了很多前辈的研究成果，在此一并表示感谢。由于丛书编写时间紧、任务重，编者都是临床一线医务人员，仓促之中难免瑕疵，敬请同行批评指正。

北京中医医院燕京医学学术流派研究办公室

2021 年 10 月

编写说明

　　此书即将付梓之际，我们的内心十分激动。

　　燕京乳腺流派是燕京医学的一颗明珠，19～20世纪燕京地区中医外科医师由御医群体、京城名医群体、外省进京名医群体组成，形成了近现代燕京外科流派的基本格局。其中御医流派代表人物房芝萱、房世鸿二位先生为三代御医之后，继承宫廷医学祖业，使太医院金鉴派外科代代相传；赵炳南先生拜师民间外科名医丁庆三先生，传承并发扬丁氏外科特色；王玉章先生尽得赵老真传，历任全国中医药学会皮外科委员会主任委员、全国中医学会顾问，并赴日本讲学，将燕京医学流派思想传播海外。燕京外科融诸家之长，在近现代中医学发展中独树一帜。燕京乳腺流派根植于首善之地，是燕京外科流派的重要分支，其学术体系在清末民国时期基本成形，在这一过程中涌现出一批外科名家，他们的名家学术思想对后世医家起着巨大的指导作用，其技艺传承至今，仍在临床上有广泛的应用。

　　燕京乳腺流派名家不仅医术精湛且医德高尚，赵炳南及王玉章两位老先生均为全国人大代表，房芝萱先生为北京市第一届劳动模范，这些老前辈堪称业界楷模、后学者榜样。燕京乳腺流派后继有人，如首都国医名师吕培文教授得三位前辈真传，创立乳腺多种疾病的辨证疗法；房老、王老学术传承人刘秀茹、廖素明主任年逾七旬，仍不辍临床。他们承前启后，在燕京乳腺流派的传承及发展中发挥着重要作用。北京中医医院乳腺科承先人之恩泽得以蓬勃发展，科内既有青年岐黄学者，也有通过第六批、第七批全国名老中医师带徒及院校招收博士、硕士等方式前来学习的学生，这些人将燕京乳腺流派学术经验继续传承下去。

本书除再现燕京乳腺名家不吝密术、普济众生的仁泽之心，通晓经典、勤于临床的成才之路外，更记载了他们见解独到的辨证思维体系、独出心裁的遣方用药思路、妙手回春的医案辨治过程、精湛技艺的详细应用方法。书中亦有一定篇幅是他们学术特色在现今临床的应用与拓展，后学者可通过学习挖掘名老专家经验，结合自身临床施治体会，总结新的经验。

前辈常言："知识不停留，经验不带走。"编者每在临床运用诸位先师之经验，效如桴鼓，叹其诊治经验有效之余，不免内心惶恐，恐能力有限，难以将诸位前辈的经验全面传承下去。考虑到传承工作并非一蹴而就，时日的耽误会为今后的整理带来更大的困难，故编者集全科之力总结百年燕京乳腺流派经验而成此书，希冀后学者能以此书为蓝本，继续完善和弘扬燕京乳腺流派精华。因时日仓促，编者才疏学浅，如有不足之处，还请各位同道批评指正。

全体编写人员

2023 年 5 月于北京

目 录

第一章 医事传略

第一节 燕京外科流派

燕京外科流派根植于首善之地，融御医与北京民间名医治疗特色为一体，其学术体系在清末民国时期基本成形，并延续至今。燕京地区"内跨中原、外控朔漠"，清末民国时期，北京借由其独特的京城地位，成为了19～20世纪中国文化中心及外科学交流中心，其独特的宫廷医药文化影响深远。除此之外，北京还是当时南北名医交汇的主要基地，朝廷下旨征召等手段，促成了诸多京外外科名医进京，因此这一时期北京中医外科由御医群、京内名医群、外省名医群组成，形成了近现代燕京外科流派的基本格局。

民国时期，赵炳南、房芝萱、哈锐川三位中医外科名家以其精湛医术与仁医仁德并称为京城外科三大家。北京中医医院建院初期，其专家几乎囊括了京城外科名医，作为燕京外科流派的代表人物与奠基人，赵炳南、房芝萱、哈锐川传人陈彤云受聘于北京中医医院中医外科，将燕京外科流派学术经验薪火相传，王玉章便是师从赵炳南后，尽得其真传，创立了乳腺病等多种疾病独特的辨治方法。

　　燕京外科流派医家在乳腺疾病治疗方面的经验独树一帜。如赵炳南治疗乳腺炎导致中毒性休克验案经验；王玉章治疗顽固性乳头瘘管的王氏乳头瘘切除术；房芝萱祖传宫廷秘方甲字提毒药捻治疗乳腺窦道等难愈性溃疡；房世鸿无痛通乳法治疗急性乳腺炎的外治法等。赵炳南熟读《医宗金鉴》《外科正宗》，房世鸿、房芝萱则为三代御医之后，传承了宫廷医学的精华，而王玉章治病以脾胃理论为基础，这些外科名家学术思想经验融合所成的遣方用药经验，对后世起着巨大的指导作用。

　　燕京外科流派名家不仅医术精湛，而且医德高尚，赵炳南及王玉章两位老先生均为全国人大代表，房芝萱先生为北京市第一届劳动模范，这些老前辈堪称业界楷模、后学者榜样。燕京学派后继有人，如首都国医名师吕培文得三位外科前辈真传，年逾七旬仍不辍临床、且坚持查房带教，为燕京外科流派学术经验传承及发展起到了重要作用。

第二节　赵炳南

　　赵炳南（1899—1984）是中医界著名的皮外科专家，他悬壶济世70载，新中国成立前，其专业范围涵盖各外科疾病，新中国成立后逐渐专注于皮肤科疾病。赵炳南13岁即在北京德善医室从师丁德恩先生，专习中医外科，弱冠学成，设馆行医。曾任旧北平中医公会外科委员，华北国医学院外科教授，是我国近代著名中医外科专家。在北京中医医院建院之际，赵炳南受聘于北京中医医院中医外科，并无私地把所有家当搬到医院来，传于后人。其学术思想对外科诸多专业如乳腺专业、周围血管专业、疮疡专业等均具有巨大的影响。如其治疗结节性红斑的经验，虽针对皮肤科疾病，但对重症肉芽肿性乳腺炎伴发

下肢结节性红斑有很大的借鉴价值；其治疗系统性红斑狼疮等
自身免疫性疾病的经验，适用于许多外科自身免疫性疾病的治
疗；其对于温药、祛湿药物的应用经验等，对外科诸专业都有
指导作用。

　　赵炳南著有《赵炳南临床经验集》，这本书是他长期从事中
医皮外科的临床经验总结，系统介绍了他的学术思想和临床经
验。此书 1975 年发行，成为当时国内第一本老中医经验专辑，
并于 1978 年获全国科学大会奖。书中众多病案不仅体现了他在
治疗中的妙手回春之效，还反映了赵炳南不吝密术、普济众生
的仁泽之心。

　　他在长期的实践中形成了自己独特的学术经验，除积累了
大量行之有效的自拟方传于后人外，其首创的外治法如拔膏疗
法、回阳熏药疗法、引血疗法等，至今仍在临床上发挥着重要
的作用。

　　赵炳南虽为北京中医医院外科的创始人，但他为人谦卑，
向来没有以老自居，对待晚辈非常关心，对待学生就像对待自
己的孩子，对患者也一视同仁，即使是甲沟炎非常严重的患者，
在检查过程中他也坚持用手捧着脚检查疮面。

　　赵老常爱说："知识不停留，经验不带走。""知识不停留"
是自勉之语，指活到老、学到老，体现赵老不断进取的精神；
而"经验不带走"用赵老的话说就是"把我的点滴经验和体会
毫无保留地献给党和人民，传给青年一代，绝不带进坟墓"。他
是这样说的，也是这样做的，在培育后人时，知无不言，言无
不尽，后来的外科名家王玉章、吕培文均得到了赵老的亲授，
承传了其宝贵的经验。

第三节　房家外科

房芝萱、房世鸿为房家外科杰出代表人物。房家祖辈三世业医，二位房老的祖父房星桥为清代宫廷御医，房芝萱（大房老）父亲为房少桥，新中国成立后受聘于北大医院，房世鸿（小房老）的父亲为房幼桥。房家承传御医流派学术思想，理法尊从《医宗金鉴》，以家传医术、追求"精诚"而名噪京城，使房家与赵家（赵炳南）、哈家（哈锐川）齐名，共同成为燕京外科三大家。二位房老于20世纪40年代起在北京六部口挂牌行医，参加过两期名老中医研习班，专攻中医外科，治病疗效突出，在同行及患者中享有盛誉。大房老于1956年北京中医医院建院时即受聘，小房老于1958年受聘于北京中医医院。

房芝萱（1909—1983），河北武清人，出生于北京，历任全国中医学会北京分会主任委员、第二医学院（首都医科大学前身）教授、北京中医进修学校（原卫生部在北京建立的全国第一所中医进修学校，现为首都医科大学中医药学院）副校长、东城区人大代表，后被评为市劳动模范，于1978年被确定为北京市名老中医学术经验重点继承对象，是我国杰出的中医外科名家，专攻周围血管病及外科杂病，如大动脉炎、脉管炎、雷诺病以及臁疮、瘰疬等。房家兄弟二人与父亲一辈的中医知识均由祖父房星桥传授，房芝萱踏实认真，勤学苦练，自小熟背药性赋、汤头歌诀，熟读《本草纲目》《黄帝内经》《难经》《金匮要略》《伤寒论》《医宗金鉴》等经典，深受其祖父喜爱，随祖父出诊时，祖父将一些疑难病处理方法都传授给了他，因此大房老内、外、妇、儿科都很精通。房芝萱24岁时经科考考试合格成为医师，从事临床工作50余年。

房芝萱本人并不守旧，在继承家传经验之上也有新的创新。"消托补防"理论是他论治外科疾病的特色之一，他将其广泛用于包括乳腺疾病在内各外科疾病的治疗中，在《房芝萱外科经验》一书中亦记载了这一学术思想。即使高龄，房老晚上也坚持研究门诊底方，将治疗经验系统整理并传于后人，并将祖传秘方无私献出，是新中国成立后向国家无私献出祖传秘方的第一人。《房芝萱外科经验》内容由老先生利用晚上的时间亲笔书写，书中记载了甲字提毒粉、乙字药粉、胬肉散、疏肝解郁丸、消坚丸等。难能可贵的是，作为老大夫，房老学习中医不放弃，对共产党的追求也不放弃，在繁忙的临床工作之余，一直学习《毛泽东选集》并撰写心得笔记。

房世鸿（1913—1986），出生于北京，因急性脑梗病逝，享年73岁。房世鸿先生擅长内治外治结合治疗乳腺病，如乳腺炎、乳腺增生、乳头瘘、乳头炎以及乳腺肿瘤等，在产后乳少、乳腺炎等疾病的治疗中疗效突出，还在继承家传的基础上研制出"乳腺病丸""内消散"等。《京城国医谱》收录了他撰写的《乳痈500例治疗分析》《中西医结合治疗612例乳腺炎的体会》《乳腺炎（乳痈）辨证论治的体会》等论文多篇。房世鸿的字遒劲有力，他在教导学生时说道，"字如其人，学医人的字一定要漂亮，药方让患者看得清晰明白，也是对患者的一种尊重"。

二位房老不仅医术精湛，且医德高尚。房芝萱全年给患者保持通讯治疗，并且不是一般的通讯治疗，而是一年四季给患者回信，写好回信后房老自己贴上邮票到东四邮局发，这一习惯默默坚持了18年。后来医院了解了这一情况，便由医务处提供信封并邮寄。房芝萱是真正和全国各地的患者通讯治疗的第一人。此外，除了通讯治疗，房芝萱还会到病重的患者或者残疾的患者家里，为这些患者免费治疗。

一天房芝萱正在出门诊，突然来了一位脉管炎的小伙子，挂着拐棍大声喊着非常疼想插队看诊，诊室外面四五十个患者也同意让他先看诊，但他看完直接想开假条。房老和大家都明白他就是为了开假条，房老说："我先给你五付药，吃完了你如果还疼，那我给你开一周的假，如果不疼了我不会给你开假的，这么年轻还得要工作。"结果这患者非常生气地离开了。房老把工作服脱了，搭在凳子上，大家以为他去卫生间，其实房老是去看这个小伙子了。小伙子出了医院的门，腿脚利索地上车了，但是他回头一下看见了房老。等五付药吃完，小伙子很感激，同时又比较内疚，再也没提过开假条的事。同样的事情放在其他医者身上，可能就要批评患者，难免会产生医患纠纷，但房老在医患沟通方面充分践行了诚信、尊重、同情、耐心，避免刺激到患者情绪。

一年秋天，晚上七点钟，一位父亲背着儿子，敲响了房芝萱家的门，父子俩进来后跪到地上就哭了："我找了好多家，终于找到您了！"他们从东北农村来，儿子是一位脉管炎患者。房老把创面打开看过后，开了一个方子，还送了他一包止痛生肌散，教他怎么换药。算上清理创面、上药的时间，房老给患者看了将近一个小时。看完病以后，房老看父子俩从北京站过来找了一天还没吃饭，就又吩咐老伴儿给他们做了热面，包了药。房老怕他们找不到北京站，还把父子俩送到车站，给了他们几百块钱，留了一个地址，经常写信问诊，每一封信房老都认真留底，大概半年后患者痊愈。

房芝萱还治疗过一位患有成骨肉瘤的小姑娘，右肩上像大转盘一样，胀痛难忍，已不能行手术治疗。房老说："不论是对什么患者，就算已经知道患者快不行了，但只要去到患者家里，患者的心情也会好一些。"为了减轻她的痛苦，房老带着穿刺的器具到小姑娘家里为她诊治。小姑娘忍受病痛折磨，终日不见笑容，但看到房老来，她的面容终于又舒展开来。

房芝萱自我奉献、无怨无悔的精神更加值得我们传承学习。如果有行动不便的患者，每到星期天房老和学生廖素明就坐着公交车，还带着自己制作的甲字提毒药捻等常用药去患者家里，亲自查看创面并换药，且不收取任何挂号费、治疗费。治愈以后，房老有时还去家里探望他们。唐山大地震后有许多截肢、感染、窦道的患者，解放军301医院曾请房芝萱去会诊，会诊结束后房老还坚持每周亲自去病房看看创面，并指导换药。

房芝萱教导学生们，"学医之人，第一要坐得住学得进，第二不要乱开药，有是证用是方"。他认为有的医生治疗疾病，一诊方子有效，就一直吃下去，还美其名曰效不更方，是不负责任的做法。

他们高尚的医德、严谨的医疗作风，感染了一代又一代人。二位房老的学生们，如吕培文、刘秀茹、廖素明等更是发挥了承上启下的作用，把老一辈名家经验传承下去，为燕京外科流派学术经验的传承和发展起到了重要作用。

第四节 王玉章

王玉章（1916—1997），回族，河北省文安县人，首都医科大学附属北京中医医院主任医师、教授、硕士研究生导师，第六届全国人大代表，是我国中医外科学的杰出代表人物。其师从于中医外科名家赵炳南，为全国第一批老中医药专家学术经验继承工作指导老师。王玉章推崇中医外科内外同治的学术思想，自成外科脾胃学派，提出顾护脾胃要贯穿外科疾病治疗始终，在乳腺疾病、恶性肿瘤等多种外科疾病的治疗上独树一帜。其创制的外用药如回阳熏药卷、化腐生肌丹、消化膏等沿用至今。

王玉章幼时读私塾8年，学业优秀，出类拔萃，1932年其祖父便将王玉章送到北京，拜在赵炳南先生的门下，跟随赵老学习了14年。王玉章白天做一些事务性的工作，晚上背书。赵老给学生们留的作业就是背四大经典、《医宗金鉴》《疡医大全》。王玉章刻苦努力，不仅苦练基本功，而且毛笔字写得最好，是赵老最得意的学生，所以赵老出诊时都会带着王玉章。跟随赵老14年后（1946年），王玉章在虎坊桥开设中医外科门诊，门庭若市。1956年北京中医医院建院之初，他跟随赵老一起来到医院。1982年，王玉章受邀赴日本讲学，受到了学界的一致好评。王玉章医疗实践60余年，秉承名家之旨，旁参诸家之长，广通古籍，精读《本草纲目》《疡医大全》《外科正宗》，熟背《医宗金鉴·外科心法要诀》、中医四大经典，尤其喜爱《金匮要略》。

王玉章在中医外科多种疾病的治疗方面独树一帜，推崇中医外科内外同治的学术思想，强调全身辨证论治。他认为，"如果要成为一个好的外科大夫，必须要先成为一个好的内科大夫，因为在治疗中，整体的观念和内科是一样的，在这个基础上必须辨证论治才能准确"。他顾护脾胃的思想深受国内外医学界的认可，其学术经验通过家传、师承、院校培养等不同方式得到了很好的传承。

王玉章深受赵老影响，给街坊邻居、社会上一些贫苦百姓看病不收诊金，还会给他们一些零钱买药、吃饭。他开的方子里面全部都是像蒲公英、连翘等普通的、百姓负担得起的药物，基本没有太子参等贵重药。王老出诊的抽屉里面，也永远放着自己制作的消化膏，发给需要的患者。消化膏用途非常广泛，凡是中医外科的阴证、风湿痹证，外敷消化膏以后疼痛很快就能缓解，其回阳散寒、活血消肿疗效显著。王老还在家里的四合院中间架起了一口大锅熬制消化膏，他临终前的两三年仍然仔细地教学生们消化膏的熬制工艺，如此才使得消化膏传承至今，广泛用于临床。

　　1995 年 2 月有一轰动全国的病例，山东姑娘杨晓霞引起了全北京市医务人员及市民的关注。患者右手拇指上有个"小黑点"，挑掉以后伤口开始溃烂并逐渐蔓延，从右手到小臂，甚至发展到了左手。患者在山东看了多家医院，都没能遏制病情，故而进京求救，最终被原北京军区总医院收治。医生不得不截掉她的右前端小臂，左手也只剩三个手指，但创面仍溃烂不止，外用抗生素药条也已出现耐药性。院领导找到王老，请他到原北京军区总医院为杨晓霞会诊。王老当时已 82 岁高龄，他戴着老花镜，颤抖着手帮杨晓霞查看疮面："孩子你咬咬牙，爷爷轻轻地看一下你的伤口啊。"王老查看后诊脉开方，每隔 3 天调一次中药并亲自用红纱条换药。渐渐地，杨晓霞疼痛减轻，腐肉渐脱，新鲜肉芽生长。通过中西医结合综合治疗，杨晓霞重获新生，并在康复后用假肢写下文章《再生之情，永世不忘！》。

　　王老时常告诫学生，"医术之高，当济于人，救死扶伤，以病家为亲人，热情致至，注重医德，方为良医""没有为人民服务的思想就不要当医生"，值得每位医者谨记在心。

第五节　吕培文

吕培文，首都医科大学附属北京中医医院主任医师，博士研究生导师，第五、六批全国老中医药专家学术经验继承工作指导老师，北京市第四批师承"双百工程"指导老师，国家级名老中医专家。曾担任北京中医医院外科主任，为燕京外科流派主要传承人之一，首批首都国医名师。其中医知识启蒙于燕京外科名家赵炳南、房芝萱等前辈，融京城名医与御医流派特色为一体。她在1990年成为全国名老中医王玉章教授学术继承人，曾任中华中医药学会脉管专业委员会副主任委员、中华中医药学会外科常务委员、北京地区卫生系统高级职称资格审定委员会专家。现担任中华中医药学会外科专业顾问委员、脉管专业顾问委员、中华中医药学会科学技术评审委员会专家、中华医学会科技奖评审、国家自然基金奖评审、北京市科学技术奖评审专家、卫健委科教司卫生科研项目评审专家等。

吕培文行医50余年，上探灵素、下参东垣，精研经典，博览群籍，与时俱进，在外科各类疾患治疗上均积累了丰富的经验。她在乳腺、疮疡等诸多外科疾病治疗中不仅疗效突出，更在前人基础上发展发扬了中医外科理论。在多类疑难复杂乳腺疾患如肉芽肿性乳腺炎、浆细胞性乳腺炎的治疗中，她擅用托法，尤其在红肿、溃疡、肿物并存的复杂情况下传承和创造性使用缓托法，成功保留了乳房外形，避免患者遭受手术切除乳腺之苦。

吕老中医学术思想的形成，一方面来自对中医传统经典著作的研究和学习，如《黄帝内经》中的整体观念，《伤寒杂病论》确立的中医诊治基本原则、辨证论治，《外科正宗》强调的消、托、补三法对于中医外科类疾病的内治原则,《血证论》气血阴阳水火理论,《医学衷中参西录》提出的中西汇通,优劣互补,师古而不泥古,参西而不背中的观点等。另一方面,来自于中西医名家的悉心指导,如赵炳南提出的首辨阴阳、局部辨证与整体辨证相结合的学术思想,房芝萱细辨血分用药,善于补气补血的治疗原则,王玉章重脾胃而善攻邪的思想。再一方面,源于吕培文对于疾病不断探索、不断研究、不断总结的成果。

第二章　名家经验

第一节　赵炳南经验

乳腺疾病是外科疾病的常见病种，其中常见的三大类疾患为乳腺炎症性疾患、乳腺增生性疾患、乳腺肿瘤性疾患，从赵老指导完成的《赵炳南临床经验集》及其后人的记载来看，其对此三类疾患均有涉及，且治疗某些乳腺疾患中的危急重症立起沉疴。本节总结了赵老学术思想在乳腺疾病中的应用，包含赵老直接治疗乳腺疾病的经验、特色技法等。

一、整体观念

中医整体观这一指导思想贯穿赵炳南诊疗的全过程，有医家认为"赵炳南之学术思想体系中，整体观是处于第一位的"。赵老整体观的思想在后人诸多记载中都有体现，如针对内治对疾病状态的调节，赵老指出："强调外治法而忽视脏腑功能之调节，不重视发挥整体观念这一中医特色，甚至于放弃内治是十分错误的。"针对体表疾患的病机认识，赵老曰："皮肤暗疮虽形于外，而实发于内。"如《赵炳南临床经验集》中"急性乳腺脓肿合并中毒性休克"一案（本案详见本书第五章第一节），就充分体现了赵老的整体观。

1. 诊查过程中的整体观

赵老除详问病史、对患者进行舌脉诊查外，还对患者其他全身情况如神志、精神、食纳、大小便及患者自我感觉不适如心慌、憋气等均进行详细了解，做出综合判断。

2. 治疗中的整体观

赵老在疾病的治疗中也体现了整体观念，他始终遵循着"正气存内，邪不可干"的古训，认为"没有内乱，不得外患。"身体的健康与阴阳之平衡、气血之调和、脏腑经络之贯通有着密切的关系。如赵老诊治"急性乳腺脓肿合并中毒性休克"一案，患者为乳痈重症，伴有休克昏迷，虽辨为毒热炽盛证，但患者处于产褥期、有贫血征象、体质较弱，加上患者脉洪大虚数，舌质红、无苔，一派气阴损伤表现，故赵老在治疗中并未一味给予大量清热解毒药攻邪，而是充分考虑患者全身体质，根据患者整体功能的强盛、邪正盛衰的关系合理配伍药物，以清热解毒、益气养阴之法并用。

3. 调护中的整体观

赵老治疗时不仅开具处方，还关注患者的饮食起居。这一观念在其后人许多记载中都有体现，如方大定报道赵老学习炒焦糖法，亲自实践后推荐给患者做辅助食疗；在治疗湿疹时强调"三分药，七分养"，印制"湿疡禁忌单"发给患者，十分重视向患者解释病情和注意事项。这些整体观念得到了充分传承，如《王玉章皮外科及肿瘤证治精粹》中就明确提到，"一般轻浅的小疮、小疖等轻微皮外科疾患，主要以外治法为主，适当配以内服药物，而对于较重的疮疡和症状明显的外科疾患，必须内治与外治兼施，局部治疗与整体治疗并重，甚至以内治为主"。王玉章在乳腺疾病的治疗中，不论是乳痈、乳癖还是乳腺其他疾病，除了局部征象外，还顾及全身兼症，如情志、月经状况、夜寐情况、舌苔、脉象等诸多表现，其病案中所记载的形体消瘦、精神不振、面色无华、偶有低热、虚烦不眠、易于激怒等描述，均在辨证中加以考虑。在治疗乳岩和其他肿瘤性疾患时，专设肿瘤的预防与养生一节，详细介绍"稳定情绪正确对待疾病、饮食与生活"等相关内容。这些充分体现了王玉章对于赵老整体观念的传承，即在乳腺疾病诊查、治疗、调护中的整体观。

吕培文在查房带教时反复强调赵老"没有内乱，不得外患"的观点，强调内因的重要性。如针对肉芽肿性乳腺炎窦道、瘘管的诊治，并不单纯着眼于换药促愈，而是根据"正气存内，邪不可干"的道理，进行体质的调节。吕培文认为只有身体状态调节好，才能从根本上缩小肿块从而达到溃口愈合的目的，对预防疾病复发才有意义。同时临床上注重交代患者情绪、睡眠调节，从整体上调治患者疾患。

二、辨证论治

赵老注重辨证论治。在赵老的学术体系中，阴阳辨证有着举足轻重的地位。赵老是中医外科出身，而阴阳是外科疾病辨证的总纲。邓丙戌谈到赵老的治学思想时指出，其最推崇的是《外科证治全生集》中对区别痈疽之阴阳的比喻："痈与疽之治，截然两途。世人以痈疽连呼并治，夫痈疽二字之连呼，即夫妻二字之连呼也。若以痈药治疽，犹以安胎之药服其夫矣。"赵恩道记载，"在跟随赵老学习过程中，每处一方，方中必须写明辨证、立法、方药。"可见赵老对辨证之重视。赵老还曾于1979

年在中医杂志上发表《调和阴阳在皮肤科的临床应用》一文，强调阴阳辨证的重要性。

针对乳腺炎症性疾患，赵老注重阴阳辨证，充分考虑患者体质，根据患者身体功能的强盛、邪正盛衰的关系合理配方选药。治疗毒热炽盛、气阴两伤证，以清热解毒、益气养阴为法。而气阴两伤、余热未清证，则以补气养阴为主，辅以清解余毒。赵老曰："不识病候，过用苦寒，不但不解热，反伤其阴。"清热解毒是治疗痈肿疮疡疾患的基本方法，赵老应用此法时注重与凉血活血法配伍，其所创方剂如解毒清热汤等均体现了清热解毒药与凉血活血药相配伍的原则，大大提高了临床疗效。乳痈治疗同样如此，清热解毒与凉血活血法合用，疗效显著。而针对乳腺增生和肿瘤性疾患，赵老辨证认为其属瘀血阻滞，多使用活血逐瘀药物治疗，但赵老用药并非单纯活血祛瘀，而是辅以温阳化痰软坚之剂，根据肿物具体情况给予加减，如属于阴寒者增加温肾助阳之品，而肿块发凉者则运用温里散寒法治疗。

赵老辨证论治的思想也深深地影响了后辈。如王玉章学习赵老辨证思想，在《王玉章皮外科及肿瘤证治精粹》一书中，不论何种乳腺疾病均进行分型辨证论治，其相关医案如乳癖、乳岩等也都先辨证明确，然后再立法处方。吕培文在辨证中注重整体与局部辨证相结合，认为不同的外科疾病有其常见的致病因素，乳腺疾病多与脾胃湿热、肝郁不疏有关，在治疗时注重整体辨证与局部辨证相结合；强调辨证施治至关重要的是能够识别假象，区分真伪；注意体症结合，即将自觉症状（局部体征）与全身情况结合起来分析。如吕培文根据浆细胞性乳腺炎的临床特点，将其分为隐匿型、结块型、化脓型辨证论治，通过整体辨证（脏腑辨证、气血辨证）与局部辨证相结合，缩短疗程，使患者避免了手术。

三、调和阴阳

阴平阳秘，则正气强盛，邪不可干；阴阳失衡，则正气虚弱，难以祛邪外出。赵老常使用天仙藤、鸡血藤、首乌藤、钩藤，认为"四藤"可起到调节阴阳的作用。吕培文在此基础上进一步发挥，运用调和法来健运人体枢机、调和病机关系。她在治疗中医外科疾病中的半阴半阳证时，结合了赵炳南"四藤"和王玉章"二红"的用药经验，自拟"四藤二红汤"调整阴阳，调和气血，疗效满意。此方除用于肉芽肿性乳腺炎病程持久胶着阶段的治疗外，还用于乳腺增生伴有阴阳失和等诸多兼症的治疗，同样还可用于乳腺恶性肿瘤的施治。恶性肿瘤术后及放化疗后的机体恢复是肿瘤治疗极其重要的环节，吕培文认为疾病均为"不和"，包括阴阳不和、气血不和、表里不和、营卫不和、脏腑不和等多种状态，调顺即病愈，提出应用中医调和法对恶性肿瘤术后及放疗后患者进行干预，临床取得了较好疗效。

四、顾护脾胃

赵老在疾病治疗中注重顾护脾胃。理气健脾药是赵老治疗痈、疽必配之品。如痈、疽为患，由热、毒、火、湿、痰凝聚所致，邪气聚则气机不利，所以赵老加陈皮理气机，健脾胃，消邪气之凝聚。食纳较差者，赵老常用陈皮、厚朴和胃理气，砂仁、蔻仁理气开胃，胃健食增，气血俱生，则抗邪有力，疮敛皮固。王玉章及吕培文很好地传承了此思路。《王玉章皮外科及肿瘤证治精粹》在论述外科消、托、补三法的补法时单设健脾和胃法，在肿瘤病因病理的探讨中，专设一节探讨饮食不节、脾胃失调，而在中医中药对肿瘤的治疗法则中也单设"健脾和胃法"一节，在肿瘤的预防与养生中，也设置了"饮食与生活"一节，足以见王玉章对顾护脾胃之重视。他认为脾胃为后天之本，气血生化之源，唯有胃气充盛，中焦气机调畅，升清降浊有序，才有利于其他治疗的实施，一旦胃气衰败则诸法难施而预后不良。吕培文强调中土虚弱，诸疾可生，将顾护脾胃的思想细化为健脾益气法、健脾和胃法、治脾调肝法、脾肾同治法四部分。健脾益气法用于产后乳痈等疾患，由于此类疾病治疗早期通常需用大量清热解毒之品，加之邪盛，脾胃受到不同程度损伤，故后期脾胃之气的防护很重要，通过调补脾胃，使生化之源不竭，正气充盛，从而祛邪除疾。健脾和胃法用于乳腺癌术后康复，使祛邪而不伤正，促进脾胃功能的调整与修复，这对疾病转归及预后有着重要作用。治脾调肝法用于乳癖、乳腺癌等，通过疏肝解郁、健脾理气，使机体气机畅通，疾病得愈。脾肾同治法用于乳癖脾肾不足型，此类患者多为更年期或绝经后女性，表现为形体消瘦，疲乏无力，寒热不定，虚烦不眠或夜寐多梦，乳内结核隐痛或胀痛、与月经周期无关，大便干稀不调，夜尿频等，脉沉细或细数，舌微红，边有齿痕，苔白。这是脾肾不足，日久致体内痰、湿、瘀互结为患所致，因此需通过补脾益肾来调整才能达到治疗之目的。

五、中西结合

赵老积极倡导并亲身实践着中西医结合的方针。邓丙戌记载，赵老长期和西医、中西医结合专家共同切磋："在工作中，只要有时间，经常让我们把西医皮、外科的有关书籍或文章念给他听，他听得全神贯注，并结合中医的情况进行讨论。"张志礼描述："赵老大力支持中西医结合的方针，对一些严重的急性皮肤病，无论外出会诊或门诊治疗，都主张采用中西医二法取长补短，配合应用，以利控制病情发展。"这种不故步自封、勇于接受新事物的治学思想在赵老后辈身上也得到了广泛体现，也正是这种思想，使得中西医结合在治疗乳腺疾病方面充分发挥其优势，从而得到了不断的发展。

六、"淘砌"学说

赵炳南虽然是以临床实践为主的专家，但在长期和大量的医疗实践中，他对中医皮、外科的理论也提出了一些创新的见解。对化腐生肌的研究，他提出了"淘砌"学说：建井可以边淘边砌，治疗溃疡病亦是如此，化腐的同时应用生肌之药，边消边补疗效会更好，将"消淘"与"补砌"同时应用，化腐时不忘生肌，指导临床治疗，效果极好。

王玉章在赵老化腐生肌治法的基础上回阳生肌，吕培文进一步将其发展为疮疡的生肌三法（脓腐较多时化腐生肌、疮面紫暗期活血生肌、后期回阳生肌），并强调在临床应用时要分析疮面肉芽、渗出、疮周表现，可以判断慢性阴证溃疡气血、脾肾、正邪交争情况。如在治疗浆细胞性乳腺炎时，成脓破溃初期，脓腐较多时可外用朱红膏纱条化腐生肌；局部有气血瘀滞之象，外用紫色疽疮纱条活血生肌；后期气血亏虚，脓水清稀，瘘口长期不愈，疮内组织色淡，外用回阳生肌纱条。

七、缓托法

针对复杂溃疡，赵老在外科消托补基础上，独创"稳托"之法，所用药物能解、能散，又能托毒，使毒邪一方面能散，一方面能被托出。吕培文进一步发展此思路，在难愈性肉芽肿性乳腺炎的治疗中，如见红肿、溃疡、肿物并存的复杂情况，使用稳托法（缓托法），取得了良好的疗效，治愈大量患者。吕培文对稳托法使用时机及适应证等均做了细化，强调错过治疗时机或适应证选择失当，轻则贻误病情，导致疾病难愈，重则引邪入里或变生他证，加重病情。

八、善于运用自身免疫性疾病治疗经验

赵老擅治疑难杂症，这其中不少是自身免疫性疾病，给后人许多启示。如治疗结节性红斑，以清热除湿、活血破瘀、软坚散结为主。治疗红斑狼疮时，从其上实下虚、上热下寒、水火不济、阴阳失调的复杂病象中，赵老善于剖析阴阳消长、邪正增减、寒热变迁等种种关系。治疗狐惑病，一方面善于应用调和阴阳、中和气血的药物，另一方面，特别注意外治的辨证与用药方式。赵老还留有许多治疗自身免疫性疾病的名方，如五皮五藤饮等，后人将其灵活化裁用于治疗干燥综合征、皮肤血管炎等诸多自身免疫性疾病，收效满意。

肉芽肿性乳腺炎重症常伴有下肢结节红斑，赵老治疗结节红斑的经验给我们提供了很多借鉴。而肉芽肿性乳腺炎本身也是一种自身免疫性疾病，赵老治疗其他免疫疾病的方法也为治疗肉芽肿性乳腺炎提供了指导。

九、内治经验

1. "四藤"应用经验

"四藤"是赵老独创的治疗人体阴阳气血失和的四味药组合，被广泛用于治疗浆细胞性乳腺炎、肉芽肿性乳腺炎、乳腺增生、慢性荨麻疹、皮肤瘙痒、斑秃、白癜风、皮肌炎、硬皮病、白塞病、口腔扁平苔藓、红斑狼疮、慢性难愈性皮肤溃疡、静脉曲张、脉管炎、结节性红斑、甲状腺功能低下、肿瘤术后康复等诸多疾病，治疗范围涉及数十个病种，涵盖乳腺科、皮肤科、口腔科、风湿科、疮疡科、周围血管科、肿瘤科等各科室，发挥着重要作用。

四藤组合为天仙藤、首乌藤、鸡血藤、钩藤，是赵老具有代表性的药物组合之一。四藤中每味药物在乳腺疾病治疗中都发挥着十分重要的作用。天仙藤归肝、脾、肾经，具行气化湿、活血通络之效，既可行气，又能活血、利水，三位一体。《本草正义》载其"宣通经隧，导达郁滞，疏肝行气"。此药具有调和气血、疏通经络之功，常用于浆细胞性乳腺炎、肉芽肿性乳腺炎伴发结节红斑、乳晕慢性湿疹等疾患，这些乳房疾病和自身免疫相关，现代很多医家认为当代免疫学的免疫平衡观念与中医阴阳、气血理论中的对立制约、消长平衡观念是对应的，免疫的失衡就是脏腑阴阳气血的失衡，因此调节免疫功能其实就是调节脏腑阴阳气血功能。而天仙藤通过对气血的调节来达到调节免疫的作用。从归经而言，女子乳房属肝，免疫功能障碍多和先后天不足有关，而天仙藤归肝、脾、肾三经，用此药除可直达病所外，还能从先后天角度对异常免疫状态进行调养。首乌藤入心、肝、脾、肾经，此药是四藤中归经最广的一味，具有养血安神、祛风通络、补中益气的功效，能行经络、通血脉，还可以引阳入阴，促进阴消阳长，使机体达阴平阳秘的状态。本品对于乳腺增生及其相关兼症有较好治疗效果，如与解郁安神之合欢花相伍，共同治疗肝郁血虚型乳腺增生症；配合酸枣仁，交通心肾引阳入阴，治疗更年期乳腺增生伴入睡困难；配合苦参，清热燥湿，祛风止痒，治疗乳房湿疹。鸡血藤入心、脾二经，功能舒筋活络，养血活血，为血中之补品，是赵老所爱之药，在《赵炳南临床经验集》中多次记载应用。乳腺结节、肿物等形成多和气滞血瘀相关，但若大量使用破血峻剂，则祛邪亦伤正，而鸡血藤具有化瘀不伤正之效，药力柔和，在乳腺疾病中常与川芎、香附配伍调和气血，用于乳房结节的治疗。许多乳腺增生症患者同时存在月经紊乱，鸡血藤可与当归、丹参为伴，共同调节月经。赵老弟子王玉章将鸡血藤伍黄精用于乳腺肿瘤术后康复期，如化疗后白细胞及红细胞减少等疾病的治疗，取得较好效果。现代药理亦证实鸡血藤对乳腺肿瘤细胞有抑制作用。钩藤入肝、心包经，具有平肝息风、舒筋活络、下气宽中之效，其轻能透发，清能泄热，故可清热平肝，舒筋除眩，可治疗肝火上炎导致的乳腺疼痛、乳腺增生等症。

（1）四藤组合机理及其在乳腺疾病中的应用

虽四藤中每味药物在乳腺疾病中都有应用，但四藤组合的精华在于其作为一个组合体现出的调和阴阳、沟通内外、调节气血的特点。赵老晚年习用四藤组合调和阴阳气血，尤其针对中老年女性，据赵恩道记载，"赵老生命最后的 10 年几乎每方必用四藤"。足见赵老对此方之钟爱。在赵老之前从未有运用藤类药物调和阴阳气血的先例。从传统认知上的"藤不治病"到赵老运用藤类药物为主调和气血阴阳，既是认知上的巨大飞跃，也是理论上一大创新。

调和阴阳：①温凉并用。方中药物四气温凉互补，天仙藤、鸡血藤性温，首乌藤性平，钩藤性凉。四药温凉并用。②清中有补，疏中带养。方中天仙藤、钩藤清热利湿，首乌藤、鸡血藤补血活血，清利与补养相结合。天仙藤行气，钩藤平肝下气，鸡血藤、首乌藤补肾养血，四藤组合，疏肝行气与补肾养血相结合，疏中带养。③内外调和。外属阳，内属阴，若疾病单位于一处，调理较易。如赵老有两个经典名方"凉血五花汤"和"凉血五根汤"，其中凉血五花汤为五种花类药物，凉血五根汤为五种根类药物，花性轻扬，药性趋上，故用于上半身疾患，而根性主下，故治疗下部病变。但乳腺为体表组织器官，看似病位在表，但其病变多由脏腑、经络失衡所致，调理需使用具有联络内外、通调全身之品。而藤类药物恰恰具有循行周身、联通内外、无所不至的特点。《本草便读》云："凡藤蔓之属，皆可通经入络。"四藤组合中四味药均为藤类，一方面各个药物通过其自身特性治疗乳腺疾病；另一方面可以内至经络脏腑，外达乳腺肌肤，无往不利，联络内外而治疗疾患。对乳腺这类病位在表、病变在脏腑经络的疾患确为绝妙之作。

行气补血：四藤汤治疗的疾病多为病程较长的疾患，如乳腺增生症、浆细胞性乳腺炎、肉芽肿性乳腺炎伴结节红斑、乳腺肿瘤等。这些疾患均发生发展较慢，发病时间较长，有些疾病具有易反复发作的特点，符合中医"久病入络""久病在络"的特征，而从其病机而言，也多有络病气滞脉络、久病及血、伤气耗血致阴阳不调的发病特点，此时若不能改善气血状态，则无法从根本上调节阴阳。病在络脉和现代医学的微循环障碍吻合，二者均为人体最小的循行通道，且均遍布全身，对五脏六腑、四肢百骸起濡养作用。而藤类药可循经走络，行气补血，为治疗此类乳腺疾病提供保障。女性生理上常有余于气而不足于血，故除疏肝理气外，常需养血活血治疗，方中天仙藤、首乌藤、鸡血藤、钩藤均有养血活血之效。其中天仙藤活血兼行气，首乌藤活血兼安神，鸡血藤活血兼补血，钩藤活血以敛阴。四药配合，起到综合调理气血的作用。

多入肝经：女子以肝为先天，加上有善怀多郁的特点，故乳腺疾病多从肝论治。肝得疏泄，则气机通畅，血运得行，阴阳往复。否则气机郁结，瘀血滞留，阴阳不调。故肝之疏泄，关乎周身气血流注，阴阳和调。四藤组合中的其中三味药天仙藤、首乌藤、钩藤均入肝经，从归经而言，对乳腺疾病有很好的调理作用。

赵老从阴阳总纲出发，考虑到外科疾病发生多有经络阻滞、气血失和、阴阳不调的特点，抓住疾病矛盾的主要方面治疗。四藤的使用适应证并不在于病，而在于证，其治疗的是阴阳失调、气血失和类疾患。乳腺疾病中不同的病种、同一病种的各个阶段，只要具有此病机，都可以使用四藤治疗。例如乳腺癌术后，因腋窝淋巴结清扫，出现脉络阻滞，津液瘀血积于上肢而形成水肿，气血运行受阻，出现肤温降低、患者感觉障碍等本为阴证的临床表现，然郁久化热，或行放疗，外来热毒灼伤津液，则出现寒热并作，患者常表现出面红潮热、口渴咽干、上肢肿胀、皮肤潮热等症状，此即典型阴阳不调，气血失和，可使用四藤进行治疗。故赵老弟子吕培文强调不论何种乳腺疾病，只要符合四藤病机，均可大胆应用。如乳腺增生症多为肝郁气滞或肝郁化火，但若患者处于围绝经期，在乳腺有结节和疼痛的同时，存在下肢冰凉而口舌生疮，平素怕冷却又易烘热汗出，夜寐易醒白天又神疲乏力等上热下寒、寒热交杂、阴阳不济的兼症，则应在使用疏肝理气之品的同时伍用四藤方获良效。而浆细胞性乳腺炎急性期常红肿疼痛明显，以阳证为主，后期脓肿破溃，气血消耗，则阴证居多。但吕培文所治疗浆细胞性乳腺炎患者多来自全国各地，患者前期已反复经历抗生素及糖皮质激素等治疗，来诊时常病已日久，久病入络，乳腺红肿、窦道、结块等多种病损同时存在，此起彼消，阴阳并存，处理十分棘手。治疗单纯清热或温阳均难奏其效，然针对半阴半阳表现，抓住"气血失和、阴阳不调"之病机，使用四藤调理枢机，通行十二经，行气活血，调和阴阳，可最终达到气血调和、阴平阳秘的目的。

（2）四藤衍生方

四藤二红汤：王玉章为赵炳南徒弟，他根据外科疾病尤其外科慢性迁延性疾病"经络阻隔气血凝"的特点，在四藤基础上增加活血化瘀药物红花、红娘虫，俗称二红。二红的使用充分体现了他注重气血调治的观点，无论是乳腺增生性疾患、炎症性疾患还是肿瘤性疾患，王玉章均根据疾病本身的气血盛衰，从调和气血阴阳角度进行治疗。如乳腺增生性疾患，王玉章认为与冲任失调、经络阻滞相关，患者生育、流产等伤及冲任，经络阻隔，气血凝滞，日久成癖；哺乳期乳腺炎过用寒凉药物导致的寒伏其邪所形成的局部暗红僵块，他认为气血瘀滞为其病机；乳腺癌，王老认为瘀血是其病因之一，血瘀必予消散，否则必然为患。二红中红花活血祛瘀，行气止痛；红娘子属虫类药，具有通瘀破积的功效。四藤与二红配伍即为四藤二红汤，用于血瘀阻络、凝滞不通、气血失和、阴阳不调导致的各种乳腺疾病的治疗。后因红娘子具有一定毒性，改由莪术替代。临床用于治疗肉芽肿性乳腺炎伴结节性红斑、乳腺癌、乳腺增生等症。

四藤二红汤配合后天固本饮：乳腺癌术后患者常会出现脉络瘀阻、毒热内生的中医病理表现，进而出现阴阳失调、气血失和、脾胃虚弱之证。如神疲劳累、周身怕冷却又伤口疼痛、色红灼热，食欲不振、反酸嘈杂同时伴有化疗后腹泻、下利清谷等寒热交杂表现。临床上除调整气血阴阳外，还应顾护脾胃以固本。在使用四藤调和气血阴阳的基础上，吕培文传承王玉章顾护脾胃的思想，创立后天固本饮，方由当归、白芍、茯苓、白术、陈皮、炒枳壳、生麦芽、生甘草组成。其中当归、白芍益阴养血，茯苓、白术、陈皮健脾，炒枳壳、生麦芽和胃，共奏健脾和胃、疏气养血之效。

益肾通脉汤：益肾通脉汤组方为金银藤、鸡血藤、首乌藤、络石藤、桑枝、桂枝、当归、赤芍、鹿角霜、玄参、肉桂。此方常用于半阴半阳证，如肉芽肿性乳腺炎伴下肢结节性红斑反复发作、浆细胞性乳腺炎僵块经久不消等。此方对四藤进行加减，一是鉴于天仙藤毒性较强，将药物调整为金银藤、鸡血藤、首乌藤、络石藤；二是增加桑枝、桂枝二药以枝达肢，同时二药一寒一热，寒温并用，引药至体表组织器官，沟通内外，增强四藤联络全身内外之功效；三是因四藤汤中替换天仙藤的络石藤功效以清热解毒为主，故方中加入鹿角霜、肉桂、玄参温阳通络，达到原四藤汤中阴阳同调的功效；四是取四藤二红之意，方中增加当归、赤芍活血养血。最终全方共奏益肾活血、调和阴阳之效。本方安全性上较原四藤更高，适用范围也更广。

（3）四藤应用注意事项

四藤由赵老创立，是赵老非常有效的经验用药，临床但凡符合其适应证，常屡试屡效，但在使用时应灵活思辨，深刻体会各位老专家用药的含义。例如藤类药物可以沟通内外、承上启下、连接表里、调节阴阳，临床用药不应拘泥于赵老当时用药的四种藤类药物，可从众多藤类药物中选择适宜的。同时亦应考虑到药物的毒副作用，注意药物的安全性。如原组合中天仙藤为马兜铃根茎，毒性较大，在临床中逐渐被金银藤、络石藤等其他藤类药物所取代；方中首乌藤虽沿用至今，但因近年来报道的肝损伤等副反应，也应在治疗中注意用量，一般10g为宜，并应密切监测患者肝功能。其衍生方四藤二红汤实为调和气血、活血化瘀主方，考虑到用药安全性，方中红娘子可选用莪术、丹参等活血化瘀药替代，但应注意活血必伤正，故治疗时应中病即止，随时调整。

首辨阴阳是中医外科一大特色，临床中外科疑难杂证多呈现寒热交杂、气血失调的表现。赵老在治疗中一再强调调整人体气血阴阳，使之达到平衡和谐之态，病去而人不伤，故首用四藤来达到调和阴阳的作用，在临床中取得了很好的效果。王玉章"治病不可踏人而过"的理论充分传承了赵老这一学术思想，在四藤基础上进一步发展，将四藤二红很好应用于外科各类疾病中，吕培文以调和法治疗乳腺在内的各种外科疾病，亦是这一思想的体现。针对乳腺癌术后免疫功能低下或肉芽肿性乳腺炎等自身免疫性疾病，运用四藤显示出中医治疗的优势，现代药理学研究也证实了首乌藤、鸡血藤等藤类药物有免疫调节的作用，这从一定程度上为赵老的方剂提供了客观依据。四藤及其组方思路对包括乳腺疾病在内的诸多外科疾病都提供了很好的借鉴。

对皮外科疾病中的阴寒证，赵老临证在大剂补益药中重用温药。如其治疗胸前疽，初起不红不热，皮色如常，温肿而硬，隐隐胀痛，应用肉桂、白芥子、陈皮通血脉、祛阴寒、行气滞、化痰结；治疗瘰疬破溃日久，肉芽组织晦暗呈现寒湿之象，外用肉桂粉或干姜粉以促其回阳，加速愈合；如为血虚外受寒湿的荨麻疹，应用麻黄、干姜皮等药辛温宣肺、祛邪外出。王玉章治疗乳腺增生症的经典外用药消化膏中主要温阳药物为肉桂、炮姜、白芥子、麻黄，与赵老常用的温阳药物基本吻合。方中肉桂、炮姜温肾助阳散寒，红花活血化瘀，白芥子、半夏、麻黄温化痰湿，软坚散结，全方共奏温经通络、活血化痰、软坚散结之功。因乳癖隶属于中医外科的阴证，故在外用药选择上，以温阳通络散结之品为主，临床使用数十年，屡获良效。其适应证也得到不断扩大，用于其他系统疾病，如妇科炎症等，20世纪80年代已有临床报道及相关实验研究。后学者将其治疗工艺进行了调整，采用湿热敷法促进药物吸收，作为适宜技术广泛推广，已在全国至少数十家医疗机构中得到应用。

2. 其他用药经验

乳腺炎毒热炽盛，气阴两伤证，赵老选用白人参、石斛、南北沙参、天花粉补血生津，益气养阴，功在扶正；莲子心、石莲子、地骨皮、茵陈、生地炭、金银花炭、丹参清热利湿，凉血解毒。而气阴两伤，余热未清证，则使用生黄芪、耳环石斛、南北沙参、黑玄参、二冬（天冬、麦冬）、天花粉、干生地、玉竹补气养阴；金银花、滁菊花、丹皮、川黄连清解余毒。方中金银花炭配生地炭是赵老在临证中总结出来的重要组合，赵老认为，金银花炭配生地炭，二者均炒黑存性，入血分清其毒，入心经固其阴，二者合用，有犀角之功，凉血功能大增，用之效果显著。二冬亦为赵老滋阴润燥常用对药。赵老善用耳环石斛，他总结出，此药味甘养阴的作用大于清热的作用，在气阴两亏而有高烧时用之最为相宜。

而针对乳房肿物，赵老使用的活血逐瘀汤组成为丹参、乌药、白僵蚕、三棱、莪术、白芥子、厚朴、橘红、土贝母、沉香，其功用为活血逐瘀，软坚内消。方中丹参、三棱、莪术、土贝母活血化瘀；白芥子、乌药温化凝滞；厚朴、橘红、沉香理气化痰散结。属于阴寒者加炮姜、附子；肿块触之发凉者加小茴香、吴茱萸。

除了根据疾病病种及四诊合参辨证用药外，赵老还善于使用引经药，目的是使药达病所。具体到乳腺疾病，因其病灶在乳房，故赵老常选用橘皮、橘叶作为引经药。

十、外治经验

赵老在外用药使用方面独树一帜，自创大量外用药，包括散剂、膏剂、油剂、水剂、熏药剂、拔膏剂等多种剂型。其中紫色疽疮膏、紫色消肿膏、化毒散软膏、黑布药膏、甘草油、蛋黄油等在乳腺科临床应用较为广泛（详见本书第五章第二节"燕京名家制剂"部分）。

外治法是外科疾病一大特色，赵老在熟读《医宗金鉴·外科心法要诀》《外科准绳》《疡医大全》《外科启玄》《本草纲目》《濒湖脉学》等医学著作的同时，还承袭并独创了诸多外治法，这些治法流传至今，仍在乳腺科临床发挥着巨大作用。

1. 药捻疗法

药捻又称药线，赵老常选用质软韧性强的河南棉纸为材料，制成棉纸药捻，因其形状细长，故适合直接用于窦道、瘘管及脓肿的部位，使其引流通畅，又不损伤新鲜疮面。其随所含药物的不同而有化腐提毒、生肌长肉、收敛伤口、回阳生肌等作用。本法适用于肉芽肿性乳腺炎、浆细胞性乳腺炎窦道形成，因其开口较小，纱条等不易进入，使用时药捻顺着窦道方向插入，插到窦道底部后再稍抽出少许即可。赵老自制京红粉药捻、甘乳药捻等用于复杂性窦道、瘘管，其作用各有不同。

2．油膏贴敷

现临床使用的油膏多为药物粉碎后加入基质使用的剂型，其优点为柔软、滑润，对于大面积溃疡或病灶的凹陷折缝之处有较好的覆盖渗透效果。赵老许多制剂如紫色消肿膏、黑布药膏等均属此类制剂。油膏可保护皮肤和疮面，其作用时间长，能较广泛地用于乳腺诸多疾病，根据肿物、病损阴阳等属性的不同结合药物功能辨证使用。本品一般多摊在纱布块上外敷治疗。

3．掺药

将药物制成粉末，掺于膏药与油膏之上，或直接掺于病变部位，称为掺药。赵老在治疗疾病时常临方调配，结合疮面情况辨证使用掺药。这一宝贵经验沿袭至今，如吕培文在治疗浆细胞性乳腺炎肉芽高突时，使用乌梅粉等平复肉芽，对于局部疮面紫暗或有渗血者，使用血竭面活血止血；局部疼痛严重者，使用麝香散结止痛；疮面色暗少华者，使用肉桂面回阳生肌。

4．药纱

药纱是用中药水剂、药油或药膏浸润无菌纱布条的制剂，可以敷盖创面。赵老的紫色疽疮膏现临床应用剂型为紫色疽疮纱条，即为药纱。浆细胞性乳腺炎局部破溃后，根据是否存在脓腐、肉芽新鲜程度等，使用不同的纱条对疮面进行覆盖或对窦道进行填塞。初、中、后期常使用祛腐、活血、回阳生肌三法，对应的治疗纱条分别为朱红膏纱条、紫色疽疮膏纱条、回阳生肌膏纱条，关于几种纱条的疗效，目前已有诸多现代药理研究报道，如关于朱红膏纱条不同浓度促愈效果研究、回阳生肌膏对创面疗效及机制研究等。这些纱条促愈消疤效果亦被用于其他疾病的诊治，如魏国信使用祛疣汤配合紫色疽疮膏治疗扁平疣 100 例，临床观察疗效肯定。

5. 油剂

赵老曾用紫草茸、芝麻油制成紫草茸油，治疗下肢红斑结节类疾患。目前临床使用的甘草油、蛋黄油等也都是赵老常用方，对于乳房外伤、产褥期乳头皲裂效果较好。

6. 引血疗法

引血又称刺血、刺络，是直接针刺于络脉并使之出血的一种方法，有祛瘀生新的作用，是赵炳南独树一帜的特色疗法。赵老后人谓："赵炳南教授精于引血疗法，并多有创新，赵老完善引血疗法的理论和手法，使之与赵老的其他四种独特疗法拔膏、熏药、搓药、黑布药膏齐名。"赵老早年行医时采用引血疗法治疗丹毒、急性淋巴管炎等时毒、瘀血壅盛的实证，这和其他医家对刺络的适应证认知是相同的。刺络方法在历史上主要用于治疗阳证性疾患，而阴证性疾患属于治疗禁忌。赵老晚年独创性地将引血疗法引入外科阴证性疾患的治疗，开创了该类疾病刺络放血治疗之先河，是他煨脓长肉、回阳化腐生肌、去瘀生新等治法的体现。此法现今较广泛用于各类阴证性肿疡及溃疡，有活血化瘀、散结消肿、祛邪安正的作用，如浆细胞性乳腺炎溃疡日久、局部疮面紫暗的情况，常采用此法，通过刺络放血使邪有出路，将病邪排出体外，改善局部微循环，则溃口更易愈合。

本法除用于慢性下肢溃疡外，也被广泛用于外科各类阴证性肿疡及溃疡，如肉芽肿性乳腺炎、浆细胞性乳腺炎溃疡日久，局部疮面紫暗的患者，使用引血疗法后有活血化瘀、祛邪安正、加速疮口愈合的作用。

第二节　房芝萱经验

"消托补防"理论是房芝萱论治外科疾病的特色之一，房芝萱将其广泛用于包括乳腺疾病在内的各外科疾病治疗中，在其著作《房芝萱外科经验》一书中亦记载了此学术思想。

虽"消托补"法的名称和适应证在宋代《圣济总录》中早已提出，作为中医外科内治准则亦载入多版中医外科学讲义及教材，但之前多用于疮疡性疾患，且未用于外治的指导。房芝萱发展消托补理论，其贡献在于：①提出防重于治，在消托补的基础上加上防的概念，即消托补防治疗外科疾病；②扩大消托补防理论适应证，用于所有外科疾患，而非仅限于疮疡；③将原为内治总则的消托补理论引入外治领域，在其指导下使用外治法治疗疾病。

虽对于大多数医家而言，"消托补"三法是根据疮疡的病理过程分为初期、成脓期、溃后期三个阶段而确立的内治基本法则，但房芝萱对于此三法的应用，远超疮疡的范围，广泛应用于各类外科病证。且不仅仅限于内治法，外治同样应用消托补进行指导。在此基础上，房芝萱提出"防"贯彻始终，即"消托补"要和"防"相结合，形成"消托补防"的策略。这些原则对外科疾病的治疗具有重要的意义。本节总结了房老"消托补防"理论在乳腺外科疾病中的应用。

一、基于"消托补防"理论的内治经验

1. 消法

狭义的消法即传统消法，指用消散的药物使病损得到早期消散，是肿疡初起的治疗法则。临床多用于蕴热期，如乳腺炎早期红肿热痛。而房芝萱认为广义上的消法除针对肿疡外，还包括结节、肿块、血栓、无名肿痛等各类外科疾患，以乳腺疾病为例，乳腺增生、乳腺囊肿、乳腺术后胸壁浅静脉炎、乳腺癌术后上肢水肿等疾患，均可通过消法治疗。这个理论和程钟龄在《医学心悟·医门八法》中提出的"消者，去其壅也，脏腑、筋络、肌肉之间，本无此物而忽有之，必为消散，乃得其平"的观点是吻合的。房老认为消法治疗也绝不限于清热解毒，应针对病因、证候特点辨证而治，表邪者"客者除之"以解表，里实者"留者攻之"而攻下，热则清热、寒则温通、气滞则行气、血瘀则活血、痰凝则化痰散结，均属于消法的范畴。以下为房芝萱较常用的消散方法。

（1）清热解毒，凉血活血

此方法和传统消法概念吻合，也是较常用的消法类型，适用于毒热之邪导致的乳痈。房芝萱常用自拟清热通乳散结汤：蒲公英、连翘、赤芍、丹皮、漏芦、通草、冬葵子、路路通、丝瓜络、生石膏、知母、赤小豆。方中蒲公英、连翘清热解毒；赤芍、丹皮凉血活血；漏芦、通草、冬葵子清热利湿，通乳散结；路路通、丝瓜络疏通乳络；生石膏、知母养阴清热；赤小豆促热从小便而解。

本方用药精妙之处有三：①多法联合退热，哺乳期乳腺炎除局部肤温升高外，患者多有体温增高等全身征象。房芝萱除

采用石膏泻火清热，赤芍、丹皮凉血清热外，还使用知母养阴清热，同时赤小豆利小便清热、冬葵子润肠通便泄热。多法联合，给热邪以出路，可达到快速退热的效果。②清热与疏通并用，考虑到乳痈病因为乳管堵塞，乳汁不行，其造成的后果为局部炎症、组织水肿，故在清热基础上增加疏通乳络、利湿消肿之品，用丝瓜络疏通乳络，路路通、通草利水祛湿，漏芦消肿排脓。充分保障乳管畅通，水肿消除。③用药经典，房芝萱勤求古训，喜用经典方药，方中蒲公英为乳痈圣药，连翘为疮家圣药，房老谓连翘能"清全身躯壳之热，还具消肿散结之功"，故在治疗炎症及结节肿物时喜用此药。

（2）行气解郁，活血止痛

此类消法属广义消法范畴，在乳腺疾病中用于乳癖、乳腺术后静脉炎等疾病，常用代表方剂：逍遥散、柴胡疏肝散、桃红四物汤、血府逐瘀汤。常用药物为柴胡、香附、郁金、青皮、陈皮、木香、枳壳、当归、赤芍、延胡索、三棱、莪术、川芎等。根据具体治疗疾病又各有侧重，如柴胡、香附、郁金、青皮为常用疏理肝气之剂，青皮、陈皮为常用对药，疏肝理脾，肝气郁则重用青皮，脾胃气滞则用陈皮，配合使用木香行气宽中，枳壳为肝脾同治常用之品。在活血药中，体虚用当归、血热用赤芍、疼痛明显则以延胡索活血止痛，乳腺结节、条索明显，用三棱、莪术破血除积。川芎为画龙点睛之药，因其为血中气药，房芝萱谓其"走而不守，上达颠顶，下达血海，通行四肢"，故常用之。

（3）化痰祛湿，软坚散结

此法适用于乳核、粉刺性乳痈肿硬期。常用药物为玄参、夏枯草、贝母、生牡蛎、炒僵蚕、瓜蒌等。玄参与不同药物配伍可起到不同的药效,如与生地黄、麦冬配伍则养阴生津,与夏枯草、浙贝母、生牡蛎配伍则软坚散结;炒僵蚕、瓜蒌化痰散结,瓜蒌兼具宽胸理气之效;乳腺病发于上,故用桔梗引经。

《外科启玄·明内消法论》曰:"消者灭也……使绝其源而清其内,不令外发,故云内消。"消法总的来说是以祛除邪气为主要目的的方法。房芝萱强调消法在治疗中的重要性,病既已得,以消为贵,抑制其继续发展。同时强调鉴于疾病发生发展复杂多变,故消法中几个具体治疗方法可几法同用,或以一法为主,辅以他法。

2. 托法

托法是用补益气血和透脓的药物,扶助正气,托毒外出,以免毒邪扩散和内陷的治疗法则,包含清托和补托两种方法。

(1)清托法

本法指应用托里透脓和清热解毒药物透脓托毒外出。适用于哺乳期乳腺炎,浆细胞性乳腺炎脓液已成、正气未衰、局部尚未溃破阶段,或已溃破、排脓不畅、腐肉不脱者。代表方为《外科正宗》透脓散。常用药物:金银花、蒲公英、连翘、赤芍、丹皮、白芷、桔梗、炒皂角刺、生薏苡仁、败酱草。其中金银花、蒲公英、连翘、赤芍、丹皮为清热解毒药;白芷、桔梗、炒皂角刺为常用托里透脓药物;生薏苡仁、败酱草两药在其他医家托里药中使用较少,房芝萱取张仲景《金匮要略》中薏苡附子败酱散之意,薏苡仁甘淡微寒,健脾利湿排脓,败酱草清热解毒,散结排脓,《本草纲目》载,"败酱,善排脓破血",《药性论》谓败酱草"能化脓为水",薏苡仁、败酱草配伍,增加清热排脓之功,故于透托之中加此二药增效。

（2）补托法

此法即在托里透脓基础上加用补益气血药物以扶正祛邪，托毒生肌，适用于哺乳期乳腺炎，浆细胞性乳腺炎脓液既成、正气已衰，或局部已溃、脓出不畅、肿硬不消，或局部未溃、疮形平塌、根盘散漫不聚、难溃难消者。代表方剂为《医宗金鉴》托里透脓汤，房芝萱在补托法中重用当归和黄芪补益，当归养血力佳，素有"一味当归，功同四物"之说，黄芪为"补气诸药之最"，元代张元素曰黄芪"排脓止痛，活血生血，内托阴疽，为疮家圣药"。房老多用生黄芪而非炙黄芪，因其托疮生肌、利水消肿力更宏，且可避免炙黄芪久用滋腻壅滞之弊。

应用托法时，房芝萱强调应注重时机，不宜过早使用，尤其在肿疡初期或未成脓时勿用，在正盛邪实时不宜用补托法，以免"实其实"。

3. 补法

用补益的药物，益损补虚，扶助正气，称为"补法"。临床上有因虚而病者，也有因病而虚者。根据病程病情的差异，又可将本法分为峻补法和缓补法。

（1）峻补法

本法适用于垂危之病，如疔疮走黄、疽毒内陷之人，邪盛正衰，当务之急为扶助正气。房芝萱曾治疗一位疮毒内陷患者，外院反复使用清热药无效，房老细查体征，患者局部疮面平塌下陷，局部无红肿，全身无高热，周身乏力，舌淡苔薄，绝非阳证之象，为疮毒内陷之征。房老立判非以清热解毒药泄其毒，而应以参附、四逆汤大补元气，认为非峻补不能挽救其命，只有急扶正气，方能祛邪，经过治疗，立起沉疴，疾病向愈。

（2）缓补法

本法用于慢性病，病程较长，元气虽伤但病邪未净，故不可急补。房芝萱强调要根据患者所需进行补益。如乳腺癌放疗后局部干燥脱屑、灼痛，患者口干，舌红少苔，宜养阴生津，代表方剂为增液汤、沙参麦冬汤；乳腺癌术后的气血两虚病证，宜气血双补，代表方剂为八珍汤、补中益气汤、人参养荣汤。

使用补法，房老强调三个注意事项：①补中有疏，应用本法时应稍佐疏气之品，如砂仁、陈皮等，以防滋腻太过；②注意补法使用时机，不宜过早，避免闭门留寇，病邪未净时，元气虽伤但不可急补，宜用缓补之法，且注意清解余邪；③审时度势：有因虚而病者，亦有因病而虚者，结合患者情况扶正祛邪各有侧重，扶正不能恋邪，祛邪不可伤正。

4. 防法

除将传统消托补法用于疮疡以外各类外科疾病外，房芝萱还在此基础上加入防的概念，并对此更加注重，认为要有防重于治的意识。防法有两层含义：一是未病先防，二是既病防变。

（1）未病先防

房芝萱认为使人不病或少病，才为大医，在疾病尚未显现或处于萌芽状态时，令患者注意防范，采取有效措施预防，是为上策。如预防产后乳痈，要从围生期开始进行乳头维护、母乳喂养条件评估等宣教；情志不舒可影响心、肝、脾的功能，导致肝郁气滞、脾失健运、乳络郁结、痰湿凝聚，出现乳癖、乳岩等疾患，应提前进行调畅情绪的宣教，减少病变机率。

（2）既病防变

此即疾病已经发生，争取早期治疗，以防疾病发展传变。中医外科治疗强调"以消为贵"，意即抓住早期时机，促进消散，防止疾病发展到需要使用托法、补法的地步。房老常用"走马看疔疮"这句话来形容一些外科疾病发展迅速、病不容缓的情况，强调治疗必须快马加鞭，抓紧救治，不可贻误，防生他变。

如已有乳汁淤积，应及时疏通，以免反复淤堵、热壅乳腐，形成乳腺脓肿；出现乳头溢液，尤其血性溢液，应及时进行乳管镜检查，发现良性疾患要早期治疗，防止癌变；乳腺癌术后嘱患者定期复查，以防复发、转移。房芝萱认为既病防变，一定要掌握疾病发生发展规律及传变途径，做到早期诊断、治疗，才能有效防止疾病传变。

关于消托补三法，房芝萱认为不能截然分开，有时需联合使用。如局部既有脓肿，又有肿物，需托法和清法联合使用。治疗需根据具体情况进行组合。但防法从始至终都应该贯彻，即使疾病已痊愈，也要预防其再次复发，因而防比消托补更加有意义。

二、基于"消托补"理论的外治经验

除了在消托补基础上引入防法，并将此法则用于疮疡以外的各类外科疾患外，房芝萱另一建树为将原为内治总则的消托补理论引入外治领域，使用消托补理论指导外治。

1. 消法

（1）清热解毒，凉血活血

针对乳痈等毒热之邪引起的外科病证，除内治外，房老亦在消法指导下使用具有清热解毒、凉血活血作用的芙蓉膏、复方化毒膏进行外敷，局部过敏使用具有清热燥湿作用的芩柏膏、复方黄连膏，对乳腺炎导致的乳腺肿胀疼痛、结节、皮色焮红灼热及局部皮疹等也有较好的控制效果。

（2）行气解郁，活血止痛

针对乳腺疾病中乳癖、乳腺术后静脉炎、瘢痕等疾患，房芝萱治疗时除运用行气解郁、活血止痛之法内治外，同样遵循此法使用外用药物。如乳癖肿胀疼痛明显者使用具有活血化瘀、消肿止痛作用的定痛膏；乳腺术后静脉炎使用具有活血止痛、软坚消肿作用的紫色消肿膏；乳腺术后瘢痕使用具有破瘀攻毒作用的黑布药膏；溃面局部皮肤苍白、肉芽暗淡、皮肤发凉，使用具有温阳散结作用的阳和解凝膏。

除外用药物外，手法促进消散也是消法的一种。如针对哺乳期乳腺炎乳汁淤积期，房芝萱强调排乳的重要性，提倡及时疏通以达到肿消痛减之目的。

2. 托法

托法具有扶助正气、托脓外出、缩小疮面、促进愈合的作用。脓肿未溃或脓出不畅者，房芝萱外用铁化膏促使脓液积聚，未溃者促溃，已溃者促排。铁化膏为铁箍散与复方化毒膏1：1调匀之品，其主要成分为南星、半夏、乳香、没药等，对肿物有"有脓则聚"之效。实验证明超细复方化毒散具有明显的抑菌抗感染作用，对血流灌注量、血流速度、体表温度、足爪肿胀等指标均有改善作用。脓肿破溃后疮面脓腐较多，房芝萱在溃面使用朱红膏（红纱条），具有较强的化腐生肌、改善创面微循环及抑菌作用，可较快去除内蓄脓毒及腐肉，促进难愈性溃疡愈合。除辨证选择外用药物外，房芝萱亦认为外用药的合理涂敷是促进疗效的必要保障。如铁化膏涂敷面积应略大于病灶范围，需厚涂（约一元硬币厚度），以利于保证达到治疗所需的药物浓度。

在房老托法用于外治的理论指导下，刺络拔罐等外治技法也被用于肉芽肿性乳腺炎脓肿破溃、坏死物质排出不畅的情况，刺络可以改善局部微循环，拔罐则通过表皮溃口，在压力作用下将窦道、瘘管内腐坏物质排出体外，去除坏死物质、达到止痛、消除肿物的功效。

3. 补法

本法即用外用药物治疗，达到补益的效果，益损补虚。如腐肉已尽，疮面新鲜，疮口不敛者使用血余蛋黄油——由鸡蛋黄油、冰片等组成，有固皮生肌之效，对疮面修复有较好效果。疮面干燥，愈合不佳，如哺乳期乳头皲裂或浆细胞性乳腺炎疮面干燥不易收口者，常用甘草油——由甘草和香油熬制而成，甘草及香油均有润肤生肌之功，且其作用缓和，无刺激性，外用后在疮面表层形成油膜，可持续发挥作用。

第三节　王玉章经验

王玉章在中医外科多种疾病的治疗方面独树一帜，主要侧重于癌症和乳腺病，他创立了乳腺病等多种疾病的辨证疗法，对于乳腺癌等恶性肿瘤为首的重症、顽疾见解独到且疗效显著，其创制的方药如消癖糖浆、四藤二红汤等24方，外用药如回阳熏药卷、化腐生肌丹、消化膏等沿用至今。

一、因病制宜

乳腺疾病病种虽繁多，最常见的也就三类疾病，分别为增生性疾患、炎症性疾患及肿瘤性疾患，王玉章因病制宜，针对不同类型乳腺疾病形成了其独特的辨治特色。如针对乳癖侧重调理为主，而乳痈则侧重阴阳辨证，乳岩则注重扶正和祛邪关系的把握。

1. 乳癖重调理

乳癖即乳腺增生症，是多发病、常见病，也是乳腺癌的危险因素之一，并且发病年龄逐渐趋向于低龄化，对妇女的身心健康及生活质量构成了严重威胁。中医药可减轻乳腺增生症患者的临床症状，提高患者的生活质量，并可有效减轻与治疗相关的一系列不良反应。

许多乳腺增生症患者有乳腺结节，一些医师在治疗此疾时多采用攻伐之品，但王玉章认为针对乳癖结节的治疗，绝非单纯地使用散结药而已，应以调理为主，反对滥用攻伐之剂。治疗应该根据病情进行辨证，如肝气郁结则疏肝理气，脾虚痰凝则健脾化痰，肝肾不足则滋补肝肾，冲任失调需调理冲任。辨证精当十分关键，如肝郁脾虚引起的增生者，仅用疏肝理气散结之剂，恐效力较弱，须配合健脾益气之品，疏肝健脾，理气通络，则乳中结节易消散。又如阴虚火旺，炼液为痰，聚于乳络而引起的增生者，必须以滋补肝肾为主，活血理气为辅，扶正以祛邪，肝肾阴虚状态得以缓解，滋阴补液方可消痰凝，最终达到消散乳中结节的目的。此外，王玉章在治疗过程中还注意兼症的调理，常配合使用养血柔肝、益阴安神、调理冲任、健脾益气、理气活血、软坚散结等法。他还注重对肝脾肾三脏的调节，创制消癖糖浆等制剂治疗乳腺增生，但绝不拘泥于一方一法，用药灵活。

2. 乳痈首辨阴阳

乳痈，西医又称急性乳腺炎，是乳腺组织的急性化脓性病症。本病往往发生于产褥期，患者多为哺乳的妇女。王玉章认为肝郁气滞、阳明内热常为乳痈之内因，火毒内侵为乳痈之外

因，二者合而发病。乳痈之为病，虽常属阳证，但根据患者的
体质等不同，病证属性也不尽相同，临床还须谨慎辨别。正确
识别寒热阴阳属性，是正确立法施治的重要前提。

如王老曾治疗一位患者，患乳腺炎一月余，经多种抗生素
及清热、凉血解毒药治疗后均无效果，体温仍在 38℃ 左右，患
者病变部位皮色暗红、轻压痛，周身倦怠，面色苍白，少气懒
言，手足不温，时有心悸，舌质淡，苔薄白，脉沉细，王老以
阳和汤化裁治之。服第一剂药后，患者手足转温，已不心悸。
三剂过后，患者乳房肿胀渐消，疼痛止，体温已趋正常。一般
治疗乳痈首选仙方活命饮，较少使用阳和汤。为何王老以阳和
汤治疗乳腺炎？其关键在于识别假象，区分真伪，患者主要证
候表现为阳虚之象，如面色苍白，手足不温，周身倦怠，脉沉
细。局部证候也非实热之象，如乳房虽肿胀有硬块但疼痛不重，
皮色不鲜红。以上种种表现为阳虚阴盛，格阳于外，治疗上紧
紧抓住疮疡中真寒假热的病机，审其因，论其治，投以回阳救
逆益气之剂，方奏奇效。

在临床工作中，王玉章反复强调，对于皮外科疾病，其形
于外而实发于内，故临证不能只看外在表现。由于皮外科疾病
的发病原因大多由外感六淫邪毒所致，热毒、火毒为比较常见
的病因，因而一般外科医生或初学者常常在治疗上着眼于局部
而忽视整体，一味偏于清热解毒，凉血泻火，从而导致患者脾
胃受损，阴阳失调，贻误病机。故他强调乳痈辨证除了局部一
定要注意整体，首辨阴阳是乳痈辨证的重要原则。

3. 乳岩辨正邪虚实

中医药治疗乳腺癌具有悠久的历史，中医古籍乳腺癌称谓
有很多种，最常见的为"乳岩"。王玉章在治疗肿瘤过程中，并

非一味祛邪，而是强调扶正和祛邪的相关性，将扶正祛邪定为乳腺癌主要治疗原则，并根据病因病机、病程发展的不同阶段、邪正之间的关系及患者体质强弱来灵活运用。

如王玉章曾治疗一例乳腺癌术后放疗引起的溃疡，他认为恶性肿瘤本为痰气凝积，气血阻隔，又因术后或病久气血已伤，复加放疗，更使局部经络阻隔，血运不畅，肌肤失养，易被外来毒邪所侵袭。毒邪蕴久、腐败血肉而成疮，故治宜益气养血，扶正以祛邪。他认为只有气盛方能托里排脓，载毒外出，血充才能生肌长肉，收口敛疮。在此治疗原则下内治外治相结合，短期之内疮面全部愈合，患者生活能够自理且可从事一定的家务劳动。

王玉章强调肿瘤均有邪实正虚之虞，但在不同阶段，情况亦有不同，故扶正祛邪两法，要配合恰当，灵活应用，方可取得成效。肿瘤为毒邪积聚，如不用攻毒散结祛邪之法，便不能达到消除瘤体和抑制肿瘤发展的目的，但扶正也是抗癌的手段之一。只有正气充足方能抗邪，病势才得以稳定或减退。故王玉章常常攻补兼施，消补并用，反对攻伐太过，损耗正气。

二、注重气血调治

王玉章注重辨证论治，辨证思想贯穿其乳腺疾病治疗的始终，在辨证过程中他又尤其注重气血的调治，无论是乳腺增生性疾患、炎症性疾患还是肿瘤性疾患，均结合患者局部及全身情况进行综合调治。

1.疏气调气

王玉章在乳腺疾病治疗中注重疏气调气，认为郁结导致经络阻隔是乳房结节、肿物发生发展的要害之一。对于肝郁不舒型的疾病，王老认为调理气机应以疏气为先，气疏则郁结自散。这和古人所说"女子以肝为先天"的理论是完全吻合的。

乳腺增生、乳腺癌、乳腺良性肿瘤、乳腺多发结节、肿物等皆有气血瘀滞，仅程度有别，故行气活血之法在本类疾病治疗中常用，活血通络时必兼行气，行气可以增进活血通络的功效，有使结节肿块缩小、质地变软的作用，但使用此法临床必须配合扶正，不宜峻烈攻消。王玉章常用的疏肝理气药有柴胡、青皮、陈皮、香附、郁金等，常用的活血通络药有当归、赤芍、白芍、鸡血藤、玄参、丝瓜络等，随证可以加沙参、茯苓、山药等补虚之品。柴胡为其疏肝理气常用药物，但一般用量不超过 6g，且王玉章认为此药不宜多用或久用，因其升发之功较强，多用有伤阴之弊。

2. 益气养血

乳腺增生、乳腺良性肿瘤、乳腺癌等疾患结节肿块虽形于外，但实发于内，为正气不足，气血瘀滞而成，而且还伴随有许多全身症状。因此，王玉章认为在治疗方法上应以治内为主，治外为辅，把治疗重点放在扶正固本、调理气机上。以乳癖为例，虽然乳癖的患者皆有气血瘀滞，仅为程度之别，但在治疗上，王玉章认为本病不宜过量采用攻伐活血化瘀之品，活则必伤，若正气虚损，肿块非但不消，反有可能增大。临证时，须注重疏气调气，益气养血，重点在于扶正固本，宜补正而不宜伤正，忌用峻烈攻消之品。关于不能单纯使用活血化瘀散结之法的原理，他曾形象比喻道："河流里存在土块（乳腺结节），活血必然伤正，正气损伤，如水干沟枯，土块无法冲掉，结节非但不消反而容易增长。只有水流急（正气盛）方可轻松冲开土块。攻则弱之，消则伤之。反使正气愈虚，则肿块反而愈加增长。培补在乳腺疾病治疗中十分关键。"

乳岩之为患，虽有气血瘀滞，但又常见气虚或阴血不足之证，久病体虚，素体阴亏，更年期女性患者更为显著。气血虚弱，阴液亏损，脉道更易涩滞，故治疗当以益气养血、滋阴扶正为主，稍加青皮、香附、郁金等理气药，既可理气散结，又可使其补而不滞，再加当归、白芍，此二药是养血的主药，有养血柔肝的作用，使气血充足则循环旺盛，促使络通结散。

3. 调和气血、冲任

王玉章认为乳腺增生、结节、肿物的出现和冲任失调有关，盖因生育、流产等伤及冲任，肝血不足、肾阴亏虚、经络阻滞，日久成结。在更年期妇女中，冲任失调患者尤其多，其临床表现除乳中结节外，多伴月经周期紊乱、痛经、闭经，并于每月经前乳房胀痛明显，这是因为肝郁日久耗伤阴液，经血不足，冲任失调所致。故在治疗中应注重调和气血，除应用养血药物外，还应考虑到患者有肾阴亏虚的表现，一并辅以滋阴补肾药物，肝血肾阴并养，周身症状得到改善，乳中肿块方能逐渐消散。

王玉章随燕京外科三大家之一的赵炳南学习中医外科，在乳腺疾病的治疗上既有传承又有个人发挥。如乳痈治疗首辨阴阳的观点，和赵老疮疡治学思想一脉相传，而乳癖重调理则是王玉章对赵老调和法的发挥，从疏肝健脾补肾三个角度进行综合调理。乳岩辨扶正祛邪的观点，发展了赵老针对乳腺肿瘤使用的活血逐瘀系列，根据正邪双方关系确定治疗原则，这也是王玉章整体观的体现之一。考虑到女性气血特点，结合不同乳腺疾病，其治疗形成疏气调气、调和气血、不妄攻伐等特色。

王玉章擅治各类乳腺病疑难杂症，其学术思想对现今乳腺疾病的治疗仍起着巨大的指导作用，其研发的制剂也使用至今，目前仍在临床发挥着作用。

第四节　吕培文经验

一、燮理阴阳，调和气血

阴阳失调是机体脏腑、经络、气血失调的总概括。人体的脏腑、经络、气血均可以阴阳划分，气血为人体阴阳的主要物质基础，阴阳与气血属性相同。唐容川《血证论》即云："人之一身，不外阴阳，而阴阳二字，即是水火。水火二字，即是气血，水即化气，火即化血。"中医治病的一大优势就是重建人体平衡和谐的关系，燮理阴阳，调和气血。通过调和人体阴阳等作用，使气血调顺而病邪自去，达到平衡和谐的健康状态。因此根据身体内阴阳失衡所造成各种不同的病症，可以灵活运用调和的办法来调顺气血，解除病邪。王绵之曾说："按中医理论，凡是病了就是不和，主要是阴阳气血不和，调顺了就病好了。"戴北山在《广瘟疫论》中论和法时说："寒热并用之谓和，补泻合剂之谓和，表里双解之谓和，平其亢厉之谓和。"损其有余，补其不足，也是针对阴阳偏胜和偏衰两种情况，使失调的阴阳在新的基础上达到平衡。如左归饮、右归饮，是补其不足，于阳中求阴，于阴中求阳，这是阴阳互根的理论，还有余邪未尽也可用和法。正气与邪气互为进退，正气越虚邪气越盛，尤其是缠绵痼疾，更需着意扶正，治病要使病去而人不伤。

吕培文常用和法治疗皮外科的慢性迁延性疑难病证。和法在外科中应用还是比较多的，其应用范围广泛，主治病证较为复杂。例如，疾病发展中的一个阶段或某种疾病的特有表现如外科大动脉炎静止期、糖尿病足早期、脉管炎、深静脉血栓后综合征、慢性难愈性皮肤溃疡、甲状腺功能紊乱，皮肤疾病如慢性荨麻疹、银屑病、红斑狼疮、皮肌炎、结节性红斑等，还有就是肿瘤术后康复等都可用和法。随着时代的发展，人类疾病发展有很大变化，甚至疾病谱也发生了一些改变。由于现代医学及医疗条件的发展，很少有人等到疾病发展到不可收拾的地步再去求医，可能前期已使用了不少治疗方法，如在表证时用过西药如抗生素或激素之类的药物治疗，但这些治疗不规范、不彻底或疗效不佳，以致疾病发展到半表半里的僵持状态。如外科疮疡疾病，在治疗中不规范用药或滥用抗生素常使急性炎症形成慢性炎性包块，僵硬不化，既不易化脓外泄，又不易消散吸收，迁延日久，常见如浆细胞性乳腺炎僵块期。在临床皮外科疾病中，大部分仍以祛邪为主，平调中也多有侧重，如大动脉炎的治疗。在糖尿病足或难治性溃疡的治疗中，可以与外科消、托、补三法有机地结合起来，扶正祛邪兼顾，在调的基础上注重气血阴阳的平衡及重新恢复气血阴阳的动态平衡。然误用和解法，轻者贻误病情，迁延难愈，甚者引邪入里，或变生他证。故临床如何确切地进行病证结合，实为重要，了解疾病的发生、发展及转归，才能恰到好处运用和法解决难点。

《素问·调经论》云："病在脉，调之血；病在血，调之络。"久病入络，伤气耗血，气血失和，阴阳不调。正如赵老所说，"没有内乱，不得外患"，很多皮外科疾病，并不仅仅是皮肤外在的表现，往往是现于外而发于内。由于藤类药物善循经络，故在临床中，赵老首先想到用"藤"来调和阴阳，用于临床治疗阴阳不调，气血不和。赵老起初运用四藤即天仙藤、首乌藤、鸡血藤、钩藤四味药合用，可通行十二经，行气活血，通调血脉，舒筋通络，承上启下，以调和阴阳，有时也常作为对药出现在方中。后王玉章在血管外科的治疗中发现此类临床疾病特点大多为"经络阻隔气血凝"，故遇到气血凝滞、阴阳不调之患者常在四藤基础上加活血化瘀药，尚未完全形成"四藤二红汤"。后来吕培文在总结王玉章经验时筛选出王玉章常用红花、红娘子治经络瘀血之证，如各类皮肤血管瘤、肝血管瘤及皮肤良性肿块等。她在自己后来多年的临床实践中，根据患者临床症状辨证，找出其"瘀"的病因，如是因热而瘀还是因寒、痰、气等而瘀，采用不同活血药，不局限于二红，尤其红娘子，因该药有毒，临床已基本不用，改为丹参。其中"四藤"也略有变化。但总是利用"藤"类药能循经络，通行十二经脉及通调阴阳，再加活血药活血化瘀成为其组方的主要指导思想。

临床中吕培文指出四藤二红除治血管瘤等病外，尚对皮外科一些因长期血瘀阻络、凝滞不通以致阴阳不和等症及肿瘤术后、浆细胞性乳腺炎疮面长期不愈出现气血不和、阴阳不调等证均有很好的临床疗效，而且久用不伤正，可使气血平和。她常用此方加减治疗临床疑难杂症及慢性迁延性疾病，如结节性红斑、肿瘤术后康复期、动脉硬化性闭塞症、大动脉炎、乳腺增生等，异病同治，其临床主要指征为久病入络，属上热下寒，上实下虚，经络阻隔，气血失和，阴阳不调之证。吕培文认为阴阳之平衡、卫气营血之调和、脏腑经络之通畅与病损变化有着密切关联。大多患者平素操劳过度，常见心脾不足，心肾不交，日久致脏腑阴阳气血功能失调。吕培文谈到，她在治疗过程中也受到王绵之对中医"和法"治疗疾病之启迪，用四藤二红来燮理阴阳，调和气血，这可能就是在继承中最好的发展。

二、阴血暗耗理论

吕培文常说"阴血暗耗"理论最早来源于柴嵩岩柴老对她的启发，国医大师柴嵩岩认为卵巢储备功能低下的主要病机是肾阴不足，阴血亏损，临床治疗以滋阴养血为主，佐以疏肝解郁。同时注重日常饮食的调护，忌食辛辣腥膻之品，保持心情舒畅。其阴血暗耗理论来源于《景岳全书》"经本阴血，何脏无之"，朱丹溪《格致余论》"阳常有余，阴常不足"。她结合女性的生理特点，认为女性阴血时常处于亏耗不足的状态，月经来潮、育儿哺乳均是对阴血的消耗。同时现代女性承受着家庭、工作的双重负担，造成生活作息混乱，均加重了阴血的消耗。吕培文在柴老"阴血暗耗"治疗妇科相关疾患的基础上，提出慢性难愈性疮疡、大动脉炎等难愈性血管疾患患者，均存在阴血暗耗情况。

"阳气主发生，阴气主成形"，由于阳气的作用，不断促进阴血的生成，阴血反过来又滋养阳气，气血互生，逐渐充实。而疮面感染日久，渗出精血与外邪战斗，消耗已尽，再加上正常的生理供血障碍，局部组织缺血缺氧，加上感染，组织代偿困难，此时再进行手术创伤，则会加重负担。所以，吕培文在治疗女性乳腺疾患、慢性疮疡等疾病过程中，极其注重患者有无阴血暗耗的情况，在用药过程中亦重视对阴血的保护，如患者出现阴血不足之证，则往往不用柴胡，即便必须使用，也会加用当归、白芍等加以佐治。同时，她还注意患者有无精神紧张、情绪波动、愿望不遂、反常规作息、节食减肥等常见情况，并将这种不易察觉的、持续慢性消耗作为辨证的重要依据。吕老常讲到"阴血暗耗"的问题，并提示阴血暗耗是很多患者尤其是长期慢性病患者疾病不愈的很重要的病因病机。阴血暗耗状态如不能改善，治疗效果也往往不尽如人意。吕培文说："关于临床阴血暗耗问题，历史上有一些记载，但真正应用在临床作为一种理论入手应用较好为柴嵩岩老师，我从中得到启发，不仅是妇科女同志常见，我们外科一些慢性疑难杂症，尤其与血相关的疾病，均有这种中医病理现象存在，而在临床上采用理血之法大多有效，尚需进一步探讨。"

三、因势祛邪

因势祛邪是中医特色治疗思维，其目的是祛邪外出。吕培文指出用药如用兵，提出"因势祛邪"的治则。

因势祛邪是中医治疗学特色，"因"，有循、遵循之义；"势"，乃趋势；"邪"，即邪气，是伤人致病之因素。"因势祛邪"是指根据人体自身的抗病能力和趋势以及疾病的病位、病势，制定适宜的治疗原则。邪分内外，各有其性。祛除病邪，首先不是与邪气对抗，而是充分了解邪气的特性，把握最佳的时机，以最简捷的方式祛邪外出，即予邪以出路，因势利导之也。吕培文认为在临床治疗中要看清势态，即治病要顺应人体内在客观情势，发挥其自身的能力，扶正祛邪或邪祛正自归，不能违背人体自身的抗病趋势。指出"因势祛邪"不仅包括顺应人体自身抗病能力和趋势，还需顺应病邪的发展趋势以及病位的上下深浅等。因势祛邪是依据人体自身的抗病能力和趋势来治疗，体现中医以人为本、治病求本的思想，把治疗的着眼点从"人的病"转向"病的人"。这一治则的形成是中国古代因势利导思想在中医治疗学中的体现。

"因势利导"一词首见于《史记·孙子吴起列传》，其云：

"善战者，因其势而利导之。"本义是指在战争中，应遵循事物发展的自然趋势，向有利于实现目的的方向加以引导和推动，从而取得最终的胜利。老子《道德经·道经》中"人法地，地法天，天法道，道法自然"之论，提出人道应该效法天道，即顺应万物的自然之性，遵循事物的自然发展趋势，深入阐述了"因势"思想。因势利导作为一种思想引入中医学理论中，首见于《灵枢·师传》，文中提出"未有逆而能治之也，夫惟顺而已矣"。即治疗疾病过程中，不能违背人体自身的抗病趋势，唯有顺应人体内在的客观规律才能治愈疾病。中医学疾病观重视正气在维持人体正常的生理功能方面所起的决定性作用。正气，即维护和保持人体健康的能力，有防御、抗邪、调节和康复等作用，是人体自愈能力和实现自稳态的基础。人体正气的抗病能力和趋势是"因势祛邪"治则的生理病理学基础。一般情况下，人体正气旺盛，依靠正气的自我防御作用，邪气不易入侵，人体即处于健康状态，正如《素问·刺法论》所言，"正气存内，邪不可干"。若邪气盛，超过人体正气的防御和调节能力，正不胜邪，则邪气侵入体内而发病，正如《素问·评热病论》所言，"邪之所凑，其气必虚"。说明正气的强弱是疾病发生与否的决定性因素。疾病的发生发展即正邪斗争的过程，每一种疾病发生后，人体正气都有促其向愈的能力和趋势，不过因能力强弱有别，导致疾病发展各异，正气胜邪则疾病向愈，邪气克正则病情恶化。因而在治疗疾病时，当遵从人体的抗邪能力和趋势，采取一定的手段和措施来发挥和调动人体正气的自我调节功能抗邪外出，以达到治病祛邪的目的。正如陆渊雷所云："须知治病之原则，不过凭借人体之自然疗能，从而辅翼匡赞之尔。"邪气不论外感还是内生，总非人所固有，所以治疗当以祛邪外出为法。金元四大家之一的张从正承袭《黄帝内经》及张仲景之学说，创"病由邪生，攻邪已病"的攻邪理论，丰富和发展了祛邪之法，其《儒门事亲·汗下吐三法该尽治病诠》云："诸风寒之邪……可汗而出之。风痰宿食，在膈或上脘，可涌而出之。寒湿固冷，热客下焦，在下之病，可泄而出之。"明确指出邪出之路不外三途：一是从肌表透散，二是从二便而去，三是从口中吐出。"因势祛邪"正是依据机体自身的抗邪之势，使邪或外散于肌表，或下导于二便，或上越于口中。正如《素问·阴阳应象大论》所载，"其在皮者，汗而发之""其下者，引而竭之""其高者，因而越之"。

因此，我们在临床应重视对"势"的观察与思维，也就是在临证思维中要关注人体自身状态和疾病的病位病势，对疮疡疾病的"邪"应该仔细分辨。内邪是什么，外邪是什么？对具体风寒暑湿燥火等病因要进行分析，邪在哪里、怎样祛除、用哪种方法等。这些资料采集及综合分析工作可以考验一个临床医生的知识积累广度及对疾病的驾驭能力。内治法重在临床实践中怎样熟练掌握消、托、补三法在疾病发展过程中的应用，怎样结合疾病势态利用消、托、补手法因势祛邪，三法之间怎样灵活应用。

吕培文继承赵炳南、房芝萱、王玉章三位先师的学术思想，尤其对托法有独特的见解，如赵炳南、王玉章的缓托与稳托，体现了因势祛邪最典型的思路。还有赵炳南在外治法中常用的"治翻车"，是灵活运用消法的创新，体现了破中有立、因势祛邪，房芝萱的补中有清、补中有活，王玉章的脾胃论等，在扶正祛邪的治疗方法上均体现了因势祛邪的治疗理念，很有特色。例如乳腺疾病中的肉芽肿性乳腺炎，临床表现复杂，目前西医治疗以手术为主，乳房外形改变大，中医以内治、外治为主，最大的优势就是保持乳房外形。在该病的治疗中因势祛邪理论可以说得到了极大的体现。在疾病早期乳头溢液期及肿块期内治选择消法，使病邪消散于无形。在中期溃脓期，结合患者的身体情况，选择托法，或清托，或补托。这些都是根据患者疾病的趋势来选择相应的治法，有脓时选择穿刺抽脓，有坏死组织时选择刺络拔罐，深部脓肿时选择置管引流。在僵块期，选择补益气血的药物以及中药湿热敷治疗，这些都是根据疾病的状况和患者本身的抗病能力而因势祛邪的体现。这也体现了外科疾病治疗中的气血阴阳理论——外科疾病的总体指导思想是要突出首辨阴阳、调整气血，这可以作为我们在因势祛邪中的依据及方法，即作为辨别势态的理论基础，这也是燕京外科学术流派的特点之一。这不同于六经辨证的先辨六经后辨方证，也不同于温病治疗中卫气营血透热转气的临床思维。在外治法中同样应采用因势祛邪的诊疗思路。如围药法运用中，敷贴法及引调法均应以局部势态不同而采用不同方法，或破瘀，或软坚，或解毒，或以酒调以助行药力，或以鲜药调祛湿清热。薄贴法中有硬膏有软膏，根据疮面不同势态而行之。例如蚕食清疮要顺势而动，这一方法是中医外科有特色的外治技法，非常好，体现了化腐清疮、有破有立的思想。具体在临床操作中，要很好地掌握因势祛邪的指导思想，对不同的疮面、不同的患者（如不同年龄、不同基础病），中医可从患者气血阴阳状态分析。具体对疮面手术及手法应用，怎样顺势而动？什么时候可动？哪些地方可动？清疮的手法及范围均需要我们去评估。这是蚕食清疮成败的关键，要把"顺势"二字体现出来。之前也有清疮失败的，清完第二天打开疮面又坏死了，疮色暗紫，是清疮时间早了还是清疮范围大了？所以怎样顺势而行，要总结出规律。

四、司外揣内

司外揣内，即通过观察事物外在的表象，以揣测分析其内在变化的一种认识方法。《灵枢·刺节真邪》将这种方法引进中医学中，曰："下有渐洳，上生苇蒲，此所以知形气之多少也。"以取象比类的方式指出，从苇蒲的繁茂程度可以推断其下面湿地的大小肥瘠，那么，机体外部的表象与内在的变化也必定存在相应的关系，《灵枢·外揣》曰："合而察之，切而验之，见而得之，若清水明镜之不失其形也。五音不彰，五色不明，五脏波荡，若是则内外相袭，若鼓之应桴，响之应声，影之似形。故远者司外揣内，近者司内揣外，是谓阴阳之极，天地之盖。"可见中医学认为，根据各种诊法所搜集而得的机体外在表现，可以推知机体内在的运动变化。多诊合参是司外揣内的前提。

中医学诊法种类虽多，但都不是孤立的，而是彼此相互关联的，临床运用上主要是四诊合参。《素问·阴阳应象大论》说："善诊者，察色按脉，先别阴阳；审清浊，而知部分；视喘息，听音声，而知所苦；观权衡规矩，而知病所主；按尺寸，观浮沉滑涩，而知病所生。"强调望、闻、问、切当合参运用。在中医外科学中司外揣内的中医诊断原理尤为重要。外科疾病强调局部辨证，从外科临床所表现的症候群中，可以辨别出阴阳的属性，如发病迅速，皮损浅表，红肿热痛明显，肿势根脚收束，肿块软硬适度，疮疡溃后，脓出稠厚，并症见初期形寒发热，大便秘结，小便短赤者属阳；而发病缓慢，病程较长，病变部位较深，皮色紫暗或不变，肤热不显，肿势平塌，根脚散漫，肿块坚硬如石或柔软如棉，疼痛不显，疮疡溃后脓水稀薄或纯为血水，并伴有初起无明显症状，中期潮热，颧红，或面色㿠白，神疲乏力，自汗，盗汗等症者属阴。我们可以通过临床外在的表现去推测疾病的阴阳属性。

吕培文临证中指出，司外揣内是一种治疗手段，要将局部辨证与整体辨证相结合。皮外科学科特点决定了在司外手段上比其他学科有更大的优势，所以我们要熟练运用这点，发挥临床优势，要细致全面客观地检查每个疮面，把所有征象梳理出来，捕捉各种信息为我所用，通过这种思维方式去寻求疾病内在发生的各种变化，当然这也需要积累有大量的临床实践。司外揣内要重视舌诊，分析舌象与疮面的相关性，这也是辨证的重要手段。因此在临床中要搜集尽可能多的相关资料，可从辨阴阳气血入手，如阳证、阴证疮面舌象的收集；半阴半阳舌象又是哪种表现。

吕培文还认为，对于司外揣内可以某种疾病如糖尿病足、肉芽肿性乳腺炎、慢性皮肤溃疡等为主线收集。其次对于疮面势态，如部位、形态、色泽、分泌物等表现应熟练掌握，这也是外科医生的基本功，在诊疗中要做到从外观中悟出其阴阳气血的势态，既要看到现状更要看到趋势，能预测到病势是顺是逆，是正邪交争之态还是半阴半阳之势，这种预测和估计相当于在一场战役中作为一个指挥官的战略决策根据。很多临床医生往往在分析判断"形势或病势"中看形多，而缺乏对势的分析及预测，实际上"势"是药力聚集的方向。《孙子兵法》讲的是"善战者，只求于势"，所以在临床治疗中面对疾病如能察到势，还能驾驭这个势，就能获得成功，这是大的战略决策。这

是吕培文的诊疗思路，也是其立法方药的核心所在。作为现代
中医人，在望诊中要注意现代医学的检查手段如核磁、CT、B
超、穿刺等，这也是中医望诊的扩展。赵老曾言，"没有内乱，
不得外患"，由于人体是一个完整统一的机体，脏腑的内在病变
可以反映于体表，而体表的邪毒也可以通过经络传导致脏腑发
生病变，而脏腑气血功能的强盛及正常运行也影响着体表皮肉
筋骨脉的转归愈合等。司外揣内同样重视问诊及切诊，问患者
自觉症状如酸、麻、凉、胀、痒、痛等感受，是对皮外科疾病
的一个重要判断，这条不可忽视。外科前辈们非常重视这种势
态的询问，以此分析出患者阴阳气血的势态，也是"司内揣外"
的一个思路。其次如一般脏腑辨证需掌握的问诊资料，脉诊的
掌握与分析也是不可缺失的手段。

2. 四藤二红汤配合后天固本饮

乳腺癌术后患者常会出现脉络瘀阻、毒热内生的中医病理
表现，进而出现阴阳失调、气血失和、脾胃虚弱之证。如神疲
劳累、周身怕冷却又伤口疼痛、色红灼热，食欲不振、反酸嘈
杂的同时伴有化疗后腹泻、下利清谷等寒热交杂表现。临床上
除气血阴阳的调整，还应顾护脾胃以固本。在使用四藤调和气
血阴阳的基础上，吕培文传承王玉章顾护脾胃的思想，创立后
天固本饮，组成药物为当归、白芍、茯苓、白术、陈皮、炒枳
壳、生麦芽、生甘草。方中当归、白芍益阴养血，茯苓、白术、
陈皮健脾，炒枳壳、生麦芽和胃，共奏健脾和胃、疏气养血
之功。

第五节 脾胃理论治疗乳腺疾病

燕京外科名家在治疗乳腺疾病时亦有较多共通的学术思想，

如顾护脾胃、重视外治、消托补立法等，其中顾护脾胃思想是燕京外科名家的重要学术特色，在其医籍著作中多有记载。

燕京外科名家之所以对脾胃十分重视，原因主要有三：①脾虚生痰为病本，健脾化痰治顽疾。燕京外科名家认为许多乳腺疾病，如乳腺增生、乳腺炎、乳腺肿瘤等的产生，和脾虚湿盛而导致的痰凝有关，故从病机入手，通过健运脾胃而达到治疗乳腺疾病的目的。②疾患虽非脾虚致，留存胃气保生机。即使并非脾胃虚弱导致的乳腺疾病，在治疗过程中，脾胃的盛衰也关系着疾病的预后转归，健脾和胃，留存生机，有助疾病痊愈。③健脾和胃防药弊，中焦保全方得安。口服药皆入于胃，通过脾主升清散布全身方能发挥药效，治疗乳腺顽疾常用药量大、治疗周期长，脾胃损伤后药物难显其效，故顾护脾胃才能保障药效更好地发挥。基于以上考虑，在具体治疗中燕京外科名家不论遣方用药、饮食禁忌等均独具特色。本节从以上三个方面详细探讨脾胃理论在燕京外科名家治疗乳腺疾病中的应用。

一、脾虚生痰为病本，健脾化痰治顽疾

乳腺疾患包括肿瘤性疾患、炎症性疾患、增生性疾患三大类。燕京外科名家认为三类疾患的发生均和脾胃功能失调有关，强调中土虚弱，诸疾可生。治疗应针对病机，通过健脾化痰、调和脾胃等方法治愈疾病。

如针对乳腺癌和乳腺增生的病因，王玉章认为和脾虚生痰有关。乳腺癌是由于肺脾功能失调，肺脾不能升清布散，津液不布则水湿内停，凝结成痰，故以除痰散结法治疗乳腺癌，通过健脾化痰以散其结。乳腺增生病机为思虑伤脾，脾虚运化失常，水湿聚而成痰等，故在健脾化痰基础上配合其他方法治疗，

王老在此理论基础上自制消癖糖浆，临床沿用至今。除肿瘤性疾患和增生性疾患外，炎症性疾患的形成也和脾虚生湿有关，王玉章认为痈疽疮疡虽与五脏均相关，但与脾胃关系更加密切，化脓性乳腺炎愈后常残留僵块，难于消散，多由于脾胃虚弱，气血不充，不能载毒外出，治当健脾益气，托里外达。王玉章弟子孙宇建认为肉芽肿性乳腺炎病机为肝病传脾，克伐脾土，脾不升清，聚湿生痰，形成乳房肿块、渗液，故他通过健运脾胃之气通畅周身气机，使痰浊无所生之基础，毒邪无停滞之通路。吕培文认为肉腐溃脓的肉芽肿性乳腺炎疮面经久不愈，日久致气血耗伤，加重脾虚胃弱，故以调理脾胃为根本，健脾和胃、益气生肌而敛疮，正如《外科正宗》所述："盖托里则气血壮而脾胃盛，使脓秽自排，毒气自解，死肉自溃，新肉自生，饮食自进，疮口自敛。"可见脾胃调理在溃疡治疗中的重要性。赵炳南治疗痈疽为患亦同此理，理气健脾药是赵老治疗痈疽必配之品，通过理气机、健脾胃而消邪之凝聚。

在健脾化痰治疗乳腺疾病的过程中，燕京名家注重和其他脏腑的配合。如吕培文治疗乳腺癌，以理气健脾为主，配以疏肝解郁，使机体气机通畅，则疾病得愈；治疗更年期或绝经后女性乳腺增生，则脾肾双补，在健脾基础上益肾。

可见诸位名家不仅在病机上意识到"内伤脾胃，百病由生"，在治疗中也注重脾胃调理，这和《外科正宗》提出的"盖脾胃盛者……气血亦壮；脾胃弱者……气血亦衰。所以命赖以活，病赖以安，况外科尤关紧要"的观点是吻合的，只有恢复脾升胃降功能，调整人体气机运动至正常状态，方可治愈疾病。

二、疾患虽非脾虚致，留存胃气保生机

除针对脾虚生痰而导致的乳癖、乳岩、乳痈等疾患使用健运脾胃的方法治疗外，即使并非脾胃虚弱所致的乳腺疾病，名家们仍注重培护胃气，因中焦健运才可保障三焦气机斡旋，故有一分胃气，方有一分生机，健脾和胃，留存生机，方有助于促进乳腺疾病的痊愈。

1. 留存胃气贯始终

燕京外科名家留存胃气使顽疾有所转机的记载在其医案中有充分体现，如《赵炳南临床经验集》一书中记载了赵老救治"急性乳腺脓肿合并中毒性休克"一案（详见本书第五章第一节），病机虽为热毒炽盛，并无脾胃虚弱，但治疗过程中十分重视脾胃情况，病案对治疗前后胃纳饮食等情况均有较详细记载。此病案在 70 年代属于危急重症，赵老妙手回春，力起沉疴，单用中医方法治愈乳腺脓肿所致脓毒败血症继而休克的患者。饮食的恢复对疾病康复的效果功不可没，病案中亦同时记载了赵老的食疗方。赵老顾护胃气的观点在其弟子报道中亦多有体现，如张坤在跟随赵老学习过程中，曾写到赵老"调理脾胃贯彻始终"。

除医案外，各位名家著作中也详细探讨了脾胃失调产生的病因、健脾和胃法的具体应用等，如王玉章在《王玉章皮外科及肿瘤证治精粹》中的补法中单设健脾和胃法，在肿瘤病因病理的论述中专设一节探讨饮食不节，脾胃失调，而在中医中药对肿瘤的治疗法则中也设"健脾和胃法"一节，在肿瘤的预防与养生中，设置"饮食与生活"一节，足见王玉章对脾胃之重视。脾胃功能失调，并非单引起消化系统疾病，一切与气机相

关的脏器功能均可受损，而中焦气机调畅，升清降浊有序，方有利于其他各项治疗的实施，一旦胃气衰败则诸法难施而预后不良。吕培文在乳腺癌术后等疾病治疗时也常言王玉章"不能踏人而过"的名言，即治病以人为本，不能仅针对病灶，而应兼顾脾胃等综合状况。正如《灵枢·营卫生会》云："人受气于谷，谷入于胃，以传与肺，五脏六腑，皆以受气。"没有脾胃的功能就没有五脏六腑的正常运行。

2. 顾护脾胃精用药

在顾护脾胃用药上，燕京名家一脉相承。对食纳不佳者，赵老常用陈皮、厚朴和胃理气，砂仁、蔻仁开胃理气，胃健食增，气血俱生，则抗邪有力。王玉章将这一经验用于肿瘤性疾患的治疗，除使用砂仁、山药、木香开胃外，因癌病常有气虚等表现，故与四君子汤配伍，健脾之外亦有益气之功。吕培文将此经验用于慢性难愈性溃疡，本病和肿瘤一样，患病日久易有气血亏虚，而预后转归和脾胃之气的盛衰密切相关，故取四君子中茯苓、白术配合王玉章常用的陈皮、山药共同顾护脾胃，补益正气。

3. 饮食调理于日常

除了从用药上调理脾胃功能外，燕京名家们在生活饮食调理中也注重对脾胃的调摄。许多医家十分注重对痈肿疗疖等炎症性疾患的饮食禁忌，与之相反，燕京名家更注重胃气恢复的重要性及饮食对胃气的培补作用，故通常对患者饮食并不做过多限制。孙宇建认为唯有培补正气，疾病方有转机。胃气已无，何谈治疗？故治疗肉芽肿性乳腺炎并不刻意禁忌牛羊肉、海产品等所谓发物，而嘱患者可根据个人体质，先少量服用，若无不适再循序渐进。赵老在治疗痈肿疗疖时亦持此观点，"除病情较重者外也不太过分强调饮食的控制"。这是燕京外科名家较为独特的观点，也充分体现了其对胃气的重视。

三、健脾和胃防药弊，中焦保全方得安

除了从病机入手健脾化痰治疗疾病、留存胃气保中焦促疾病痊愈外，燕京外科名家注重健脾和胃的另一个原因是防他药之弊。如针对化疗药物所致的不良反应，吕培文认为药物致毒素内蕴而致胃失和降，顾护脾胃应为首要的治疗原则，除以四君子汤等益气健脾外，针对化疗期间恶心、呕吐等症状亦要以健脾化湿、和胃安中等法综合治疗。治疗乳腺炎性疾患时因用药苦寒，易伤脾胃，故燕京外科名家常加入调理脾胃药物，防寒药伤胃之弊。如王玉章认为疮疡早期，虽表现有局部红肿焮热疼痛，治疗以清热解毒为主，但亦必须酌加陈皮、山药以顾中，否则苦寒败胃，滋生变端，其喜用陈皮、山药对药原因为二药药食同源，安全性较高。吕培文在治疗产后乳痈时健脾益气，亦因顾及治疗早期大量使用清热解毒之品，加之邪盛而致脾胃受损，使用健脾和胃之品使生化之源不竭，扶正祛邪。孙宇建治疗肉芽肿性乳腺炎时常遇在外院已使用大量苦寒药的患者，其脾胃已损，而百虚皆由脾胃，故通过健运脾胃，调理中焦，恢复功能，治疗他药遗留之弊。

综上所述，燕京外科名家在乳腺疾病治疗中重视脾胃理论，其原因有三：①认为乳腺疾病的发生和脾胃有关，脾胃虚弱，可使痰湿内生，阻于经络，致乳腺肿瘤，脾胃湿热，肉腐成脓，发为痈毒；②认为乳腺疾病的转归预后和脾胃有关，脾胃健全，虽有疾而易于痊愈，脾胃衰败，则有可能产生各种变证；③认为药效能否发挥和脾胃有关，药材入胃至药效发挥，需赖脾胃

运化布散之功，脾胃康健，升降有度，则药得全尽其功，反之，脾胃虚弱，虽用药亦难得其效。因此，脾胃理论在乳腺疾病的治疗中具有不可忽视的地位，故燕京外科名家重视脾胃的观点贯穿疾病治疗始终。其用药、具体治法、饮食调摄等方面亦独具特色，为后世留下了宝贵的经验。

第三章　疾病证治

第一节　男性乳腺发育

男性乳腺发育是男性最常见的乳腺疾病，主要表现为单侧或双侧乳房进行性增大或乳晕深部团状肿块，偶伴疼痛、溢液等增生表现，中医称之为乳病。其病理多表现为纤维组织增生显著，乳管呈不同程度的增生，导管上皮增生可呈多层，但不形成腺泡及乳腺小叶结构，导管周围的间质增生纤维化，可呈疏松、水肿状。随着生活水平的逐步提高，本病的发病率近年来有增长趋势，尤其是在城市人群中发病率较高。本节主要介绍房芝萱对于本病的辨治经验。

一、病因病机

本病的发生和内分泌紊乱，雄、雌激素水平失衡等相关。常见病因有睾丸发育不全、炎症、外伤、肝功能受损、药物或保健品服用等。

房芝萱认为从中医角度而言，本病因先天肾精不足，不能涵养肝木，肝疏泄失常，气血不畅，从而出现血瘀痰凝阻滞乳络，结而成块。除肝肾亏损外，后天情志不遂伤肝，肝郁不舒，气滞血瘀，肝郁克脾，痰核凝聚，也促使发为乳病。病本在于肝肾，血瘀、痰凝为标，这和古籍记载契合。《外科正宗》曰："男损肝肾，盖怒火房欲过度，以致肝虚血燥，肾虚精怯，血脉不得上行，肝经无以荣养，遂结肿痛。"中医认为男子乳头属肝，乳房属肾，说明了男性乳房与肝肾的关系。

二、治疗

1. 对因治疗

房芝萱学贯中西，在治疗上强调对因论治，首先应针对原发疾病进行治疗，如睾丸对乳房的发育有抑制作用，睾丸功能不全或受损，对乳房发育的抑制作用降低，乳房可出现异常发育。故针对外伤（骑跨伤）或睾丸炎引起的男性乳腺发育，首先应治疗睾丸疾患；男性体内的雌激素会因肝功能受损而导致在肝内的破坏和失去活性的过程发生障碍，雌激素的量相对增多，从而引起乳房的异常发育，故针对肝硬化、肝炎等引起的激素水平紊乱，则以治疗肝脏疾病为主；长期服用异烟肼或雌激素等药物引起男性乳房发育，应换用其他治疗药物，停用含有类雌激素的保健品。治疗数月不见好转，乳房增大或质硬者，应取活体组织行病理检查，与乳腺癌进行鉴别。保守治疗效果不好，不排除行乳腺组织切除手术。

2. 辨证论治

房老根据患者发病年龄及临床表现等不同，将此疾分为两型，分别为肝郁气滞型和肝肾不足型，分型进行治疗。

（1）肝郁气滞型

临床表现：此类型多见于青少年男性患者，临床表现多为乳中有硬核，触之微痛，表面皮色正常。单侧多见，有时一侧消散后，对侧又出现，伴心烦急躁，善叹息。舌暗边尖红，舌苔薄白或薄黄，脉弦滑。

辨证：肝郁气滞，痰核凝聚。

治法：疏肝理气，化痰散结。

方药：房老经验方。药用柴胡、香附、郁金、青皮、玄参、夏枯草、浙贝母、茯苓、生牡蛎、黄芩、连翘、丝瓜络、当归尾、赤芍、延胡索、白芍、生甘草。方中柴胡、香附、郁金、青皮疏肝理气；玄参、夏枯草、浙贝母、茯苓、生牡蛎化痰散结；黄芩、连翘清热散结，针对有肝郁化火之象者使用。丝瓜络为引经药，故一般使用 6g，引药入乳络。当归尾、赤芍、延胡索、白芍活血散结，甘草调和诸药。

加减：此方为房芝萱治疗本病的常用基本方，根据患者情况会给予加减。疼痛明显加延胡索活血止痛、白芍缓急止痛。芍药与甘草配比常为 3 : 1，取芍药甘草汤之意。痰湿明显配僵蚕化痰湿散结。胸胁胀满去丝瓜络，加全瓜蒌、川芎，全瓜蒌既宽胸理气，又可化痰，且有丝瓜络引经作用，可引诸药至胸胁。川芎辛温，为血中气药，走而不守，既活血，又理气，具有引诸药达病所之功，房老常曰其"上至颠顶，下至血海，旁达四肢，无处不去"。食纳不佳加陈皮、炒白术、砂仁（后下），因陈皮理气，白术益气健脾，砂仁用量不宜大，否则伤气，常用 3g，最多用至 5g，借其理气醒脾之功，可增加食欲。心烦失眠，焦躁不安者，常加丹皮、栀子、炒枣仁、合欢皮。如遇患者夜间不能入睡，房芝萱认为属阴虚阳亢，加之患者有心烦、焦躁不安等阳亢之相，故用丹皮清烦热，除阴分热，栀子凉血，但因栀子苦寒，故房老用量不大，常用 6g。枣仁养心安神，针对入睡困难、虚烦不眠的患者，房老喜用酸枣仁、合欢皮，辅助患者入睡。

（2）肝肾两虚型

临床表现：多见于中年或老年患者，房老认为此种类型患者从阴阳角度主要体现为阴有余而阳不足。此类患者常有面色晦暗、腰膝酸软、畏寒肢冷、倦怠乏力、大便溏稀等表现，为阳虚症状，是阴常有余而阳常不足之体现。局部表现为乳核肿硬，增大缓慢。舌暗淡或胖大，边有齿痕，舌苔薄白，脉沉弦细滑。

辨证：肝肾两虚，阴阳失调，湿痰气结。

治法：调补肝肾，平抑阴阳，化痰散结。

方药：菟丝子、枸杞子、五味子、淫羊藿、白芍、山萸肉、丹皮、泽泻、茯苓、炒山药、炒白术、玄参、白芥子、贝母、丝瓜络、三棱、莪术、延胡索。因患者为肝肾两虚，故以调补肝肾为主，其中菟丝子、枸杞子、五味子、淫羊藿、白芍、山萸肉、丹皮、泽泻、茯苓、炒山药为五子衍宗丸合六味地黄丸加减，可起到滋补肝肾的作用。房老认为病机虽为肝肾两虚，但在治疗时不能单纯滋补，一定要补中有泻，药在人体中方能运动。炒白术益气健脾，房老在治疗过程中几乎必用健脾之品，认为只有脾胃调和才能更好地吸收药物，真正使药物发挥效果。玄参、白芥子、贝母化痰散结，丝瓜络疏通乳络，三棱、莪术、延胡索活血散结。

加减：胸胁胀痛加郁金、香附；面色㿠白加当归、丹参、龙眼肉；气血不足者，房老常用鸡血藤替代龙眼肉，因鸡血藤具养血活血之功。心烦不寐加远志、首乌藤、茯神，远志有交通心肾之功，首乌藤补肾安神，茯神养心安神。针对患者夜寐欠佳症状，房老根据症状不同分别用药：若入睡困难，房老用枣仁、合欢皮居多；多梦则常用首乌藤、茯神。针对心肾不交的情况，使用远志配石菖蒲交通心肾。

3. 局部治疗

局部红肿胀痛，房老外敷铁化膏治疗。箍围药具有箍集围聚、收束肿物的作用。对于毒已结聚，可促使肿形缩小，趋于局限。铁化膏为箍围药，由铁箍散与复方化毒膏混合而成，其主要成分为南星、半夏、乳香、没药等。实验证明超细复方化毒散具有明显的抑菌抗感染作用，对血流灌注量、血流速度、体表温度、足爪肿胀等指标均有改善作用。

局部皮色正常，结节肿硬、疼痛，房老使用消化膏。使用前在火上烘烤再贴敷患处，具有温经通络、活血化痰、散寒止痛等作用。后人对消化膏剂型进行了改良，改为水剂煎煮调敷药粉。改良消化膏药物组成：黑附片、肉桂、姜炭、红花、天南星、白芥子、法半夏、麻黄等。方中附子、肉桂温肾助阳散寒，红花活血化瘀，天南星、白芥子、法半夏、麻黄温化痰湿，散寒止痛，全方共奏温经通络、活血化痰之功，对于缩小乳房肿物有很好的治疗效果。

肿胀、疼痛明显，偏于血瘀，房老使用紫色消肿膏加定痛膏。二者分别具有活血和止痛之功。紫色消肿膏活血消肿效果较好，适用于红肿不重，局部瘀暗的乳房肿物；定痛膏具有活血定痛效果，多用于肿物伴疼痛者，临床研究发现其具有较好的抗感染、镇痛作用。

第二节　乳腺增生症

乳腺增生症为临床常见的乳腺非炎症非肿瘤的增生性疾病，临床表现为单（双）侧乳房内肿块，患者常以乳房触痛、胀痛就诊，为中青年女性常见病、多发病，中医称为乳癖。该病主要受情志、遗传、饮食习惯、月经不调等因素的影响，发病率逐年上升且有低龄化趋势。由于乳腺增生症具有一定的癌变可能，因此预防性体检、早诊断、早治疗极为重要。本节主要介绍房世鸿、王玉章、吕培文辨治本病的经验。

一、房世鸿经验

（一）病因病机

1. 肝郁气滞，乳络郁结

此型多见于青春期和中年女性，患者承受的社会和家庭压力较大，情志不遂，久郁伤肝，或平素急躁恼怒导致肝气郁结，气机阻滞，蕴结于乳房。乳络经脉阻塞不通，不通则痛而引起乳房疼痛；气滞则血瘀痰凝，形成乳房肿块。

2. 冲任失调，肝肾阴虚

此型多见于更年期及绝经后女性。冲任二脉起于胞宫，冲任之气血，上行为乳，下行为经，更年期月经紊乱，冲任失调，血瘀痰凝，积聚于乳房而生结块，不通则痛。绝经后，天癸已绝，肝肾阴血亏虚，阴阳失衡，气机失调，症状可进一步加重。

（二）辨证论治

针对本病的辨证论治，房世鸿提出"理思解结"的观点，理思即为梳理思路，解结为解开症结。理思是辨证的过程，通过病史、四诊检查结果，分析病因、性质、病位及邪正盛衰，做出正确的判断；解结是治疗的过程，即在辨证准确的基础上，确定相应的治则治法，并开具处方用药。

1. 肝郁气滞，乳络郁结型

临床表现：乳房胀痛或刺痛，乳房肿块随喜怒消长，伴胸闷胁胀，善郁易怒，失眠多梦。舌质淡红，苔薄白，脉弦细涩。

治法：疏肝理气，活络散结。

方药：逍遥散加减。药用柴胡、香附、郁金、青皮、白术、茯苓、玄参、夏枯草、浙贝母、生牡蛎、当归尾、丹参、川芎、丝瓜络、延胡索、白芍、生甘草。逍遥散是宋代《太平惠民和剂局方》中方剂，后世许多医家认为其脱胎于张仲景四逆散、当归芍药散之合方。《伤寒论》载四逆散由炙甘草、炙枳实、柴胡、芍药四味组成，用于气郁而致厥逆之证，体现了疏肝解郁、调理气机的治法。《金匮要略》载当归芍药散，由当归、芍药、茯苓、白术、泽泻、川芎六味组成，有疏肝养血、健脾祛湿之效。两方均为和解剂，皆有疏肝解郁之功。逍遥散为四逆散去枳实，合当归芍药散去泽泻、川芎，加薄荷、生姜组成，即柴胡、当归、白芍、白术、茯苓、甘草、薄荷、生姜八味药组成。逍遥散中柴胡、当归、白芍三位一体，起到疏肝、养肝、柔肝的作用，茯苓、白术、炙甘草健脾养血，少加生姜、薄荷透散之品，有疏肝解郁、健脾和营之功。

房世鸿在逍遥散基础上结合此类乳腺疾病疼痛明显及有结块的特点进行加减，方中柴胡、香附、郁金、青皮均入肝经，疏肝理气；白术、茯苓健脾益气；玄参、夏枯草、浙贝母、生牡蛎化痰散结；当归尾、丹参、川芎活血散结；丝瓜络引经，引诸药至乳络；延胡索、白芍、甘草止痛。此方在疏肝理气之品中增加香附、郁金、青皮，此类患者情志不遂，易胸闷短气，两胁胀满，此三药能增加柴胡疏肝理气之功，对于疼痛明显者，重用香附还有明显止痛之效；方中增加活血散结和化痰散结药物是因为考虑到此类患者常可触及条索状或片块状乳腺肿块，气机通畅后活血化痰之品可使有形之肿物更容易消散；丝瓜络为引经药；在逍遥散已有芍药、甘草的基础上增加延胡索，是针对此类患者疼痛进行治疗，除芍药、甘草缓急止痛外，加用延胡索增加活血止痛之功。

房世鸿遣方用药十分考究，如活血药中使用川芎，是因为川芎为血中之气药，且走肝胆经，不仅具有活血之功，还可以助理气药奏疏肝行气之效；考虑到丝瓜络较轻，且其主要作用为疏通乳络、引经，故用量较少，常用至6g即止。

加减：在治疗主症的同时，房老还注意兼症的处理。如患者急躁易怒，肝郁化火症状较重，出现心烦急躁、面红易怒，则在原方基础上加丹皮、栀子，取丹栀逍遥散之意，考虑到栀子苦寒，一般用量为6g；月经错后、量少色暗者，加益母草、红花、泽兰活血通经；许多患者在月经前乳腺增生加重，还伴有经前期综合征症状，如头晕恶心等，房老酌情加菊花、黄芩、桑叶疏肝清热；月经淋沥不尽，加熟地黄、川断、地榆炭等补肾凉血止血；若失眠入睡困难，房老用枣仁、合欢皮；多梦用首乌藤、远志、茯神。

房老注重辨证论治，虽其所用经验方临床屡奏奇效，但房老强调辨证是疗效的根本，所以常同病异治或异病同治。如针对失眠一症，若为心肾不交导致的失眠，患者表现为心烦、眩晕耳鸣、五心烦热、咽干口燥、腰膝酸软、舌红脉细数等症，是由于心火不能下降到肾，使肾水不寒，肾水亦不能上济于心，使心火不亢，心肾不交、水火不济导致的。此种类型房老多放弃常使用的合欢皮、茯神等药，转而使用生地黄、肉桂、远志为方。其中生地黄味苦性寒，入少阴心经，清心火滋阴，不使其炎上；肉桂辛热，入少阴肾经，暖水脏，不使其寒下，只用3g，另取其引火归原之功。二药寒热并用，中间再加远志交通心肾，使得枢纽得以斡旋，气机得以升降，如此则水火既济。而逍遥散除用于本型乳腺增生症的治疗外，房老还将其广泛用于产后抑郁、男性乳腺发育、乳腺癌等多类乳腺及其他专科疾病属肝郁脾虚证者。

2. 冲任失调，肝肾阴虚型

临床表现：乳房肿块或疼痛，伴腰酸乏力，神疲倦怠，潮热，五心烦热，月经周期紊乱，量少色淡，或闭经。舌淡，苔白，脉沉细。

治法：调摄冲任，滋补肝肾。

方药：二至丸合杞菊地黄丸加减。药用女贞子、旱莲草、枸杞子、菊花、赤芍、丹皮、茯苓、地骨皮、浮小麦、玄参、夏枯草、浙贝母、僵蚕、茯苓、延胡索、白芍、生甘草。二至丸由女贞子、旱莲草两味药组成，女贞子甘平，益肝补肾，旱莲草甘寒，益肾补精。汪昂《医方集解》指出该方能益下而荣上。现代研究认为该方补肝益肾，滋阴养血，主治肝肾阴虚证。杞菊地黄丸由六味地黄丸加枸杞子、菊花而成。和六味地黄丸相比，二者虽均有补肾滋阴之功，但增加枸杞子、菊花后滋肝阴养肝血之功更强，更偏重治疗肝肾阴虚、精血不足之证。二至丸与杞菊地黄丸合方，共奏调补冲任、养肝肾之阴之功。

本方中女贞子、旱莲草、枸杞子、菊花滋补肝肾，赤芍、丹皮凉血活血，茯苓益气健脾，地骨皮、浮小麦养阴清热，玄参、夏枯草、浙贝母、僵蚕化痰散结，延胡索、白芍、生甘草养肝活血止痛。方中化痰散结和养肝活血止痛药物与上一证型基本类似。此方除了使用二至丸加枸杞子、菊花滋补肝肾外，鉴于此类患者更年期前后常有潮热汗出、面部颧红、头晕易怒等不适，属于阴虚阳亢，故给予赤芍、丹皮凉血活血，地骨皮、浮小麦养阴清热敛汗。

加减：针对此类患者常见兼症，如痛经、经行不畅，房老加五灵脂、蒲黄，此为失笑散组方，功效活血祛瘀，通经止痛。子宫内膜增厚者加益母草。月经量少加熟地黄、丹参、鸡血藤，熟地黄补血养阴，填精益髓，丹参养血活血，一味丹参，功同四物，鸡血藤也同样具有双重调节作用，既可以养血又可以活血。少腹冷痛，月经不畅，加杜仲、香附、郁金、乌药，补肾温阳，理气止痛。肢冷畏寒，腰膝酸软，属于阴损及阳，加仙茅、巴戟天、川断、枸杞子治疗。胸闷、便干则将丝瓜络改瓜蒌，瓜蒌具有宽胸理气、润肠通便之功，再加枳壳增加理气止痛之效。头晕目眩，加珍珠母平肝潜阳。

房老讲究辨证，辨证是"梳"、用药为"解"，辨证为梳理过程，用药是解结过程。辨证之后，有是证，用是方。故乳腺增生症一病，根据年龄、证型、兼症不同，用药可有诸多变化，而本证型方剂亦可用于治疗更年期综合征、男性乳腺发育等疾病具有同样证型者。

房老熟读经典，用药精妙。针对同一症状，细化用药。如同为疼痛，若行气止痛，用香附、延胡索，活血止痛用乳香、没药，缓急止痛则用芍药、甘草。对同一味药，也注重其在不同配伍中的应用。如玄参一药，《中国药典》记载其清热凉血，滋阴降火，解毒散结，用于热入营血、温毒发斑、热病伤阴、舌绛烦渴、津伤便秘、骨蒸劳嗽、目赤、咽痛、白喉、瘰疬、痈肿疮毒。房老在治疗乳腺结节时，用玄参配夏枯草、浙贝母、僵蚕，其中玄参发挥软坚散结之功；治疗阴虚火旺型失眠不寐时，用玄参配麦冬、五味子，取其滋阴降火之力；治疗肝肾阴虚时用玄参配生地黄、枸杞子、女贞子，共奏滋补肝肾之效；治疗消渴之人口干、便秘时用玄参配伍麦冬、生地黄，取其生津润燥之义；而治疗周围血管疾病，用玄参配合当归、赤芍、丹参，有柔软血管、凉血通脉之意。

二、王玉章经验

（一）病因病机

1. 肝郁脾虚

肝郁脾虚是临床较公认的病因病机。患者多因情志不遂，忧郁愤怒，肝气郁结，气机阻滞，气滞血瘀；或忧思伤脾，脾失健运，水湿失运，痰浊内生，凝结于乳房。关于肝郁气滞致病，古籍记载较多，如《素问·举痛论》曰："百病生于气。"《高氏疡科心得集》："肝气有所不舒，胃见木之郁，惟恐来克，伏而不扬，气不敢舒，肝气不舒，而肿硬之形成。"阐明了肝郁气滞，情志内伤是本病发生的重要病因病机。而肝脾致病，也不乏论述，在《外科正宗》中就记载："乳癖乃乳中结核，形如丸卵，或重坠作痛，或不痛，皮色不变，其核随喜怒消长，多由劳虑伤脾，恼怒伤肝，气血郁结而成。"指出乳癖产生和肝、脾二经关系密切，乳头属肝经，乳房属胃经。肝郁气结，则乳络阻滞，气血凝聚，以致乳内成核；或思虑伤脾，脾虚水湿不运，聚而成痰，阻隔经络，日久成核。

2. 冲任失调（肝肾不足）

王玉章根据多年经验，认为本病除肝郁脾虚外，还与冲任失调，经络阻滞相关。妇女因生育、流产等，伤及冲任，肝血不足，肾阴亏虚，经络阻隔，气血凝滞，日久成癖。

王老在对乳癖的病机认识上，除了肝、脾二脏外，还认为本病与肾及冲任二脉关系密切，肝郁为其标，肾虚才是其本，这和清代余听鸿在《外科医案汇编》中提到的"乳中结核，虽云肝病，其本在肾"不谋而合。肝肾虚损后造成冲任不和的理论，则和宋代《圣济总录》中指出的"妇人以冲任为本，若失于将理，冲任不和，或风邪所客，则气壅不散，结聚乳间，或硬或肿，疼痛有核"观点吻合。

（二）辨证论治

1．内治

（1）治疗思路

临床工作中一些医生认为乳癖为乳中肿物，采用活血化痰等攻伐重剂给予治疗，但王玉章认为治疗此病应正确认识扶正和祛邪的关系。乳癖属于中医外科阴证，患者形实而体虚，虽然乳癖的患者皆见有气血瘀滞，仅为程度之别，但在治疗上，本病不宜单纯采用攻伐活血化瘀之品，活则必伤，使用活血攻伐之品剂量过大或时间过久，致正气虚损，肿块非但不消，反有可能增大。在临证时，他提出须注重疏气调气、益气养血、调理冲任，重点在于扶正固本。王老在乳癖治疗上提出"理、健、调"三字理论。所谓"理"指疏肝理气，调理气机，常选用柴胡、香附、郁金等药；"健"指健脾益肾，用白术、山药、茯苓、陈皮、女贞子、墨旱莲等；"调"指调理冲任，用淫羊藿、鹿角霜等。若肿块质硬者，加夏枯草、浙贝母、红娘子等软坚散结之品。在治疗上以理、健、调为核心。通过"理"疏肝理气而疏利气机，通过"健"健脾益肾而补益脾肾，通过

"调"养血活血以调理冲任。三法互相配合，灵活运用，攻补兼施。这种以调理为主而非以攻伐为主治疗乳癖的观念，对现今临床有巨大的指导作用。此外，王老不仅在病因病机上认识到肝、脾、肾三脏在致病中的作用，在治疗上也辨证施治，根据不同患者脏腑偏性进行调整。

（2）辨证分型

1）肝气郁结

临床表现：情志郁闷，心烦易怒，过劳时则感两乳发胀，肿块刺痛，并有增大感，肿块还可随喜怒而消长，兼有胸胁胀痛，口苦口干，脉弦滑等。

辨证：肝郁气滞，乳络阻隔。

治法：疏肝理气，通络散结。

方药：理气散结汤加减。药用柴胡、香附、郁金、当归、赤芍、白芍、延胡索、青皮、陈皮、夏枯草、浙贝母等。其中柴胡、香附、郁金理气止痛；当归、赤芍、白芍、延胡索养血活血；青皮、陈皮、夏枯草、浙贝母通络散结。

2）脾肾不足

临床表现：形体消瘦，疲乏无力，寒热不定，虚烦不眠或夜寐多梦，乳内结核隐痛或胀痛，与月经周期无关，大便干稀不调，夜尿频等。脉沉细或细数，舌微红，边有齿痕，苔白。

辨证：脾肾阳虚，乳络阻隔。

治法：健脾益肾，散结通络。

方药：消癖方加减。药用陈皮、山药、云苓、女贞子、旱莲草、当归、白芍、柴胡、丝瓜络、鸡血藤、连翘、浙贝母、生甘草。其中陈皮、山药、云苓益气健脾，扶正固本；女贞子、旱莲草、当归、白芍补肾养血；柴胡、丝瓜络理气通络；鸡血藤、连翘、浙贝母通络散结。

3）肝肾阴虚型

临床表现：本型见于月经紊乱、量少色淡或已绝经的患者。患者症状为经前乳房胀痛或隐痛，甚至不能触碰。伴失眠多梦，腰膝酸软，心烦易怒，畏寒尿频。此型患者乳房肿块并不明显，大多可及软、扁平状包块，分布广泛。舌质淡红，苔薄白，脉沉细。

辨证：肝肾阴虚，冲任失调。

治法：滋补肝肾，调理冲任。

方药：柴胡、青皮、陈皮、白芍、鹿角霜、女贞子、菟丝子、当归、益母草、鸡血藤、首乌藤等。其中柴胡、青皮、陈皮、白芍平肝疏气；鹿角霜、女贞子、菟丝子、当归、益母草补肾养血；鸡血藤、首乌藤交通心肾。

（3）中成药治疗

王老在繁忙的临床工作之余，还不忘进行科研观察。他筛选有效药物，潜心研发出中成药制剂消癖糖浆，并进行病例总结报道。消癖糖浆主要成分：柴胡、香附、郁金、山药、女贞子、旱莲草、淫羊藿、首乌藤、鸡血藤、菟丝子等。功用：疏肝安神，健脾补肾，养血调经。用于肝郁、脾虚、肾亏引起之乳腺增生。王老研制的消癖糖浆中包含了治疗乳癖肝郁、脾虚、肾虚三种证型的药物，在方中完美融入他个人的"理、健、调"理论。20世纪80年代王老即已将消癖糖浆应用于不同证型乳腺增生症的临床观察，发现其对不同证型乳腺增生治疗有效率均较高，90年代初已有文献报道。消癖糖浆作为北京中医医院院内制剂，临床使用至今，仍为广大妇女保驾护航。

2. 外治

外治法是中医外科特色治疗方法之一，王玉章作为外科医师，临证时非常重视外治。其研制的消化膏是治疗乳癖一症的代表外用药。其主要组成药物为肉桂、炮姜、红花、白芥子、半夏、麻黄等，将药物炼为硬膏，使用时用消化膏贴敷患处，3日换药一次。此药具有温经通络、活血化痰、散寒止痛等作用。方中肉桂、炮姜温肾助阳散寒，红花活血化瘀，白芥子、半夏、麻黄温化痰湿，软坚散结，全方共奏温经通络、活血化痰、软坚散结之功。因乳癖隶属于中医外科的阴证，亦属八纲辨证的寒证、里证、虚证，故在外用药的选择上，以温阳通络散结为要。消化膏临床使用数十年，屡获良效。20 世纪 80 年代已有临床报道及相关实验研究，其适应证也得到不断扩大，可用于其他系统疾病，如妇科炎症等。后学者将其治疗工艺进行调整，采用湿热敷法促进药物吸收，作为适宜技术广泛推广，已在全国数十家医疗机构中得到应用。

三、吕培文经验

（一）"理、健、调"为核心论治乳癖

"乳癖"之名首见于华佗《中藏经》，直至明代龚居中《外科活人定本》才首次将"乳癖"与乳房肿物联系在一起，并独立篇章，指出该病与肝胃二经相关，并提到该病宜及早治疗，灸法疗效很好。癖者，痞也。痞者，气机不畅，胀满疼痛。乳头属肝经，乳房属胃经。肝郁气结，忧思伤脾，痰湿不化，则乳络阻滞，气血凝聚，以致乳内历历成核；思虑伤脾，脾虚水湿不运，聚而成痰，阻隔经络，日久成核。吕培文根据多年经

验，认为本病除以上两点外，还与冲任失调，经络阻滞相关。她指出女性或因压力繁重、缺乏休息、情绪烦躁、生育流产等，伤及冲任，肝血不足，肾阴亏虚，冲任失调，经络阻隔，气血凝滞，日久成癖，并基于此提出"理、健、调"为核心论治乳癖的观点。

1."理"就是指用疏肝理气的方法疏利气机

肝为风木之脏，以血为本，以气为用，体阴而用阳。肝气主升、主疏泄，喜条达，对气机的疏通、畅达和升发起重要的作用。肝脏正常疏泄，则气机调畅，经络通调，气血调和，脏腑平调。《外科证治秘要》曰："乳中结核不痛，无寒热，皮色不变，其核随喜怒消长者，为乳癖。"可见乳癖的发生与肝主疏泄密不可分，可通过疏肝理气的方法疏利气机。肝为刚脏，又主藏血，血和则肝平和，血充则肝柔。因此在治疗乳癖时应注重顾护肝血，若情志不畅或愤怒，肝气郁结于胸中，气血上承受阻，乳房失于滋养，则见胸胁、两乳胀痛不舒，悲忧欲哭。治疗以疏肝理气为主，气舒则郁结自散。因此疏利气机在本病治疗中占有重要的地位。乳癖患者皆可见气血瘀滞，仅程度轻重有别，故理气活血法在治疗中经常应用。理气时多兼养血活血，活血通络时必兼理气。理气有助于活血通络，具有令结节肿块缩小、质地变软的作用。但临床运用此法以养血活血为主，不宜峻烈攻消。

本病肝郁气滞型症见情志郁闷，心烦善怒，两侧乳房刺痛或胀痛，乳房肿块随情志波动而胀大，月经前乳房胀痛加重，行经及经期后症状缓解，兼胸闷气短，失眠多梦，舌质暗淡，苔白或腻，脉弦滑而细等。吕老立法以疏肝理气通络为主，常用药为：柴胡、香附、郁金、川楝子、首乌藤、丝瓜络、青皮。

其中柴胡、香附、郁金疏肝理气；丝瓜络、青皮、川楝子解郁通络，理气止痛。柴胡为常用疏肝理气之主药，一般用量不超过 6g，因其升发之功较强，多用更易伤阴，故不宜多用或久用。

2. "健"是指用健脾益肾的方法补益脾肾

中医认为，肾为先天之本，先天之精气藏于肾。脾胃为后天之本，水谷精微气血由此化生。《外科医案汇编》论述："乳中结核，虽云肝病，其病在肾。"《疡科大全》论述乳癖："多由思虑伤脾，恼怒伤肝，郁结而成。"肝气郁结，肝病犯脾，或思虑伤脾，脾失健运，痰湿内蕴，均可致癖。从经络循行来看，足阳明胃经行贯乳中；足太阴脾经络胃，上膈，布于胸中；足少阴肾经贯肝膈而与乳联。可以看出乳房与肝、脾胃、肾关系也很密切。女子以血为本，经血为脾胃所化生，脾胃失健，气血化生不足。脾在志为思，张景岳说："但苦思难释则伤脾。"思虑过度，情志忧郁不解，气机阻滞，乳房胃络壅滞，不通则引起乳房疼痛；气郁日久化热化火，炼液为痰，气滞、痰浊作为新的病理产物作用于机体，最终气滞、痰凝、血瘀，形成乳房肿块。

乳癖虽有气血瘀滞，但又常见气虚或阴血不足之症。久病体虚，素体阴亏，尤以更年期妇女患者更为显著。吕老在治疗此型时，喜欢脾肾同治。她认为脾肾二脏在生理上互相资助，互相促进，在病理上也互相影响，互为因果。肾精充盈需要脾阳不断运化水谷，而脾气之运化又有赖于肾的命火蒸化。在治疗脾肾不足所致的此类疾病时，应根据其疾病的病因病机，采用脾肾同治才能取得良好效果。

本型患者症见形体消瘦，疲乏无力，虚烦不眠或夜寐多梦，乳内结核隐痛或胀痛，与月经周期无关，大便干稀不调，夜尿频，脉沉细或细数，舌微红边有齿痕，苔白。吕老治疗时，以健脾益肾、散结通络为主，常用药为：陈皮、山药、茯苓、柴胡、丝瓜络、女贞子、五味子、枸杞子、覆盆子。其中陈皮、山药、茯苓、枸杞子益气健脾补肾，扶正固本；柴胡、丝瓜络理气通络；女贞子、五味子、覆盆子补肾阴调经血。

3."调"是指采用养血活血之法调理冲任

《素问·上古天真论》云："女子七岁，肾气盛，齿更发长；二七而天癸至，任脉通，太冲脉盛……七七任脉虚，太冲脉衰少，天癸竭。"冲任二脉与乳房的生理息息相关，冲任下起胞宫，上连乳房，任脉之气布膻中，冲脉之气散于胸中，使气血上灌为乳，下注为经。冲脉上行于头，下行至足，为全身十二经脉之海，是总领诸经气血之要冲。女子以血为主，血海充足，得以按时满溢。任者，担任，任脉循行于腹，统任诸阴脉之间的联系，输注全身之阴液，调节阴经气血。冲任失调，气血周流失度，气壅不散，蕴结于乳房，或硬或肿，不通则痛而引起乳房疼痛，导致乳癖的发生。尤其是素体肝肾不足之患者以及更年期妇女，其临床表现除乳中结节之外，尚可伴见月经周期紊乱、痛经、闭经，每于月经前期则见乳房胀痛加重。此为肝郁日久，耗伤阴液，经血不足，冲任失调所致。吕老反对现代许多医家在治疗乳腺疾病运用大量活血化瘀峻剂，而不去进行认真的临床辨证分析，认为这样会更加损伤正气，欲速而不达。在治疗本病时，她多采用养血活血之品，而非攻伐活血化瘀之品。活则必伤，使用活血攻伐之品，若正气虚损，肿块非但不消，反有可能增大。然乳癖的患者皆见有气血瘀滞，仅为程度之别，临证时，须注重疏气调气、益气养血、调理冲任，重点在于扶正固本。

冲任失调此型多见于中年妇女，症见乳内结核隐痛或胀痛，经前期加重，伴见腰酸乏力，神疲倦怠，月经失调，量少色淡，或闭经，舌淡，苔白，脉沉细。吕老立法以养血活血，调理冲任为主，常用方药有当归、白芍、玄参、菟丝子、鸡血藤、首乌藤、女贞子、旱莲草。其中当归、白芍补血养血，调理冲任；鸡血藤、首乌藤活血通经，调理气血。吕老在临床中常用藤类药物来调和阴阳，这也是吕老学术思想之一。吕老在跟国医大师柴嵩岩的交流学习中深受启发，她说柴嵩岩提出的现代女性阴血暗耗的观点非常适用于治疗冲任失调型乳癖。现代女性乳房疼痛、结节、月经不调等症，与阴血暗耗密切相关。所谓"耗"，即通常意义上的阴血耗伤；"暗"，指不易察觉的失血、伤阴过程。在现代社会，过度劳累、多次人工流产、盲目无节制减肥、不恰当服用补品、熬夜等不良工作、生活习性因素，常造成阴血暗耗。此"耗"之过程，无一不耗伤阴血，并在经年累月、不自觉之中发生，故谓"暗耗"。女子"阳常有余，阴常不足"，阴血暗耗，阴愈不足，阴血亏虚，冲任血海不足，在治疗时取五子衍宗之义来滋阴养血，调摄冲任，可取得良好效果。乳癖治疗必须以整体为本，进行辨证施治；注重调和气血，调理冲任，治宜调补为主，佐以活络散结。阴阳平衡，气血调和，冲任得养，周身症状改善，乳中肿块也随之逐渐消散。

乳癖属于中医外科的阴证，亦即八纲辨证的寒证、虚证、里证。乳癖所出现的疼痛、结块，大多属于寒气湿痰所致，结合乳癖发病中肝郁气滞－久病及血－络脉瘀阻－痰瘀互结的特点，基于不通则痛，遇寒则凝理论，吕老在治疗中多采用行气活血、温阳化痰、通络止痛之法，外治法善用院内制剂消化膏，这也是赵炳南、王玉章常用治疗乳癖的外用制剂。

（二）标本同治

乳癖多属阴证、里证、寒证、虚证。正所谓"有诸内，必形于外"，其结节肿块虽形于外，但实发于内，为正气不足，气血瘀滞而成。因此，在立法上应以内治为主，将治疗重点放在扶正固本、调理气机上，宜补正而不宜伤正，忌用峻烈攻消之品，攻则弱之，消则伤之，运用此法反使正气愈虚，肿块愈长。注意这些问题，可从根本上治愈乳癖，患者的全身状态也可相应改善。乳癖的治疗，绝非单纯使用散结药，必须根据病情进行辨证施治，用药往往需要标本同治，也可以急则治标，缓则治本。如疏肝理气、健脾化痰、滋补肝肾、调理冲任、活血化瘀。临床患者病情是复杂的，但只要我们抓住疾病的本质辨证施治，就可以取得良好的治疗效果。譬如证属肝郁脾虚者，仅用疏肝理气散结之剂，收效不大，必须配合健脾益气之品以助疏肝健脾、理气通络，乳中结节则易消散。又如阴虚火旺，炼液为痰，聚于乳络而生乳癖者，必须以滋补肝肾为主，活血理气为辅，扶正以祛邪，方可消散乳中结节。此外，随证变化需配合养血柔肝、益阴安神、调理冲任、健脾益肾、疏肝活血、软坚散结等法，再以消化膏外敷，则收效更佳。

（三）扶正祛邪

吕老再三强调，无论治疗什么病，治法必须因人而易，审证求因，恰当地处置"祛邪"与"扶正"，方可取得较好的疗效。乳癖患者病程迁延，临床表现除乳房结节外，常兼有许多全身症状。治疗应以扶正祛邪为主，根据病情进行整体调理，佐以通络散结之法。若同时并见气虚、气郁、血虚、血瘀、肝肾不足或冲任失调等证，治疗上应随证配合理气活血、养血柔肝、滋补肝肾、调理冲任、活血散结之法。临床辨证正确与否非常重要，用药是否恰当可直接影响疗效。在临床上通过辨证论治，进行整体气血、阴阳的调理，抓住主要矛盾，对症下药，方可取得较好的疗效。

吕老还强调乳癖是身心疾病，人际关系、经济、家庭关系等原因都可成为诱发或加重本病的重要因素，如《丹溪心法》所说"气血冲和，万病不生，一有怫郁，诸病生焉"，故吕老在药物治疗的同时，总是耐心细致地做好患者的思想工作，使他们从郁闷的情绪中解脱出来，以情胜情，给患者营造轻松温暖的氛围，以真诚之心关怀患者，消除患者的紧张情绪，及时疏导患者的负面情绪，有助于病情的康复。很多时候通过情绪的疏导，部分患者可不用药，乳房疼痛、结块即刻消失。吕老在临床中常教导弟子要给患者以信心，医生的安慰对患者来说就是一剂良药。在生活调理中吕老有四项建议：不生气或少生气、食品少油、不食辛辣刺激、不熬夜。这样可以对肝脏、脾脏、肾脏进行很好的调节，有效防止阴血暗耗，提高免疫力，有助于乳癖的治疗。

第三节　肉芽肿性乳腺炎

肉芽肿性乳腺炎是一种自身免疫性疾病，是以乳腺组织肉芽肿形成为主要病理表现的乳腺慢性炎症，主要侵犯乳腺小叶，故也称为肉芽肿性小叶性乳腺炎，属中医"粉刺性乳痈"的范畴。本病目前仍没有公认的最佳治疗标准，但广泛切除、抗生素治疗、皮质类固醇治疗、抗结核治疗、中医药治疗等是文献报道使用较多的方法。手术切除尤其是病变范围较大时的广泛切除或乳房单纯切除，不仅创伤较大，还造成女性乳腺外形的残缺，且对疾病的复发无明显预防作用，术后常出现同侧乳腺其他区域或健侧乳腺的再次发病。本病抗生素治疗有效率较低，且大部分临床标本细菌培养均为阴性，不符合其使用指征。糖皮质激素和抗结核治疗对本病有一定控制作用，但除治疗周期长外，还存在副反应较大的不足，且激素停药后疾病复发概率较大。中医药在本病的治疗中具有较大的优势，但针对复杂性病变如窦道、红肿、肿块并存，此消彼长阶段，治疗上仍十分棘手。

　　本节首先对燕京外科流派名家几位代表性传承人的用药经验进行了数据挖掘，总结了燕京外科流派治疗本病的经验和用药规律，后对吕培文、孙宇建辨治本病的经验进行了介绍。

一、燕京外科流派用药经验总结

　　燕京外科名家在肉芽肿性乳腺炎的治疗上提出"疏肝清热，健脾益气"的治法，并在临床上取得了很好的疗效。本部分选取四位与燕京外科流派名家有直接师承关系且具有正高级职称的专家吕培文、刘秀茹、孙宇建、张董晓（其中吕培文师承赵炳南、王玉章等，刘秀茹师承房芝萱、房世鸿，孙宇建师承王玉章，张董晓师承吕培文、孙宇建），以专家处方为基础，鉴于以方求理的研究方法进行数据挖掘整理，总结燕京外科流派治疗肉芽肿性乳腺炎理法方药，以求为本病治疗提供指导。

　　肉芽肿性乳腺炎属于中医粉刺性乳痈的范畴，因治疗棘手，故中医不同流派医家经验也有所不同。关于本病属阴证或阳证、脏腑病机等均具有一定争议，从阴阳角度而言有清消法、温阳法等不同甚至相反的学说，于脏腑而言从五脏论治者均不乏其人。燕京外科流派在粉刺性乳痈的治疗上不仅独具特色，且有较好的传承。本次选取的四位当代燕京外科医家均为正主任医师职称，且均治疗本病上千例，这些医家和燕京外科名家赵炳南、房芝萱、王玉章等老师亦有明确传承关系，可一定程度上体现当代燕京外科医家治疗肉芽肿性乳腺炎的学术思想。根据统计，燕京乳腺外科流派认为本病以阳证为主，治疗多从清消着手；脏腑主择肝、脾，以疏肝清热为基础，注重"扶助中土，固护脾胃"。

1. 四气

燕京外科流派医家在四气选择中使用最多的是寒性药物，说明从阴阳的角度而言，虽然业界关于本病是否属阳证而分为清消派和温消派两派，但燕京外科流派医家认为肉芽肿性乳腺炎大部分时期辨证属阳证，治疗宜清解。"首辨阴阳"是赵炳南治疗外科疾病的重要法则，他曾说，"任何疾病的发生，都是正不压邪，正消邪长，阴阳失衡的结果"，故本病也遵循首辨阴阳的理念。肉芽肿性乳腺炎肿块期乳腺实质突发结块，发病急，局部伴皮肤红肿、疼痛，均为阳证表现。成脓期红肿、疼痛明显，为热毒炽盛表现，亦属中医外科阳证。脓肿溃破后虽部分患者局部遗留僵块，但常出现新发病灶，此起彼伏，红肿、疼痛交替出现，故病程中大部分时期属阳证。因此燕京外科乳腺名家辨证此病以阳证为主，采用清热法消除肿物。

2. 五味

燕京外科名家在五味选择中使用最多为苦味和甘味药物。苦味药物能泄、能燥、能坚的特点更符合阳证病机，与四气中寒性药物使用最频相呼应，进一步支持了燕京外科名家从阳证辨治本病的观点。苦味"能泄"指清泄火热、通泄大便、破泄结聚等作用，通泄大便使邪有出路，破泄结聚即破气破血，气行血散，消肿散结。痰湿阻滞，局部肿胀，苦味"能燥"，使痰湿从内而化，燕京名家认为苦味药物消除局部组织水肿颇有疗效。苦味"能坚"，泻火存阴，以防阴虚火旺。

使用频次第二的为甘味药物。《褚氏遗书·除疾篇》中有"甘解毒"，提出甘味药有解毒功效，如金银花、蒲公英等。此外，一般滋养补虚、调和中焦之药多有甘味，说明针对阳证，燕京外科名家并非一味清热，还注重顾护脾胃，防止过用凉药之弊。

3. 归经

燕京外科流派医家用药上选择归肝经和脾经药物最多。燕京外科流派医家善于从肝论治各类乳腺疾病，如王玉章教授治疗乳癖、乳岩均从肝论治，治疗乳癖时以疏肝为主，辨证配以补脾益气或滋补肾阴之品；治疗乳腺肿物注重"疏气为先，气疏则结自散"，用香附、郁金等药物理肝气抗癌，同时使用熟地黄、女贞子等药物滋肝阴以扶正。从肝论治的观点同样存在于肉芽肿性乳腺炎的治疗，孙宇建认为肉芽肿性乳腺炎以肝郁为病机基础，肝气郁滞，气血津液运行不畅，痰浊血瘀凝结成块，阻于乳络而成乳房肿物，若肝郁化火，则热盛毒滞，肉腐成脓，因此治疗以疏肝为先。

"扶助中土，固护脾胃"亦是燕京外科名家重要学术思想之一，如吕培文以"理、健、调"为核心治疗乳癖，"健"为健脾益肾，常用陈皮、山药、茯苓之品配女贞子等，以求在平衡"扶正"与"祛邪"过程中调节整体。王玉章取四君子汤、党参、陈皮、山药配蒲公英、白芷等自拟托里生肌汤，吕培文将其用于难愈性肉芽肿治疗，补中有托，托中有消，疗效甚佳。

燕京名家重视脾胃原因有三：①脾虚为病因。肝郁克脾，脾运化无力则生痰生湿，痰湿阻络，形成乳房肿物，郁久化热，则肉腐成脓，最终溃后成瘘。且脾虚肝郁相互影响，脾土虚，血少无以养肝，肝枯而木气郁，病情进一步加重。因此从病因病机入手，扶助中土，使痰湿得化。②脾胃健运方可扶助正气。本病病程较长，只有保全中焦，才更有利于抗邪。如脓肿已成，健脾和胃则可使气血充实，奋起抗邪，帮助毒随脓泄；若中焦无力，中气不足，则脓毒旁窜。即使疾病痊愈，亦应扶正固本，防其复发。故燕京外科名家历来注重顾护脾胃。③防过用寒凉药物伤碍脾胃。因治疗本病时使用性寒味苦药物最多，久用大多有耗伤脾阳之弊，故顾护中土可以防止用药弊端。

综上所述，燕京外科名家在粉刺性乳痈治疗中尤其注重从肝、脾二脏进行论治。

4. 功效

统计结果显示燕京外科名家使用头两位的为具有补气和清热解毒功效的药物，此结果进一步支持了燕京名家将本病主要辨为阳证的观念，与四气中寒性药物使用最多、五味中苦味药物使用最频的结果也呼应。而补气药的使用也再次验证了燕京名家顾护脾胃的观点，健脾药物多有益气之功，且通过健脾也可促进气血化生，达到气血充盛的目的。清热解毒和补气药物使用频次均较高，亦充分验证了燕京外科名家祛邪不伤正的观点。

5. 药物频次

从使用频次最高的 12 味核心药物的功效来看，可大致分为两类。一类意在疏肝清热，如柴胡、白芍、赤芍、蒲公英、连翘、丝瓜络、甘草；一类意在健脾益气，如黄芪、白术、茯苓、陈皮、山楂。这两组核心药物充分体现了燕京名家治疗本病多从疏肝清热和健脾益气着手的特点，再次验证了前文中提到的归经、四气、五味、功效结论。

其中柴胡既有疏肝之功，又有清热之效；赤、白二芍凉血清肝；连翘为燕京名家较常用的清热散结之品，王玉章谓其"清周身躯壳之热"，且认为其有消痈散结之力，临床常用量为30～60g；丝瓜络引诸药入肝，可起到事半功倍的效果。

黄芪为补气要药，不仅是燕京外科名家，也是从古至今医家最常用的疮家圣药；白术、茯苓为临床高频使用的健运脾气、化痰散结药对；陈皮有理气机、健脾胃、消邪气之凝聚的三重功效，故赵炳南在健脾化痰时常用，此经验流传至今；山楂除消食健脾外，还能化浊降脂，本病发病因乳管内脂质物排泄不畅，经导管进入乳腺实质，淤积刺激产生炎性肉芽肿，故使用山楂除乳管内脂质物质残留，此亦为燕京外科名家治疗本病经验之一。

6. 小结

通过数据挖掘对燕京外科流派治疗肉芽肿性乳腺炎的处方进行研究，可见四气中寒性及平性药物使用最频，五味中苦味及甘味药物使用最多，归经中肝经及脾经药物比例最高，功效统计中补气药及清热解毒药最常用，可见燕京外科医家多运用"疏肝清热，健脾益气"法治疗本病。

燕京外科医家认为肉芽肿性乳腺炎病机为肝气郁滞，脾失健运，气滞痰浊血瘀成块，若肝郁化火，则热盛肉腐成脓。治疗上传承赵炳南先生首辨阴阳的原则，认为本病疼痛红肿明显，此起彼伏，大部分时期符合阳证表现，治疗本病多从清消着手，清热解毒治疗，但并非一味清热攻伐，治疗中还注重扶助中土，顾护脾胃，发挥王玉章"治病不可踏人而过"的观念，配以茯苓、陈皮、黄芪、白术等，祛邪的同时充盈气血，防止苦寒伤胃或中焦渐弱滋生他疾。此外还注重疏肝通络，充分考虑"乳头属肝"的解剖特点及"女子以肝为先天"的生理特点。

二、吕培文经验

（一）"因势祛邪"理论

吕培文认为肉芽肿性乳腺炎是中医治疗的优势病种，将"因势祛邪"理论作为中医外科治则用于肉芽肿性乳腺炎的治疗，多获良效。

吕培文认为"因势祛邪"理论适用于中医各个学科，但难愈性肉芽肿性乳腺炎通常病情复杂，兼症较多、脏腑受影响大、病程长，故在"势"的判断上难度更大，不仅在用药前要精确判断病情之势，还要结合兼症辨病位之势，司外揣内辨脏腑之势，根据所处的病程阶段，结合病态发展，顺变化之势进行治疗。

1. 顺病情之势

在针对病情、病位、脏腑、病程四个病势的辨证中，吕培文首推顺病情之势祛邪。强调顺应生理、病理规律，审时度势，确定主要病邪，从而针对病邪进行治疗。如急性期局部红肿，疼痛剧烈，肤温增高，属阳证，为热邪，此时治疗以清热解毒为主。而后期肿块破溃者气血已伤，残留僵块，不红不肿，质地较硬，消散较慢，属阴证，则以温阳祛邪为主。若肿物部位皮肉胀急，皮色无明显变化，脓出后病势不减，溃口脓水淋漓，久不愈合，则宿痰凝聚于局部，痰邪致病可能性大，应以祛痰散结为主。肿物表面色暗、疼痛，肿块质硬，不易成脓，则血瘀致病可能性大，应以祛瘀散结为主。当然在辨病势病邪时除局部征象外，也应考虑全身因素，如痰凝阻络患者常伴胁胀、苔腻、脉弦滑，而瘀血阻滞患者常伴有胸闷、舌有瘀斑或瘀点、舌质紫暗、脉涩或沉。热邪为患吕培文常用蒲公英、赤芍、丹皮、虎杖等药清热解毒，寒邪为患形成寒性僵块多用白芥子、鹿角霜温阳散结，痰凝所致肿物多从痰核论治，使用连翘、浙贝母、陈皮等药化痰散结，血瘀者喜用鸡血藤、丹参以养血活血，祛瘀散结。

肉芽肿性乳腺炎治疗的难点之一在于本病常常并非单个病邪作用，而是多个病邪综合作用的结果。吕培文强调在这种情况下更应辨清病情，如不能单纯看到有瘀，还应认清有寒邪和热邪在内，是热瘀还是寒瘀；如果是痰瘀互结，要辨清痰占几分、瘀占几分。热瘀可清化之中用清热活血之品引出热毒、用养阴活血之品折伏其热势；寒瘀则温而散之中用温经活血之品祛其寒滞。临床治疗要掂量，才能准确用药，更有针对性地治疗，如同烹饪，要掌握火候，多一分则老，少一分则生。而临床上更棘手的情况在于相对立的两种病邪并存，如寒邪、热邪并存。吕培文治疗此类患者较多，患者前期已在外院经历较长时间抗生素、糖皮质激素、手术等治疗，久病入络，乳房红肿、僵块、窦道等多种病损同时存在。此时清热则气血凝滞，肿物更难以消散，病程更长；而温阳则导致红肿加重、新发病灶出现。针对此类复杂病例，吕培文教授认为只要对病势判断准确，能意识到患者存在寒热夹杂、阴阳不济，抓住"气血失和、阴阳不调"的病机，调理枢机，行气活血，调和阴阳，最终是可以达到气血调和、阴平阳秘、疾病治愈的目的。故内治方面应用中医外科名家赵炳南创立的"四藤组合"为基础，外治方面则外敷芙蓉膏+紫色消肿膏消肿散结，可起到调和阴阳的目的。内治方面四藤前已有论述；外治上芙蓉膏由黄柏、黄芩、黄连、芙蓉叶、泽兰、大黄等组成，偏寒性，有清热消肿的作用，紫色消肿膏由紫草、升麻、乳香、没药等组成，活血化瘀作用强，偏温性，有温阳的作用，二药合用则消肿散结，调和阴阳。

2. 顺病位之势

《素问·阴阳应象大论》曰，"其在皮者，汗而发之""其下者，引而竭之""其高者，因而越之"。因此，我们在临床应关注疾病的病位之势。肉芽肿性乳腺炎的病位包括疾病在乳腺的病位及乳腺外兼症的病位。吕培文主张根据病位不同，结合病邪出入进退之势，因势制宜。如同样为乳腺脓肿，当脓肿位置位于腺体深部，仅超声可探及，病程较久，乳房表面虽无红肿，患者无疼痛，但深处已化脓，应在超声引导下穿刺抽脓、垫棉绑缚。这样不仅可快速去除病灶，而且与切开引流、手术治疗脓肿相比，还有微创、患者痛苦小、乳房毁形小、患者经济花费少等诸多优点。若脓肿位置浅表，已在腺体表面甚至皮下，出现明显红肿、疼痛，表皮可及波动感，当邪有欲出之势，应循其外出之趋向，顺势引导，移深就浅，托毒外出，采用托法。这和《灵枢·五乱》中"顺之而治"、《灵枢·师传》中"未有逆而能治之也，夫唯顺而已矣"的观点是吻合的。根据患者是否存在气虚、阳虚采用补气托毒、温阳托毒的方法，外治可顺病位之势，用刺络拔罐法，引邪外出。

吕培文还根据乳管内有无分泌物确定病灶是否在乳管内，是否还有希望从乳管排出。若病变在乳管内，有望随乳管透脓外排，吕培文常顺势加用冬瓜子助病理产物从乳管排出。吕培文认为冬瓜子在治疗肺痈的千金苇茎汤和治疗肠痈的大黄牡丹皮汤中均有应用，有清热消痈、利湿排脓之效，可帮助脓疡从管道排出，肠痈从肠道出、肺痈从气管出，在粉刺性乳痈中也能助分泌物从乳管排出。同时加用王不留行、丝瓜络、路路通以通调乳络，引邪外出。外治可用乳头拔罐、乳管镜冲洗，让分泌物自乳管而出，使病邪消散于无形。这也是在充分了解邪气特性的基础上，顺病位之势，以最简捷的方式祛邪外出，达到因势祛邪的目的。

肉芽肿性乳腺炎虽然发病主要在乳腺，但因其为自身免疫性疾病，故常见乳腺外的各类免疫症状，较常见的有顽固性干咳、四肢结节红斑等。咳嗽病位在肺，属上焦疾患，吕培文常用黄芩、连翘、桔梗、甘草；四肢结节红斑则配合使用可通达四肢的藤类药物治疗。

3. 顺脏腑之势

吕培文常言，包括乳腺疾病在内的外科疾病虽然发于体表，但本质为内部脏腑疾患的外在反映。她常提及先师赵炳南的名言，"没有内乱，不得外患"，强调务必重视纠正全身脏腑状态的偏颇以达到治愈肿物的目的，通过"司外揣内""由表知里"的方法了解脏腑的偏颇，并顺脏腑之势进行调节。

在本病治疗中吕培文尤其注重对肝脾的调节。情志因素是本病发病的重要诱因，情志不畅最易伤肝，肝经循行乳腺，肝郁气滞，形成乳腺肿物，肝郁化火，则肉腐成脓，出现乳腺脓肿。肿物形成后出现的疼痛、破溃、乳腺外形改变等进一步加剧了患者的焦虑及对疾病的恐惧，情绪失调加剧，不仅使病情进一步恶化，还可出现头痛、胸闷、夜寐欠佳等一系列兼症。而肝郁日久，脾气受肝木所克，运化不能，水湿停积，痰湿滞于乳房，出现乳房肿块或流脓清稀，患者同时兼具纳差、不欲饮食等症状，后天水谷精微无以为继，则进一步加剧了疮口愈合的困难。

肝为刚脏，性喜条达而恶抑郁，主升发。因其刚强躁急之性，故吕培文主张在治疗时顺脏腑之性而治，以疏解、调达为主，常用柴胡、白蒺藜，配以青皮，同时佐以养血柔肝的白芍。而脾胃主运化，不仅运化水谷，还运化药物。肉芽肿性乳腺炎病程较长，而治疗过程中所用的苦寒药易损伤脾胃，不仅使气血化生乏源，治疗所使用的药物也无法运化输布达到病所。故吕培文注重顾护脾胃，认为中气斡旋得复，五脏六腑皆得其养，顽疾始有转机。其常用健脾药物为茯苓、白术，养胃药物为陈皮、山药。患者若食欲不佳，加用生麦芽，若脘腹胀满，加用鸡内金。

4. 顺病程之势

疾病发展不是静态的过程，而是不断发展的动态过程，故吕培文主张顺病程之势，以动态、发展的眼光而治。如肉芽肿性乳腺炎肿疡初起，毒气已聚，但未成脓腐，邪正均盛时采用消法；中期欲脓不脓或脓成而不溃，邪实正虚时，用托法，后期脓肿破溃，邪实正虚时用补法。这和《医宗必读·积聚》所言"初者，病邪初起，正气尚强，邪气尚浅，则任受攻。中者，受病渐久，邪气较深，正气较弱，任受且攻且补。末者，病魔经久，邪气侵凌，正气消残，则任受补"的观点是吻合的。

前来求诊的肉芽肿性乳腺炎患者多病程已较长、病情复杂，疾病常多期并存，如同一患者既有乳房红肿，双下肢结节红斑，又有乳房巨大肿物，肿物上可见多发小脓肿形成，部分脓肿已破溃尚未收口。患者急性期、肿块期、脓肿期、溃后期四期并存，若单纯使用消法恐伤正气，单纯使用补法又有留邪之弊，针对已成未溃及已溃脓出不畅的脓肿还需要使用托法。在病灶半虚半实情况下吕培文传承赵炳南及王玉章经验使用缓托法，即半消半补之托法，这也是因势祛邪的典型思路。吕培文强调此过程中掌握时机十分关键，不可操之过急，过早过久运用此法则损伤元气，变生他证；但若不能抓准时机，错过治疗机会轻则贻误病情，导致疾病难愈，重则引邪入里，加重病情。这和《灵枢·逆顺》记载的"方其盛也，勿敢毁伤，刺其已衰，事必大昌"所展示的因势利导、抓住疾病变化的关键时机进行治疗的思想是完全符合的。

在缓托法使用过程中，吕培文也强调随着病情变化而随时改变策略，对动态病势做具体分析，根据不同时期的情况调整治疗思路。如患者突发高热，出现下肢结节红斑，舌红脉滑，此时热重为基本矛盾，治疗重用清热解毒药物，而随着治疗，红肿明显减轻，肿块仍存，溃口未收，患者神疲、乏力、口干等全身症状明显，舌略红苔少，脉细，此属气阴两虚，余毒未尽，治疗则以益气养阴为主，佐以少量清热之品，后再随病情变化不断调整。《孙子兵法》云："善战者，只求于势。""兵无常势，水无常形，能因敌变化而取胜者，谓之神。"吕培文在治疗复杂性肉芽肿性乳腺炎时也常感慨疾无常势、病无常形。治疗疾病不仅要考虑不同的疾病"势"不相同，又要了解同一疾病在不同时期"势"的不同，还要洞察同一疾病、同一时期在不同体质患者身上病势的千差万别，明察秋毫且能因其变而不断变化者，方可谓之上工。

在肉芽肿性乳腺炎治疗中，吕培文强调因势祛邪，顺应疾病发展的自然趋势，加以引导推动，观病势，顺其位，乘其机，巧用药，最终方能达到事半功倍的效果。其中对势的正确判断是决策的关键。这对临床该病的治疗有重要的指导和借鉴意义。

（二）托法

消、托、补三法是中医外科内治法的总则，按照疾病的邪正斗争和转化过程，察患者身体的强弱虚实，症状的寒热阴阳辨证治之，而分为消、托、补三个大法。消法多用于初期，将疾病消散于无形，古人有"以消为贵"之说，托法多用于中期脓成阶段，补法适用于后期溃后阶段。肉芽肿性乳腺炎病势缠绵，大部分难愈性患者均为病损难消难溃，胶着于中期，治疗十分棘手。在难愈性肉芽肿性乳腺炎的治疗中，吕培文强调托法的应用，并传承全国外科名家赵炳南和王玉章之经验，创造性使用缓托法，尤其在红肿、溃疡、肿物并存的复杂情况下，取得了良好效果，治愈了大量患者。

托法为最具外科特色的治则治法，古籍又称托里法或内托法，是运用补益气血和透脓的药物，扶助正气，托毒外出，以免毒邪扩散和内陷的治疗法则，为三大法则之中坚，是关系到病情安危好坏转化的枢纽，历代中医外科医家均极为重视。在临床中，托法已经广泛运用于各类外科疾病。《外科精义》云："凡为疡医，不可一日无托里之药。"《外科正宗》认为："盖托里则气血壮而脾胃盛，使脓秽自排，毒气自解，死肉自溃，新肉自生，饮食自进，疮口自敛。"可见托法若投之得当，则功效卓著，作用甚宏。《外科启玄》云："托者，起也，上也。"吕培文认为"起"指的是病邪由里向外透发，使病灶趋于局限化，避免毒邪旁窜扩散，而"上"指的是将毒邪移深就浅，向上透发，从而达到脓出毒泄、肿消痛减之目的。

托法分为补托法和透托法。补托法用于正虚毒盛，不能托毒外达，脓该成未成，或已溃久不收口的虚证，益气托毒代表方为《医宗金鉴》托里消毒散，温阳托毒法代表方为《外科正宗》的神功内托散。透托法又称清托法，用于毒气虽盛而正气未衰者，代表方为《外科正宗》透脓散。

吕培文勤学外科经典，有丰富的临床经验，认为托法治疗是否奏效有两个关键。一为时间选择，过早透托则耗伤元气，过晚透托则毒邪内陷。二为具体方法的掌握，注意局部和全身辨证相结合，合理确定使用透托、补托或缓托。对于病情缠绵，病灶此起彼伏，肿块、溃疡、窦道、瘘管等多种病变并存，元气大伤，正气虚损的肉芽肿性乳腺炎患者，使用消法虽对红肿有一定效果，但对于脓肿初发或才溃未敛之伤口又恐伤正，有闭门留寇之嫌，若积极补益气血，试达扶助正气、透脓外出之功，对脓肿病灶有益，但对新发红肿区域又有助邪扩散之弊。此时吕培文多使用缓托之法，即半消半托之法。

1. 托法选方

吕培文强调，托法的应用应在临床中辨清是正虚邪实还是正虚邪衰，在用方上常用托里生肌汤及益肾通脉汤加减。这两方均源于王玉章，吕培文在传承的基础上结合本病临床特点进行了发展。

（1）托里生肌汤

适应证：正邪俱虚，邪出不净，或脓不出、肌不长者。

功效：健脾和胃，益气生肌。

药物组成：党参、生黄芪、茯苓、白术、陈皮、山药、蒲公英、天花粉、玄参、白芷、生甘草。本病病程较长，疮面肉腐溃脓，日久气血耗伤，脾虚胃弱。治疗于方中加入四君子汤组成药物党参、生黄芪、茯苓、白术益气健脾；王老喜用陈皮、山药对药，二者药食同源，与四君子汤共奏顾护脾胃之效。蒲公英为治疗乳痈圣药，托药中使用天花粉、玄参、白芷，以补益气阴敛疮之法体现补中有托、托中有消的学术思想。

（2）益肾通脉汤

适应证：慢性难愈性乳腺炎溃疡半阴半阳证伴有瘀滞者，下肢结节性红斑反复发作，经久不消，皮色暗红伴关节疼痛及浆细胞性乳腺炎溃后修复期等。

功效：益肾活血，调和阴阳。

药物组成：金银藤、鸡血藤、首乌藤、络石藤、桑枝、桂枝、当归、赤芍、鹿角霜、玄参、肉桂。方中金银藤、鸡血藤、首乌藤、络石藤为赵炳南四藤汤衍化而来。肉芽肿性乳腺炎是一种自身免疫性疾患，赵炳南治病强调首辨阴阳，其经过十年的实践，确立"四藤"对人体失和的阴阳具有整体调和的作用。四味藤类药合用可通达十二经，疏泄通经，行气和血，通调血脉，舒筋活络，承上启下，以达调和阴阳之目的。如此则使人体失调的阴阳得以平衡，阴平阳秘，诸病得去，身自安康。

吕培文继承赵老学术思想，认为肉芽肿性乳腺炎和自身免疫相关，部分患者前期又有抗生素或糖皮质激素使用史，使得病情更加复杂。难愈性肉芽肿性乳腺炎通常病程日久，可见红肿、肿物、破溃等多种病灶并存。其疮面表现如《医宗金鉴》云："漫肿不高，微痛不甚，微焮不热，色不甚红。"此状大多可采用稳托之法，疗肿痛，行瘀血，因势利导。考虑到原有四藤中天仙藤等药的毒性反应，结合肉芽肿性乳腺炎病情，吕培文在使用四藤时较原方略有调整。此外益肾通脉汤中桑枝、桂枝为王玉章常用药，二者为对药，吕培文称之为"二枝"。二者均为通络药，一阴一阳，调和使用。当归、赤芍、鹿角霜、玄参、肉桂具有调和阴阳，补肾活血之功。其中当归、赤芍为活血和营常用药。活血和营药物在历代托法方剂中几乎都有体现，有文献研究报道活血和营是托法要素之一，可调理枢机变化，活跃正邪斗争，在补益和透邪药物的共同作用之下起到祛邪外出的作用。活血可使既有的瘀血消散并可使新血充填，从而生肌长肉。唐容川《血证论》："疮科治溃，亦必先化腐而后生肌。腐肉不化，则新血亦断无生理。"故化腐必须活血和营。本方运用大量通络药，体现了以通为托、以通为消、破瘀托毒的理念。

2. 托法用药

吕培文选药精当，长于运用托法，其用药包括很多种，如理气透托、芳香透托、清热托毒、散结托毒、利湿托毒等。《证治准绳》指出："内托之药，补药为主，活血祛邪之药佐之，或以芳香之药行其郁滞，或加温热之药御其风寒。"

（1）托法名药皂角刺

王玉章在托药中善用皂角刺以托溃，使脓早成速溃，毒随脓而解。皂角刺生用时穿透力强，长于冲散托溃，适用于肿疡未溃；炒用则穿透力弱，长于化瘀托散，若疮疡已破，正气已伤，此时可用炒皂角刺，不伤正气，适用于脓疡已溃，瘀血腐肉未尽；炭用穿透力弱，长于活血生肌，排解余毒，适用于脓溃已久而余毒未尽者。

（2）理气透托

本法常用药物为陈皮、木香、莪术、沉香。体质偏寒者用沉香。若乳腺炎伴有乳腺疼痛则使用理气药更佳，对疼痛亦有一定缓解作用。

（3）芳香透托

本法常用桔梗、白芷、升麻、防风等。桔梗可补虚消痰，破癥瘕，养血排脓，白芷可活血排脓，生肌止痛，升麻则长于升陷提托。

（4）清热托毒

本法常用蒲公英、连翘、金银花、败酱草等。《唐本草》中即已记载蒲公英"主妇人乳痈肿"。连翘为疮家圣药，功能排毒，虽性凉，但无明显败胃之弊，王玉章临床常用量为30～60g。败酱草则善排脓破血。《金匮要略》名方薏苡附子败酱散即用败酱草破瘀排脓之功治疗阑尾脓肿。

（5）散结托毒

本法常用药如天花粉、玄参、浙贝母、生牡蛎。天花粉善于清热泻火，生津止渴，消肿排脓；玄参解毒软坚散结；浙贝母、生牡蛎可软痞积，化痰软坚。肉芽肿性乳腺炎肿物伴脓肿形成可用本法。

（6）利湿托毒

本法常用药为薏苡仁、冬瓜仁等，有清热利湿、排脓之功。冬瓜仁对于乳腺导管扩张、分泌物增多有较好排脓之效，可配合王不留行共同使用，王不留行既可疏通乳络、又具透托之功，可起到内托排脓之效。薏苡仁在《金匮要略》千金苇茎汤及薏苡附子败酱散中均有应用，对肺痈、肠痈等多处脓肿性疾患有较好治疗作用，具有健脾渗湿、排脓之功。

（7）辨证加减

托法可根据辨证进行药物加减，如气虚者重用生黄芪（外科托法多使用生黄芪，较少使用炙黄芪，避免长期服用滋腻碍胃），生黄芪为很有代表性的托里药物，《本草备要》中称其为

"排脓内托，疮痈圣药"。阴虚者加天花粉、桔梗；局部红、肿、硬，欲破者，选用皂角刺；红肿明显加用白花蛇舌草、蒲公英清热解毒。有的疮疡皮色暗红，可以鹿角霜温化凝滞，配合使用鬼箭羽，鬼箭羽有活血化瘀之效，二者共奏温阳活血之效而散肿硬皮色不变之寒结。若有皮色微红、轻压痛之半阴半阳证结块，可用白芥子、夏枯草，二者为对药，一阴一阳，消散肿物。

3. 托法外治

合理运用外治法可事半功倍，缩短肉芽肿性乳腺炎病程。局部用药可使药力直达病所，增强药效，减少副反应。

体弱者可采用局部与整体并托，即内托与外托相结合，除内服托药外可外用箍围法透托。常用药物为铁箍散膏加化毒散膏等，铁箍散具有较好箍围拔脓之效，使肿物根脚内束，早日托脓外出。

病情缠绵日久，正邪俱虚，则应以整体内托为主，扶正祛邪，兼治局部。如局部半阴半阳证，外用紫色消肿膏（偏温性有回阳作用）加芙蓉膏（偏寒性有清热作用），两种药合用治疗半阴半阳证，很有特色。

破溃后疮面药纱使用：肉芽肿性乳腺炎破溃后，使用托法促进溃口生长，可配合使用紫色疳疮膏纱条和甘乳纱条。紫色疳疮纱条有托的功效，甘乳纱条有生肌长肉、促进上皮生长的功效。二者共同促进创口腐去新生。收口之时适当添加琥珀粉、珍珠粉，疗效更佳。

4. 缓托法在肉芽肿性乳腺炎中的应用

浆细胞性乳腺炎伴有全身反应如结节红斑等重症，或病程较长，此处已破，彼处红肿，病情缠绵者，单纯使用清托法恐伤正气，单纯使用补托法又有留邪之弊，此时可使用缓托法。

缓托法是指在病灶半虚半实或半阴半阳情况下使用的半消半补之托法，赵炳南称之为稳托法，常用于两种情况，一种是脓微成又有内陷之象，急性期将过，已渐破溃，有少许脓或无脓，疮形平塌；另一种为正邪俱虚，局部僵硬红肿，但脓未成，疼痛不减。此时辨证虽以整体辨证与局部辨证相结合，但应以局部辨证为主。吕培文认为此时可采用半托半消之法，消肿托毒，不可操之过急，要因势利导，并随着病情变化对症治疗，疮症未成者即消，已成者能托则托，使其毒邪外散，这样不仅可缩短病程，且不伤正气。如过早过久运用透托则损伤元气，致生多变。吕培文强调虽对于此类病变常称为半阴半阳证，但究竟阴多阳少还是阳多阴少、阴占几分阳又占几分等问题则需要详细辨证。另外运用缓托法要抓准时机，准确把握适应证。错过治疗时机或适应证选择失当，轻则贻误病情，导致疾病难愈，重则引邪入里，或变生他证，加重病情。

托法是外科消、托、补三大治法之一，在外科疾病的治疗中占有不可替代的重要地位，吕培文对于复杂病情创造性使用缓托法，且有一定的成方用药经验，值得临床推广。但她强调用药绝非拘泥于一方一药，需辨证治疗，如王老常用对药桑枝及桂枝，也需要根据具体情况，阳证用桑枝、阴证用桂枝，半阴半阳则根据阴阳辨证比例调整桑枝及桂枝用量。须重视病证结合，才能正确地运用托法解决临床难题。

三、孙宇建经验

孙宇建为北京中医医院乳腺科主任医师，全国名老中医王玉章学术传承人，深得其学术精髓，从事外科疾病诊疗工作30

余年，同时继承了中医外科名家治疗经验，结合疾病谱变化不断创新，在乳腺疾病的治疗方面经验丰富。他在乳腺疾病诊疗上医术精湛，尤其擅长肉芽肿性乳腺炎的治疗，其见解独到，临床治愈者甚众。

（一）"疏健补"法

孙宇建尤善于运用"疏肝健脾补肾"理论治疗肉芽肿性乳腺炎，临床运用治愈患者上千例，成功保乳，使患者避免了手术，此方法用于男性浆细胞性乳腺炎的治疗同样有效。现将孙宇建"疏健补"方法治疗肉芽肿性乳腺炎经验总结如下：

1. 治疗法则

（1）疏肝理气

孙宇建强调心理情志因素是肉芽肿性乳腺炎发病的重要诱因。这和中医的情志观完全吻合，《黄帝内经》首次提出"百病生于气"的病机理论，奠定了情志致病的理论基础，精辟而凝练地阐明了气机失调是诸多疾病发生的基本病机。情志表现为喜、怒、忧、思、悲、恐、惊，七情太过或不及，超出了人体心理和生理的承受范围，或人体正气不足，对情志刺激的承受能力降低，均可诱发或加重疾病。情志不畅最易伤肝，肝郁气滞，则会出现血液、津液运行失调，导致血瘀痰凝，在肝经循行部位的乳房发生肿物。如果肝郁化火，则进一步导致肉腐成脓，表现为局部红肿、脓肿形成。整个疾病变化的过程，肝郁是重要病机，故治疗需采用疏肝理气的方法。

除在药物治疗上采用疏肝理气的方法外，孙宇建还注重心理疏导，强调患者的自我调整非常关键，本病痊愈的快慢与患者的自我状态直接相关。针对患者情绪波动、工作压力、睡眠障碍等问题，孙宇建在门诊上使用大量时间和患者交流，了解患者心态，并让患者充分认识到本病为良性疾病，治愈需要一定时间，所以要有既来之则安之的心态，保持良好的情绪，从而帮助患者减轻焦虑和抑郁状态，改善睡眠质量，达到治疗效果。

（2）健脾益气

孙宇建在肉芽肿性乳腺炎治疗中每每使用健脾益气的方法，原因有二：一与病机有关，肝郁日久，克伐脾土，脾虚生痰，则见乳房肿块或流脓清稀；二与病程有关，肉芽肿性乳腺炎病程常较长，用药过程中若不顾护脾胃，则枢机不利，气机不得斡旋，疾病绵延难愈。

治疗疮疡疾患顾护脾胃的观点在许多外科专著中都有论及，如《外科正宗》中陈实功指出，"诸疮全赖脾土，调理必须端详"。脾为生痰之源，主运化，脾气受肝木克伤，运化不能，水湿停积，最终形成痰湿互结。痰毒滞于乳房，肉腐形伤，发为痈疡。《外科正宗·乳痈乳岩论第三十三》言："夫乳病者……又忧郁伤肝，思虑伤脾，积想在心，所愿不得，致经络痞涩，聚结成核。"可见脾气乃乳房疾病发病的重要原因之一，健脾可使全身气机通畅，痰浊无所生之基础，毒邪无停滞之通路。

许多患者在外院治疗时，针对炎症治疗常使用大量苦寒药，至孙宇建门诊时，常见脾胃受损，气血耗伤。百虚皆由于脾胃，治疗通过补脾益气，使脾气先旺，则气血阴阳化生有源，五脏六腑皆得其养。通过后天资其生源，中气斡旋得复，使顽疾得有转机。

孙宇建不仅在用药上注重顾护脾胃，健脾益气，在生活上也注重患者脾胃的调节，门诊上常反复给患者交代饮食宜忌、避免过度减肥等。孙宇建一反许多医家对炎症性疾患过于强调饮食禁忌的观点，认为充足的营养很重要，无须过多限制，先培补正气，方能使疾病有转机。他认为无须刻意禁忌海产品、牛羊肉等，嘱患者先少量服用，若无不适再循序渐进，对过于寒凉辛辣食物应适当控制。

（3）补肾调冲

肉芽肿性乳腺炎是自身免疫性疾病，中医许多医家在自身免疫性疾病治疗中多责之肾虚不足。中国古代虽无"免疫"一词，但早已认识到人体的免疫功能在维持机体健康方面发挥着非常重要的作用。肾的功能和现代医学中的免疫系统功能有相似之处，如《素问·六节藏象论》记载："肾者主蛰，封藏之本，精之处也。"中医学认为肾是人体生长、发育、生殖的根本，肾脏的虚损可引起人体各项功能的衰退和脏腑阴阳的失调，肾精不足，则百病由生。同时，古代医家也认识到补肾预防疾病的重要性。如《素问·金匮真言论》记载："夫精者，生之本也。故藏于精者，春不病温。"提出了补肾固肾，使肾精充盛，具有调节身体功能、预防疾病的作用。

孙宇建根据治疗肉芽肿性乳腺炎上千例经验总结，认为本病除肝郁脾虚外，还与肾虚冲任失调有关，此病多发生在生育后6年内，孙宇建认为此因生育伤及冲任或产后育儿不得休息，导致肾气亏虚，经络阻隔，气血凝滞，日久成核，这和宋代《圣济总录》中指出的"妇人以冲任为本，若失于将理，冲任不和则气壅不散，结聚乳间，或硬或肿，疼痛有核"观点吻合。故孙宇建临床治疗中在疏肝健脾的同时还使用补肾调冲任之品。他还重视自我调节在疾病痊愈中的重要性，针对自身免疫性疾病的治疗，他反复强调，此类疾病具有一定自限性，患者只有自身状态调整至平和状态，才能从根本上治愈本病。否则即使乳腺病灶缓解或消失，今后复发率也较高。他常叮嘱患者保证充分的睡眠，循序渐进，适当运动，以提高自身免疫力。

2. 药物使用

孙宇建在疏肝健脾补肾原则指导下，其常用药物有柴胡、白芍、郁金、香附、生黄芪、当归、茯苓、陈皮、桑寄生、生杜仲、浙贝母、生牡蛎。随症加减有：肿块明显，加三棱、莪术；溃脓后托脓外出，加白芷、桔梗；眠差加酸枣仁、合欢皮、茯神、柏子仁；脾虚腹泻加山药、生薏苡仁、石菖蒲、芡实；月经失调加女贞子、旱莲草；疼痛加延胡索；合并感染加蒲公英、连翘。

孙宇建认为疏肝健脾补肾法指导下可用药物很多，在疗效相同情况下应尽量选用口味好的药物，避免选用刺激性过强的药物，以保障患者能坚持用药。同时他还注重用药安全性，选用对患者损伤小的药物。其在多年治疗过程中，逐渐淘汰味道过于厚重、刺激性强的药物及目前已发现存在肝肾毒性的药物。如川楝子为疏肝理气常用药，首乌藤为养心安神治疗失眠常用药，但现代药理证实此两药具有肝毒性，故孙宇建在临床上多使用同类安全性高的药物进行替代。

孙宇建用药时还强调中病即止，在患者初次就诊或病情较重、全身状态不稳定时给予中药口服，一旦肿物逐渐缩小、全身状态稳定，则逐渐减少药物使用直至停药，因孙宇建考虑到祛邪药物作用于人体时，也会部分伤及正气，因祛邪而伤正，得不偿失，故其强调考虑"量－效""时－效"关系，做到适可而止、适度治疗。关于中病即止观点，《医宗金鉴》云："凡服汤发汗，中病即止，不必尽剂也。"从某种意义上讲，药物均具有偏性，治病就是借助药物自身偏性，以攻致病之邪气，病邪败退用药要适可而止，否则人体阴阳气血平衡紊乱，反致他病。《素问·五常政大论》云："大毒治病十去其六，常毒治病十去其七，小毒治病十去其八，无毒治病十去其九。"明训无毒之品亦不能尽剂。这和孙宇建强调的患者机体状态逐渐恢复即可停药的观点是吻合的。

3. 愈后防复

因肉芽肿性乳腺炎发率高，孙宇建强调虽肉芽肿性乳腺炎表现为乳房肿物、红肿、破溃等，但并不是单纯局部疾病，而是身体状态异常的局部表现，因此治愈后也应注重全身调理，避免复发。中医治未病思想源于《黄帝内经》，是中医学重要的思想理论之一，孙宇建认为这一思想除强调防病于未然外，还有愈后防复之意。患者复查时，孙宇建查体详细，查乳头情况，有无内陷、溢液等，肿块有无复发，是单乳还是双乳，肿块大小，和皮肤是否粘连，肿块是否红肿，是否存在波动感等，如有溃口，则查溃口大小，肉芽是否新鲜、是否高突、有无脓腐等，事无巨细，并不单纯依赖超声、核磁等影像情况。体检中如存在乳头内陷，孙宇建则嘱患者矫正，必要时行手术治疗，有原发性泌乳素增高则控制泌乳素异常。孙宇建还注重询问患者情绪、睡眠、月经等情况，认为只有机体脏腑调和，正气强盛，才能更好防止复发。

（二）外治法

孙宇建注重内外治结合，在内治基础上，精研外治，擅长运用药膏、中药热熨、穿刺抽脓、垫棉绑缚、刺络拔罐、化腐清创等多种外治法，并将其用于肉芽肿性乳腺炎的治疗，疗效甚佳。

1．分期外治

（1）急性期

肉芽肿性乳腺炎急性期常表现为起病急，乳房出现肿块，红肿或微红，疼痛，患者舌质红，舌苔白腻或黄腻，脉弦或滑。此阶段属肝经郁热证，孙宇建常采用清热解毒、活血消肿法治疗，以外敷药膏为主。常用药物为芙蓉膏、复方化毒膏及铁箍散软膏。

芙蓉膏主要组成有芙蓉叶、生大黄、黄连、黄芩、黄柏、泽兰，具有清热解毒、消肿止痛的功效。方中芙蓉叶、生大黄清热凉血，消肿止痛，共为君药；黄连、黄芩、黄柏三黄为臣药，清热解毒，利湿消肿以助君药；泽兰活血行水为佐药；冰片清热凉血为使。关于其药理机制，已有较多实验及临床研究提示芙蓉散可抑制毛细血管通透性改变而达到消肿之目的。临床观察其对急性肿疡、化疗所致药物损伤、急性痛风性关节炎均有抗感染修复作用。

铁箍散与复方化毒膏 1∶1 调匀使用称为铁化膏，其主要组成为南星、半夏、乳香、没药等，对初起肿物具有"有脓则聚，无脓则散"之功效。实验证明复方化毒散具有明显的抑菌抗感染作用，可有效改善血流灌注及速度、体表温度、肿胀等指标。

孙宇建不仅主张临床辨证使用外用药，还十分注重外用药的正确使用方法，如芙蓉膏和铁化膏均需厚涂（约一元硬币厚度），以利于保持药物浓度，其面积要略大于病灶范围。敷药膏时需注意避开乳头，防止乳管阻塞，造成导管分泌物排出受阻，加重病情。

（2）脓肿期

本期多表现为乳房脓肿，色红或不红，表皮可有波动感，超声下可见液性暗区。此阶段是治疗成败的一个关键时期，若能在脓肿期有效控制病情，可明显缩短疗程。若脓肿期控制欠佳，则可能出现多发乳房窦道、瘘管，经久不愈。乳腺脓性分泌物波及其他象限，还会引起新发病灶。孙宇建在此阶段建议顺势而为，若机体正气强盛，托毒外出有力，则通过外敷药膏、中药等手段促其自行破溃。若脓肿范围较深，距离皮肤表面有一定距离，孙宇建提倡尽量避免切开引流，可采用穿刺抽脓、垫棉绑缚法。此方法传承燕京外科名家王玉章等专家经验，选择波动感最明显处作为穿刺点，进入脓腔后负压抽吸。脓液抽吸后局部给予垫棉绑缚，将纱布折叠成团块压于穿刺后脓腔最凹陷处，外用胸带加压包扎。若局部凹陷仍存在，则继续加压包扎，待凹陷消失则复查超声，确认脓肿消失后解除垫棉绑缚。垫棉绑缚法在明代陈实功《外科正宗》中已有记载，后学者将穿刺抽脓与垫棉绑缚法结合，避免了切开引流，使创伤明显减小，还能缩短疗程，减轻患者痛苦，保留乳房外形。孙宇建将此法与现代影像学技术结合，行超声引导下穿刺抽脓，不仅定位准确，还使脓液残留明显减少。

小切口引流：若表皮可及波动感，然正气不足不能完全鼓邪外出，局部张力大，患者疼痛剧烈，孙宇建建议行小切口引流，减轻局部张力，创口愈合较快。

置管引流：对于脓腔分隔较多，或分泌物较稠厚、全身症状较明显者，如出现四肢结节红斑、体温明显升高，可用引流管打通分隔后进行充分引流。

（3）肿块期

此期乳房部肿块形成，可为单发巨大肿物，波及全乳或部分乳腺，也可为多发结节，形态不规则，边界欠清，质地硬韧。

此时外治以散结消肿为主。孙宇建常使用王玉章创制消化膏改良后湿热敷治疗乳房肿物。消化膏具有温经通络、活血化痰、散寒止痛等作用。改良消化膏药物组成：黑附片、肉桂、姜炭、红花、白芥子、麻黄、天南星、法半夏等。方中黑附片、肉桂温阳散寒，红花活血化瘀，白芥子、麻黄、天南星、法半夏温化寒痰，全方共奏温经通络、活血化痰、散寒止痛之功。中药湿热敷疗法是传统外治法药熨法的改良，通过中药及透热作用相配合而达到加速代谢产物清除、减少炎性渗出物及致痛物质的作用。此法亦被用于乳腺疼痛等疾病的治疗。

对于局部肿块消散较慢的患者，可采用引血疗法。《素问·离合真邪论》中载："疾出以去盛血，而复其真气……刺出其血，其病立已。"引血疗法通过针刺放出病变部位瘀血，具有活血化瘀、宣泄热毒、散结消肿的作用，对于炎症性疾患疗效较好。通过刺络放血，使邪有出路，邪去正安，乳房局部组织水肿减轻。

刺络拔罐是在针刺引血基础上增加火罐拔罐。刺络拔罐法由《灵枢·官针》九针中的刺络发展而来，即将刺络疗法与拔罐疗法相结合。《灵枢·九针十二原》载："凡用针者，虚则实之，满则泄之，菀陈则除之，邪胜则虚之。"利用火罐的负压之力进一步使邪外出，达到邪去正安之效。因肉芽肿性乳腺炎许多肿物表面已有破溃，在拔罐压力作用下，将窦道、瘘管内腐坏物质排出体外，去除坏死物质，达到止痛、消肿的功效。具体操作方法：选取肉芽高突及皮肤破损溃口为中心，消毒后用三棱针迅速点刺出血，选择合适大小的火罐在该部位拔罐，然后对疮面进行消毒，每周1次。研究发现，刺络拔罐疗法能够改善局部血液循环，促进炎性渗出物吸收及致痛物质排出。和手术方法相比,同样是去除病灶内坏死物质、病理产物,刺络拔罐疗法具有创伤范围小(病理产物从病灶原有溃口排出)、费用低、患者接受度高的特点。

(4)瘘管期

此期乳腺脓肿溃破,形成瘘管、窦道,久不收口,时愈时发。因有疮面存在,孙宇建在外治时根据疮面脓腐情况及肉芽水肿程度不同采用不同纱条进行换药。如朱红膏(红纱条)用于疮面脓腐较多阶段,其具有较强的化腐生肌作用,文献报道朱红膏可改善创面微循环并发挥抑菌作用,促进创面角朊细胞和内皮细胞增殖迁移,用于疮疡内蓄脓毒,腐肉溃烂,经久不愈,以及顽固性皮肤溃疡等。对于腐肉已尽,疮口不敛,肉芽水肿明显者,使用甘乳纱条,由醋乳香、煅炉甘石等组成,功能生肌长肉,生皮收敛,可减少组织水肿,并减少瘢痕形成。疮面肉芽新鲜,无脓腐时使用血余蛋黄油,由鸡蛋黄油、冰片等组成,功能消肿止痛,固皮生肌,对疮面修复有较好效果。疮面局部干燥,或有黑痂形成,难以脱落,使用甘草油治疗,其主要成分为甘草和香油,有凉血解毒、润肤生肌之功,其作用缓和,无刺激性,可在疮面表层形成油膜,持续发挥作用。

(5)恢复期

此期肉芽肿性乳腺炎已愈,脓肿、肿物消失,窦道愈合。超声下无明显异常表现。此时部分患者乳腺残留瘢痕隆起,孙宇建用黑醋调和黑布药膏厚敷,使其渗透力更强,以促进瘢痕软化。

孙宇建注重患者乳头内陷矫正,因肉芽肿性乳腺炎患者乳头内陷机率明显高于正常人群,且乳头严重内陷可致疾病反复,他除交代患者注重乳头清洁、清除分泌物外,对于程度较重的患者建议行乳头内陷矫正手术，对于预防复发可起到很好的效果。

2. 小结

肉芽肿性乳腺炎病情易反复，乳腺毁形严重，目前尚无较好治疗方法。孙宇建在内治调节体质的基础上，结合药膏、刺络拔罐、热敷、中医清创、垫棉绑缚等多种外治法，根据分期及情况差异辨证而治，圆机活法，屡奏良效，有效缩短了疾病病程，促进疾病痊愈。孙宇建虽以中医疗法为主治疗此疾，但绝不排斥西医，中西结合，如局部红肿明显，孙宇建使用特高频等理疗设备加快改善组织水肿；在外敷药物上，使用中药离子导入、超声导入等方法，提高药物效能；拓展乳管镜检查作用，将其用于隐匿期炎症的治疗；在手术方面，虽不急拿刀，也不弃拿刀，必要时行手术治疗。中医为体，西医为用，体用结合，造福患者。

第四节　浆细胞性乳腺炎

浆细胞性乳腺炎是乳腺组织的化学性炎性病变，是一种以乳腺导管扩张、浆细胞浸润为病变基础的慢性非细菌性感染的乳腺化脓性疾病，属中医"粉刺性乳痈"范畴。其临床表现复杂多样，出现脓肿并发生破溃形成窦道、瘘管的概率较高，溃面一旦出现，常经久难愈。本病常规清创换药方法治疗周期较久，常用手术方案为负压封闭引流术、病灶清创缝合术、区段切除术等，手术清除病灶虽然彻底，但对组织损伤较大，且组织的缺失可造成乳房外形的损毁，严重者需要整形手术进行修复，而炎症复发对于皮瓣转移等整形技术会造成致命的打击。故浆细胞性乳腺炎溃面治疗是临床上比较棘手的问题。

本病是中医治疗的优势病种，燕京外科流派在此类疾病治疗方面积累了丰富的临床经验，特别是对于创面不愈的情况。作为燕京外科流派的代表人物，赵炳南、王玉章及房芝萱在外科疮疡治疗上均有丰富的经验及方法，为后世治疗浆细胞性乳腺炎提供了参考。赵炳南的老师丁庆三为清末民国时期疡科专家，而房老祖辈在宫廷专门从事疮疡专业。吕培文传承先人经验并进行创新，在浆细胞性乳腺炎溃面治疗方面经验丰富。本节分别从内治、外治两方面对燕京外科名家在本病治疗上的应用进行了总结，以便更好地服务于临床，提高此类疾病的诊治水平。

一、内治经验

（一）病因病机

本病常因郁怒伤肝、思虑伤脾、湿浊内生，致气滞痰凝，久聚成块，或冲任失调，气血运行不畅阻于乳络而发，或因外感风热毒邪侵犯乳络而发。乳络结块日久蕴热溃腐，穿破成漏，常见脓汁清稀，夹杂败絮，其伤口可长期流脓水，迁延不愈，以致气血耗伤。

（二）治疗

1. 分期内治

中医辨证常为分期论治和分型论治两种，临床使用较多的是分型论治。但浆细胞性乳腺炎病程长，不同时期病变表现各有其特点，故燕京外科名家在治疗上主要采用分期论治。包括隐匿期、结块期、脓肿期、溃后期。

（1）隐匿期

此期临床表现多为乳头凹陷，有分泌物，乳房胀痛不适，伴烦躁，失眠，月经不调等，舌质红，苔薄黄，脉滑数。此期临床常见证型为肝经蕴热及脾肾不足，冲任失调。这个观点和西医学有不谋而合之处，目前许多文献报道此类患者多存在情绪不调、月经紊乱等异常，患者群中抑郁症比例较正常人群为高，且激素水平如泌乳素异常的比例亦明显高于正常人群。

此期以气滞与痰湿为主，辨证多属肝经蕴热，痰湿阻络。治以疏肝清热，理气化痰。常用方药：蒲公英、黄芩、当归、白芍、白花蛇舌草、王不留行、桔梗、漏芦、橘叶、冬瓜子、白蒺藜、玫瑰花等。

王玉章在此期多用王不留行、冬瓜子、桔梗、桃仁、生山楂等。王不留行通常重用至30g，可畅乳络、通血脉、护阴液，现代药理也证明其富含营养成分，故有养阴之效，它还能抑制血管上皮生成，具有抗氧化、抗感染镇痛的效果。冬瓜子性味甘寒，在千金苇茎汤和大黄牡丹皮汤中均有应用，托痈排脓效果较好，可使脓肿移深就浅，与王不留行合用有育阴托毒祛痰湿的作用，配合使用桔梗、桃仁，消痈托脓效果更佳。桔梗本身亦有引经之用，引药上行至心胸。

（2）结块期

此时乳房以肿块为主，可轻微疼痛或无疼痛，皮色正常或淡红，质地较硬，也有肿块色暗红，按之灼热，但无明显波动感者。患者周身倦怠，手足不温，既怕冷又怕热，口渴不欲饮，大便干稀不定，舌淡红或胖大，苔薄白或薄黄，脉弦滑或弦细。临床分型属阴阳不调，气血凝滞，患者局部辨证属半阴半阳证居多。治以调整阴阳气血，和营消肿。常用药：柴胡、香附、当归、白芍、陈皮、半夏、僵蚕、连翘、三棱、莪术，若局部偏阴证，则加用白芥子、鹿角霜、熟地黄，佐以鸡血藤、首乌藤和营通络。

（3）脓肿期

此期乳房肿块变软，按之应指，局部红肿或微红，疼痛明显。患者性情急躁，纳差，舌红苔白或黄，脉弦。辨证属热盛肉腐。治以清热解毒，托里透脓。常用药：党参、生黄芪、白芷、炒山甲、炒皂角刺、赤芍、白芍、白花蛇舌草、虎杖、蒲公英、陈皮、山药、生甘草。其中党参、生黄芪益气托毒，黄芪为疮家圣药，是托毒必用药物，此处多用生黄芪，避用炙黄芪，其目的为避免使用日久过于滋腻。白芷、炒山甲、皂角刺托毒外出，赤白二芍清热养血养肝，白花蛇舌草、虎杖、蒲公英清热解毒，陈皮、山药顾护脾胃。

（4）溃后期

此期脓肿逐渐破溃流脓，但脓汁多清稀，创面组织水肿不易收口，常伴瘘管，反复发作。患者身乏无力，纳差，舌红少苔或胖大苔白，脉沉细。辨证属阴血暗耗，余毒未尽，乳络受损。治以益气养血，育阴托毒，活络生肌。常用药：人参、生黄芪、当归、白芍、生地黄、熟地黄、天花粉、白芷、蒲公英、王不留行、橘络、丝瓜络。

此期病程已至后期，患者阴血暗耗，一是因为早期红肿属阳证，热盛伤阴，二是因为久病伤阴，故阴液损伤明显。燕京外科流派名家在此阶段治疗注重正气培养，并重用补气养阴之剂。人参、生黄芪大补元气，当归、白芍养肝阴，生地黄、熟地黄育阴滋液。赵炳南先生在治疗疑难杂症伤阴状态下善用二地、二冬、二芍，其中二地即指生、熟地黄，多在疮疡后期阴液有伤、疮疡收口阶段使用此类药物。天花粉、白芷育阴托毒，天花粉虽有托毒之功但亦用其滋养阴液之效。蒲公英清热解毒，本期运用清热药较脓肿期药味明显减少，去白花蛇舌草、虎杖等苦寒药，因脓肿已溃，火热征象不明显，仅留余毒，故少量使用清热药清解余毒即可。王不留行、橘络、丝瓜络均有疏通乳络之功，其中王不留行亦有滋阴之效。若局部无红肿，以色白僵块为主，可辅以白芥子。生肌收口可加白蔹。

2. 名家经验

（1）重视内治

综合本病病因病机，虽其病表现为外在肿物及溃口等，但其根本在于肝郁、脾虚、冲任失调等，故燕京外科名家在调治过程中多以内调为根本，赵炳南老先生言："没有内乱，不得外患。"强调务必重视内治法的重要性，纠正全身脏腑或气血状态的偏颇而达到治愈肿物的目的。

（2）首辨阴阳

首辨阴阳是赵老治疗外科疾病的重要法则。其传承清代王洪旭《外科证治全生集》学术思想，无论内治外治均要首辨阴阳。其宗旨为"任何疾病的发生，都是正不压邪，正消邪长，阴阳失衡的结果"，浆细胞性乳腺炎初期发病急，局部红肿，属阳证为多，而后期破溃患者气血已伤，阴证为多。但在肿块期，常表现上热下寒或寒热交错等证，肿块也常表现为半阴半阳之证，此时秉持赵老阴阳辨证理念认真辨证治疗，方能有效。

（3）消托补的应用

房芝萱注重外科疾病消托补法则的应用，其传承明代著名外科医家陈实功内治以消、托、补为主的学术思路。消法是肿疡初起，毒气已聚，未成脓腐，邪盛正实的消除邪毒方法；托法是疮疡脓成而不消，邪实正虚的治法；补法是疮疡脓溃后邪实正虚的治法。房芝萱灵活运用消托补三法，注重补中有清，清中有托。而对于既有红肿又有脓肿形成的情况，赵炳南和王玉章擅长使用自创"缓托"法，即半消半托与半补半托相结合，既非完全补益，又非完全透托与清消，徐缓托之，渐见其效。

（4）顾护脾胃

王玉章在疾病治疗中注意顾护脾胃，此理论思想和《外科正宗》陈实功重视脾胃的思想相合。陈氏指出，"诸疮全赖脾土，调理必须端详"，王玉章每每在使用托药时加陈皮、山药健脾和胃，因为在清托过程中使用大量苦寒药，脾胃易受损，而百虚皆由于脾胃。通过补脾胃，使脾气先旺，则气血阴阳化生有源，五脏六腑皆得其养。浆细胞性乳腺炎病程较长，用药日久，易伤脾胃，只有后天资其生源，中气斡旋得复，顽疾始有转机。

二、外治经验

燕京名家除内治外，在外治方面亦研发了数十种院内制剂，且许多外治技术传承至今仍发挥着良好疗效，值得推广学习。

（一）治疗思路

1. 整体观念

赵炳南在其一生的医疗实践中，遵循"正气存内，邪不可干"的古训，始终不忘整体观念，强调脏腑功能失调是疾病发生的内因，常说："皮肤疮疡虽形于外，而实发于内。没有内乱，不得外患。"认为阴阳之平衡，卫气营血之调和，脏腑经络之通畅，与病损变化息息相关。吕培文在浆细胞性乳腺炎的治疗中亦强调内治的重要性，外治需与内治相结合。如浆细胞性乳腺炎病灶常为多发，她认为针对溃面的外治可有效缩小疮面，促进愈合，但如若仅针对溃面进行处理，而忽略了人体是一个有机整体，不从根本上改善机体状态，则此处方愈，彼处又发，对疾病不能达到根本的控制，所以强调外治需配合合理的内治，在机体状态稳定的条件下实施有效外治方可更好促进溃面愈合。

2. 辨证论治

阴阳学说和阴阳辨证不但是中医学重要的理论基础，在中医外科疮疡辨证中也有重要的指导意义。首辨阴阳是赵氏及房氏外科学术流派重要学术思想之一，赵炳南先生善用阴阳辨证治疗外科临床疑难杂症，并提倡调和阴阳的治法是外科治疗的根本。吕培文在浆细胞性乳腺炎的治疗中充分贯彻此法，在临床看诊及查房、会诊浆细胞性乳腺炎病例时强调务必先别阴阳，确立总纲，再进行具体用药，针对其中较疑难复杂情况，她更是从皮肤颜色、疮面色泽、疮形情况、肿物是否突出、根盘是否收束、分泌物稠厚程度、是否疼痛等局部体征结合患者舌苔、脉象、睡眠、饮食、二便、情绪等全身情况进行综合辨证调理。在赵老和房老首辨阴阳思想的基础上，结合浆细胞性乳腺炎复杂性病变还提出了半阴半阳中如何分辨阳多阴少、阴多阳少、阴阳各占几分的思路，从而有针对性地使用外治法。

（二）外治方法

1. 药物疗法

（1）药纱

药纱是用中药水剂、药油或药膏浸润无菌纱布条的制剂，可以敷盖创面，也可在浆细胞性乳腺炎局部破溃后，根据对局部病损的辨识，如颜色、组织水肿程度、是否存在脓腐、肉芽新鲜程度等，使用不同的纱条对疮面进行覆盖，或对窦道进行填塞。不同阶段使用的纱条各不相同，如初期热毒较重时，以去腐生肌为主；中期脓腐较前减轻，但疮面紫暗，以活血生肌为主；后期脓腐不多，但疮生长缓慢，以回阳生肌为主。祛腐、活血、回阳生肌三法对应的治疗纱条分别为朱红膏纱条、紫色疽疮膏纱条、回阳生肌膏纱条，关于几种纱条的疗效，目前已有诸多现代药理研究报道，如王乐平观察朱红膏促进慢性皮肤溃疡创面愈合效果，发现纱条中药含量为 1.7mg/cm^2 及 3.4mg/cm^2 时促进愈合效果较好。贾连城等实验研究证实回阳生肌膏对慢性难愈性溃疡具有促进创面愈合的作用，促进新生血管生成和胶原合成是其作用机制之一。回阳生肌膏拆方亦对慢性溃疡模型创面愈合具有较好的效果。这些纱条亦被用于其他疾病的治疗，如魏国信使用祛疣汤配合紫色疽疮膏治疗扁平疣 100 例，临床观察疗效肯定。

（2）膏药

膏药古称薄贴，现称硬膏。赵炳南对硬膏进行了改良，将膏药改为膏药棍，并研制脱色拔膏；为能像软膏那样直接涂药，又研制出稀释拔膏，分别视范围及病损不同加以应用。王玉章创制了消化膏，使用前在火上烘烤贴敷患处使用，具有温经通络、活血化痰、散寒止痛等作用。后人对消化膏剂型进行了改良，改为水剂煎煮调敷药粉，改良消化膏湿热敷对于缩小浆细胞性乳腺炎所形成的乳房肿物、促进溃口愈合有很好的治疗效果。方中附子、肉桂温肾助阳散寒，红花活血化瘀，天南星、白芥子、法半夏、麻黄温化痰湿，散寒止痛，全方共奏温经通络、活血化痰、散寒止痛之功。根据其配方组成可知，本方为温阳活血化痰散结之品，故多在浆细胞性乳腺炎辨证属阴证或半阴半阳阶段使用。

（3）油膏

现临床使用的油膏多为药物粉碎后加入基质使用的剂型，其优点为柔软、滑润，对于大面积溃疡或病灶的凹陷折缝之处有较好覆盖渗透效果，故对于溃疡现使用油膏较多。燕京外科名家常使用的芙蓉膏、紫色消肿膏、定痛膏、黑布药膏等均属此类制剂。

芙蓉膏溶质成分芙蓉散为北京市医疗机构制剂，收载于《医疗单位制剂规程》中，其组方药物前已论述。关于其药理机制，已有较多实验及临床研究，提示芙蓉散可使大鼠足跖肿胀值呈显著减小的趋势，抑制醋酸所致的毛细血管通透性改变。芙蓉膏在浆细胞性乳腺炎治疗中适用于溃疡旁色红肿胀的阳性疮面。除浆细胞性乳腺炎外，临床观察其对急性肿疡及化疗所致药物损伤及急性痛风性关节炎均有抗感染修复作用。如配合手法排乳对哺乳期急性乳腺炎也有很好的临床疗效。紫色消肿膏因活血消肿效果较好，适用于红肿减轻，局部瘀暗的浆细胞性乳腺炎治疗。其对其他类型炎症如唇炎等也有较好促愈作用。定痛膏活血化瘀，消肿止痛，具有较好的抗感染、镇痛作用，多用于浆细胞性乳腺炎伴疼痛者。黑布药膏原为民间治疗痈疽的秘方，经赵老改制为主要治疗瘢痕增生的药物，可有效缩小软化浆细胞性乳腺炎溃疡愈合过程中的瘢痕增生。

（4）箍围药

箍围药具有箍集围聚、收束疮毒的作用。对于毒已结聚者，可促使疮形缩小，趋于局限。铁箍散与复方化毒膏即属于此类药物，二者 1 : 1 调匀使用称为铁化膏，对初起肿物具有"有脓则聚，无脓则散"之功效。适用于浆细胞性乳腺炎红肿明显或已有少量脓液形成的阶段。实验证明超细复方化毒散具有明显的抑菌抗感染作用，对血流灌注量、血流速度、体表温度、足爪肿胀等指标均有改善作用。

（5）掺药

将药物制成粉末，掺于膏药与油膏之上，或直接掺于病变部位，称为掺药。燕京外科名家注重临方调配，如吕培文在治疗浆细胞性乳腺炎溃面肉芽高突时，使用乌梅粉等平复肉芽，促进上皮修复；对于局部疮面紫暗或有渗血，使用血竭面活血止血；溃口张力较大，疼痛严重，使用麝香散结止痛；疮面色暗少华，使用肉桂面回阳生肌。

（6）洗剂

洗剂在局部外洗、外敷时使用，如清热消肿洗剂等在浆细胞性乳腺炎疮面渗出较多时可使用。吕培文强调必须根据乳腺炎溃面情况的不同选择合理的外用药剂型进行治疗。使用外用药不仅要知其成分、功效、主治，剂型也要选择合理。和膏剂相比，洗剂对引流无妨碍作用，故疮面渗出较少或质地清稀时可选用膏剂，但一旦分泌物较多或稠厚，使用膏剂对分泌物排出不利，此时可换用洗剂。

2. 中医技法

（1）药捻引流

药捻又称药线，常用为纸捻，根据疮口大小制成长短不同的药捻，借助药物及物理作用，插入溃疡疮孔中，使脓水外流。对于溃疡疮口过小、脓水不易排出者，或已成瘘管、窦道者较为适宜。药捻包括外粘药物和内裹药物两类。北京中医医院甲字提毒药捻即为内裹药物代表，其药线中含有甲字提毒粉，在搓制药线过程中将药物加入。甲字提毒粉系清代御医秘方，是房芝萱的祖传之方，对化脓性疮面有独特的疗效，适用于浆细胞性乳腺炎窦道形成，开口较小，纱条等不易进入的情况，使用时药捻顺着窦道方向插入，插到窦道底部后再稍抽出少许即可。

（2）垫棉法

垫棉绑缚方法在明代陈实功《外科正宗》中早有记载，燕京外科名家赵炳南、王玉章等专家将其进一步传承，用于窦道、瘘管等的治疗。若出现乳腺脓肿，则与穿刺抽脓法相结合，选择波动感最明显处作为穿刺点，抽脓完成后，局部给予垫棉绑缚，确认脓肿消失后再解除垫棉绑缚。临床运用此法多获良效，可避免切开引流。现此法已广为乳腺专业同仁所接受，成为乳腺脓肿治疗的常规治疗方案。

（3）针刺法

对于浆细胞性乳腺炎溃疡日久，局部疮面紫暗的患者，可采用针刺放血疗法。针刺放血有活血化瘀、散结消肿、祛邪安正的作用。通过刺络放血使邪有出路，病邪排出体外，局部微循环得到改善，则溃口更易愈合。陈凯等报道赵炳南教授使用三棱针点刺放血治疗慢性溃疡，将其称为引血疗法。针刺放血的方法既往多用于阳证疮面的治疗，但赵老晚年则将此法独用于本属阴证、虚证、寒证的溃疡，浆细胞性乳腺炎病程较长，晚期均出现不同程度的阴证表现，而阴证疮疡具有难溃难敛的特点，在此阶段应用赵老引血疗法治疗阴证溃疡，可有效缩短病程，促进愈合。

（4）拔罐法

浆细胞性乳腺炎病理特征之一为导管扩张，除病变侧导管扩张外，对侧乳房也常伴有不同程度的扩张。乳头拔罐可通过负压力量吸出乳管内油脂样、粉渣样分泌物，减轻代谢产物堆积，避免导管扩张。溃面处则可使用点刺放血与拔罐的方法相结合，称为刺络拔罐法。在拔罐压力作用下，使窦道、瘘管内腐坏物质排出体外，具有去除坏死物质、止痛、消肿的功效。本法常以皮肤破损溃口为中心，用三棱针迅速点刺 4 ～ 8 针出血，持续 1 ～ 2 分钟，选择合适大小的火罐在该部位拔罐，留罐 3 ～ 5 分钟后起罐。和手术方法相比，刺络拔罐疗法具有一定的优势。

（5）熏法

熏法是把药物燃烧后，取其烟气上熏，借着药力与火力的作用，使气血流畅、药到病所的一种治疗方法。熏药疗法是赵老取自于民间的外治方法，赵老在此基础上研制成还阳熏药卷，王玉章外用还阳熏药卷治疗肾虚寒凝型溃疡，可促进慢性疮面愈合。

（6）熨法

本法是把药物加热后，以布包熨摩患处的方法。这种方法因为炒煮药物不便，加上药物加热后作用时间较短，很容易冷却，故目前使用较少。后人将熨法进行延伸，使药物作用时间更加长久，且温度恒定。如中药湿热敷疗法即是熨法的改良，此法在锅中放入纳米材料包及中药进行煎煮，使中药有效成分附着于材料包之上，纳米材料放置于乳房病变部位后可以较长时间保持药效及温度，可见本法是"中药＋透热"二法的结合。湿热敷疗法可加快清除疼痛部位的代谢废物、炎性渗出物及致痛物质。消化膏结合湿热敷渗透效果更好，此法已被诸多同仁临床应用于浆细胞性乳腺炎及乳腺疼痛的治疗。

（7）冷湿敷法

对于浆细胞性乳腺炎阳证疮面，周围红肿明显、组织水肿程度较重时可采用此法，使用清热解毒类药物如清热消肿洗剂冷藏，待使用时用含药纱条对浆细胞性乳腺炎溃面进行浸渍。除药物本身作用外，冷湿敷法也可减少渗出，降低局部温度。此法可配合外洗联合应用，其和单纯外洗相比，药物停留时间更长，且包扎后活动不受影响，可有效弥补单纯外洗的不足。《赵炳南临床经验集》中许多此类方剂如凉血五花汤等均可以作湿敷、涂擦外用。

（8）清疮法

浆细胞性乳腺炎溃面出现脓腐或坏死组织时，常规换药多大面积清除坏死组织，务求肉芽新鲜，而燕京外科名家多使用蚕食清创法。吕培文谓蚕食清创优点在于避免过早大范围清创可能造成的出血过多、损伤较大等副反应。对于脓腐与正常组织分界尚不清楚区域，每日换药时需逐步去除腐肉，清疮要求动作轻柔而准确。对于血供较好，热盛肉腐型病变，其界限较清晰、疮周组织活性尚好者，则一次清除腐肉及脓腔，也称之为"鲸食"法。

（9）手术

燕京外科名家有许多特色手术疗法，现今仍在临床使用，并发挥着良好疗效。如王玉章的乳头瘘切除术、乳头内陷矫正术简便易行，沿用至今。对浆细胞性乳腺炎临近乳头部位溃口经久不愈者，采用乳头瘘切除术，而许多浆细胞性乳腺炎患者均有乳头内陷病史，采用乳头内陷矫正术等，均可收到很好的临床治疗效果。

（三）改良创新

外治法有直达病所、药物浓度高、无消化道刺激、见效快等诸多优点。燕京外科名家在使用外用药过程中对其不断进行改良，如赵老使用的"淘砌"疗法，缘由是其根据中医热盛肉腐成脓理论治疗腿部溃疡时，患者外用化腐祛瘀药膏取得了一定疗效，但之后无论如何换用方药，溃疡变化均不大，赵老百思不得其解。后在某村中无意发现，挖井时要淘一段水砌一段井，淘砌不能有间隔，方能建好水井。赵老恍然大悟，建井可以边淘边砌，治疗溃疡病亦是如此，化腐的同时应用生肌之药，边消边补疗效会更好。于是赵老在患者外用药中加入生肌之品，化腐时不忘生肌，不久患者溃疡愈合，可见"淘"与"砌"同时应用效果更好。而房老传承御医流派甲字提毒散后，考虑到对于溃口较小的病灶药粉不容易到达，故改进剂型，在纸中加药，揉搓后形成药捻，其硬度、长度可以到达病灶又能够有效发挥药效。王玉章根据多年临床经验研制的化腐生肌丹1号、2号均具有化腐生肌、解毒回阳止痛作用。他还创立了一些自己独特的手法，如飞针等，通过针刺可改善疮面周围组织的瘀血状态，改善微循环。吕培文得到先师赵炳南、王玉章的亲授，提出难愈性皮肤溃疡的终极是肾精虚衰的理论，将临床应用回阳生肌法治疗难愈性皮肤溃疡在理论层面上深入阐述，局部治疗上突出中医特色外治法，采用溻渍、蚕食清创、三期用药等方法，集前人之大成。燕京外科名家不断推陈出新、勤于探索的精神态度亦为后世留下了宝贵的精神财富。

随着时代的变化，疾病谱也发生了变化。目前临床面临的浆细胞性乳腺炎患者常来自大江南北，经历过多种治疗，病情更加复杂，其溃面常非单纯的阳证或阴证，疾病往往呈现半表半里、半阴半阳、寒热交杂之状，其治疗更加棘手。在此情况下，燕京外科名家的外治经验显得弥足珍贵，其外治方法在其他疮疡类疾患的治疗中屡显神效后被用于浆细胞性乳腺炎的溃面治疗。学习总结老一辈医家如何处理这些疑难杂症，对临床治疗具有很大的指导作用。

第五节 急性乳腺炎

急性乳腺炎是化脓性细菌进入乳腺引起的乳腺急性炎症，中医称之为"乳痈"，常因乳头破伤、畸形、内陷和乳汁淤积而诱发，因其发病的时间及致病因素不同，在哺乳期发生的称为"外吹乳痈"，在妊娠期发生的称为"内吹乳痈"，相当于西医的急性化脓性乳腺炎。本病多发于产后哺乳期妇女，尤以初产妇发病率最高，未婚妇女及男性也有发病的，但较为少见。本节总结了房世鸿、房芝萱、王玉章、吕培文对于本病的治疗经验。

一、房世鸿经验

（一）病因病机

房世鸿认为产后乳汁多，如哺乳不当或哺乳不及时，或排乳手法不当及乳房受压等导致乳汁淤积，积久化热，乳腐成脓，出现乳房红肿肿块、胀痛而引发"乳痈"。

（二）治疗

1. 内治

乳腺炎早期表现为乳腺涨满或结块，局部肿胀疼痛，若早期失于调理，病情进一步加重，则乳房肿物明显，疼痛剧烈，皮色焮红，局部灼热，体温增高，可伴有全身不适，恶寒发热，食欲不振，脉滑数。

房世鸿认为肝能疏泄乳汁，所以此阶段病因为肝失疏泄、乳络郁结。治疗以疏肝通络、通乳散结为法，使用通乳方。常用药物：柴胡、黄芩、郁金、青皮、王不留行、漏芦、路路通、通草、丝瓜络、玄参、贝母、连翘。其中柴胡、黄芩、郁金、青皮疏肝清热，清上焦之热；王不留行、漏芦、路路通、通草通络下乳，防止淤乳造成病情进一步加重，其中漏芦属清热解毒药，既清热，又有通乳之功，路路通利水通乳；丝瓜络为引经药，因其质地较轻，房世鸿常用6g即止；玄参、贝母、连翘有清热养阴、散结消肿之效，防止肿物不散，淤乳化热，乳腐成脓。全方共奏疏肝理气、清热消痈之功。

伴有体温增高时，房世鸿常加用生石膏、知母、大青叶。生石膏凉血清热，而知母滋阴清热，二者通过直折其热和滋阴清热两种手段共同达到退热降温之效；大青叶性寒，味苦，有清热解毒、凉血消斑之功效，现代药理也证实其对多种细菌有抑制作用。局部红肿热痛明显，房世鸿加用蒲公英、连翘、赤芍、丹皮、冬葵子。房世鸿谓蒲公英为治乳痈之要药；连翘可解周身体表之热；赤芍、丹皮有凉血活血之功；冬葵子既通乳又下乳，兼有润肠之效，因乳腺炎患者常因发热或炎症加大自身消耗，造成阴液缺失，呈现便秘状态；冬葵子通过润肠可起到通腑泄热之功。

2. 外治

（1）"房家外科"无痛通乳法

乳汁淤积是造成哺乳期乳腺炎的基础病因，而治疗的关键是疏通乳汁淤积。单纯口服药物并不能彻底解决乳汁淤积问题，部分患者仍有乳腺腺管不通畅的问题。手法通乳治疗可刺激乳头和乳晕等部位的交感神经，疏通乳腺腺管，改善血液循环，从而加快乳房内乳汁排出，达到以通为用的目的。房世鸿在口服药物基础上采用通乳手法快速消除淤乳片块，同时避免因手法过重而导致患者疼痛。

"房家外科"无痛通乳手法：产妇端坐，双手自然垂下，暴露乳房，医者用右手的手指末节指腹处自产妇乳头的根部轻轻提拉乳头，见乳头多处乳孔溢液后（先将乳腺管开口处疏通出乳），再用双手掌部沿乳房四周向乳头方向推按（依照乳腺管放射状排列的特点），目的在于将远端乳管内的乳汁向乳管开口处疏通，然后，用左手轻轻固定乳房，用右手手指指腹处自乳头根部反复提拉乳头排乳，排通后即哺乳。

（2）外用药

乳头皲裂者房世鸿常用甘草油。甘草油为北京中医医院院内制剂，由甘草和植物油组成。制法：将中药甘草浸入植物油中一昼夜，文火煎至焦枯，离火滤过，去渣。乳头皲裂患者常皮肤干燥、粗糙，局部出现溃疡。因此阻止皮肤水分丢失、防止肌肤干燥、促进溃疡愈合是有效控制乳头皲裂的方法。甘草油兼具润泽皮肤、消炎收敛的作用，既可有效阻止皮肤水分丢失，润泽皮肤，防止肌肤干燥，促进溃疡愈合，同时在皮肤表面形成表浅油膜，其作用缓和，无明显刺激性，并可改善患者的皮肤屏障功能，降低不良因素对皮肤的直接刺激。后人对甘草进行研究，发现其有润肤、解毒、抗感染、抗免疫反应、抗溃疡和镇痛作用，对甘草有效成分——甘草次酸的药理作用进行研究，发现其具有抗感染、镇痛、抗溃疡等作用，这与使用甘草油的效果都是吻合的。其后甘草油于临床使用数十年，未见由于该药所引起的局部皮肤萎缩、潮红等副作用，也未见皮肤对该药有依赖性。

针对肿块未消，局部皮色焮红灼热者，房世鸿外敷芙蓉膏。芙蓉膏主要成分为芙蓉叶、生大黄、黄连、关黄柏、泽兰、黄芩，具有清热解毒、消肿止痛之功效。后人学习房世鸿经验，将此药广泛应用于乳腺炎的治疗中。

3. 特殊时期乳腺炎的治疗

妊娠期也可有乳腺炎发生，针对这一特殊时期的乳腺炎，房世鸿特别注意用药安全，注重对胎儿的保护，尽量避免活血化瘀药及峻利滑肠之品的使用，同时在治疗中注重佐以安胎之品。针对患者体质，清热安胎常加用黄芩；止吐安胎使用砂仁，减轻恶心呕吐症状；补肾安胎用杜仲，缓解腰酸腿痛症状；养血安胎用桑寄生治疗贫血；止血安胎常用川断，治疗先兆流产。

总之，燕京流派"房家外科"治疗哺乳期乳腺疾病，谨守乳少、乳痈、乳泣及哺乳期湿疮、郁证等病的不同病机，辨病为主进行治疗。在不同疾病治疗中，又根据基本病机随证加减，同时注重外用药及外治法使用。针对妊娠及哺乳时期的特殊性，尤注重用药安全。其治疗经验、外用药物、治疗手法等均传承至今，为后人所用。

二、房芝萱经验

房芝萱认为，根据人体经络循行，乳头属足厥阴肝经，乳房属足阳明胃经，故本病的发生内因多为肝郁气滞、胃热蕴积。房芝萱指出，胎前产后，最忌郁怒和过食。郁怒伤肝，过食伤胃。肝郁则气血瘀滞，疏泄失职，致使乳汁滞留不泄，郁久化热，热盛肉腐成脓。过食伤胃，脾胃失和，食滞胃腑，蕴酿生热，热盛则蒸腐为脓。内热重，则外邪有隙可乘，诱发乳痈。诱发乳痈的外因有：①乳头破裂，因疼痛或外结黄痂，致使乳汁淤积；②乳房被挤压，导致乳络不畅，壅结成块；③婴儿口含乳头而睡，鼻孔凉气侵袭乳房，凉气与热乳凝聚成块；④乳头凹陷或畸形，无法哺乳，乳汁不得排出；⑤断乳后，回乳不当，乳汁壅塞。

房芝萱认为，患者多为正虚邪实，治疗时应当"急则治其标"。根据临床表现，他将乳痈分为三期。

1. 毒热期

临床表现：乳房患处掀肿疼痛，灼热拒按，可及硬块，恶寒发热，头痛，口渴思凉饮，厌食，大便干，小便黄，苔多黄厚，脉多弦数。

辨证：肝郁胃热，久而蕴毒，毒热壅盛。

治法：清热解毒，理气消肿。

方药：金银花18g，连翘15g，蒲公英24g，赤芍9g，当归尾9g，陈皮5g，枳壳9g，漏芦9g，通草9g，大黄3g，薄荷3g，天花粉9g，甘草3g。方中金银花、连翘、蒲公英清热解毒，散结消痈；赤芍、当归尾凉血活血；陈皮、枳壳疏肝理气，和胃散结；漏芦、通草通乳散瘀消肿；大黄荡涤肠胃，清血中之热毒；薄荷辛凉解表；天花粉、甘草养阴清热。

加减：若为单纯乳汁淤滞，而热象尚不明显者，可去方中清热解毒药，加炒麦芽、王不留行、路路通；高热不退者，加大青叶、条芩、生栀子；红肿不消者，加牛蒡子、炒僵蚕；气郁胸闷烦急者，加橘叶、合欢皮；大便秘结不通者，加瓜蒌、火麻仁、郁李仁；小便短赤者，加猪苓、车前子、竹叶；新产妇恶露未净者，加益母草、川芎、桃仁。

2．脓肿期

临床表现：患者发热持续不退，口干口渴，烦躁不安，局部红肿跳痛，肿块中间变软，按之应指（脓已成），舌苔黄，脉滑数。

辨证：毒热炽盛，乳败肉腐成脓。

治法：清热解毒，理气托脓。

经验方药：金银花18g，连翘15g，赤芍9g，红花9g，当归尾9g，皂角刺9g，白芷9g，桔梗9g，漏芦9g，通草9g，生黄芪18g，炒山甲9g，甘草3g。方中生黄芪、炒山甲、皂角刺、白芷、桔梗益气破结，托里排脓；甘草调和诸药；他药如上述。

加减：持续高热者，加紫雪丹；气血不足者，加党参、玄参、白芍；疼痛不止者，加川楝子、延胡索。房芝萱体会，脓已成者，不可强消，强消容易损伤正气。应当配合穿刺抽脓或手术切开引流，以防毒邪内陷。

3．溃后期

临床表现：脓肿日久，自行破溃，或切开排脓之后，毒随脓解，如疮面逐渐变浅、缩小，即可痊愈。如愈合迟缓，脓汁清稀，长期外溢，以致气血耗损，则见身倦体乏，食减纳呆，苔薄白，脉沉细。

辨证：气阴两伤，余毒未尽。

治法：补益气阴，清解余毒。

方药：生黄芪15g，党参15g，白术12g，茯苓9g，当归9g，赤芍、白芍各18g，陈皮9g，金银花15g，玄参15g。方中生黄芪、党参、白术、茯苓益气健脾；当归、玄参、赤芍、白芍养阴补血；陈皮调胃和中；金银花清解余毒。

加减：伤口愈合后，局部肿硬不消者加草河车、山慈菇或夏枯草、香附；气血亏虚、伤口长期不愈合者，可配合服用十全大补丸。房芝萱体会，若溃后日久，脓汁清稀，疮无生机，乳汁似有若无，疮口流出清稀乳汁，无大痛苦，此为乳痨之象，治疗应气血双补，回阳理脾。常用阳和汤加减（肉桂 9g，白芥子 9g，炮姜 9g，麻黄 3g，鹿角胶 9g，熟地黄 15g，生黄芪24g，党参 18g，云苓 15g，当归 12g，赤芍 9g，白术 12g，甘草 3g）。

乳痈的外治法也要根据局部的特点辨证施治。未成脓者，局部有硬块、淤乳明显时，可先以温水作湿热敷，而后按摩乳房排乳。按摩时，手法宜轻，由远而近，顺着乳管的方向，向乳头部梳按，反复数次。局部红肿硬痛者，可外敷芙蓉膏。已成脓者，宜穿刺抽脓，或做放射状小切口（洞式切口）引流，伤口用京红粉纱条换药，接近愈合时，可外用甘乳膏以生肌收口。

三、王玉章经验

王玉章在哺乳期乳腺炎的诊治上有着丰富的临床经验，尤其擅长辨证治疗，针对复杂问题能够化繁为简，取得很好的临床疗效。其经验对目前的临床亦有很大的指导作用。

（一）病因病机

王玉章认为哺乳期乳腺炎最常见的病因为乳汁淤积和细菌感染，而乳汁淤积是重要内因，细菌感染是外邪侵入，为外因。

1. 内因：乳汁淤积

（1）肝气郁滞

乳头属足厥阴肝经，乳房属足阳明胃经。导致乳汁淤积的原因很多：肝气郁结，气血瘀阻，疏泄失调，致乳汁淤积，郁久化热，热盛乳腐，腐而为脓；饮食不节，损伤脾胃，脾胃失和，胃热壅盛，蕴酿生热，热盛肉腐为脓；火毒内侵，小儿含乳，口气焮热，热气所吹，蒸腐淤乳，遂生结核，久而成脓，发为乳痈。其中情志不畅，导致肝气郁结是重要原因之一，厥阴之气失于疏泄，可使乳络闭阻不畅，导致乳汁淤积，郁而化热，形成乳痈。

关于肝气郁滞而成乳痈的情况在古籍中也多有报道，《丹溪心法》曰："乳子之母，不知调养，怒忿所逆，郁闷所遏，厚味所酿，以致厥阴之气不行，故窍不得通而汁不得出；阳明之血沸腾，故热甚而化腐；亦有所乳之子，膈有滞痰，口气焮热，含乳而睡，热气所吹，遂生结核。……失此不治，乃成痈疖。"在治疗中也相应采用疏肝理气法、清肝散结法等。如明代汪机《外科理例·乳痈》："暴怒或儿口气所吹痛肿者，疏肝行气；肿焮痛甚者，清肝消毒。"陈实功在《外科正宗》中阐述了乳痈不同阶段的具体治法，包括疏肝行气法、养血清肝法等。《疡科心得集》认为乳痈初起当发表散邪、疏肝清胃、下乳导塞。这些为后人从肝论治乳痈提供了思路与方法，王玉章从肝论治的认识和先人有异曲同工之处。

（2）乳汁不通

乳汁不通畅因乳儿吸乳不充分或乳汁过多过稠所致。王玉章认为乳汁不通畅和乳母乳头内陷、乳管阻塞或乳头皲裂有一定相关性。而乳汁过多过稠，乳汁不能被婴儿完全吸空，则与产后过补，营养过剩有一定相关性。

2. 外因：外邪入侵（细菌感染）

细菌入侵有两条途径，一是局部破损，细菌从破损皮肤侵入，沿淋巴管入侵；二是乳儿含乳而睡等原因导致细菌直接侵入乳管而致感染。

王玉章衷中参西，虽为中医大家，但同时积极学习西医学知识，其所认知的细菌沿乳管及淋巴管入侵的路线和现今对乳腺炎的认知仍然吻合。

现代医学认为，本病的感染途径有二：一为细菌自乳头破损或皲裂侵入，沿淋巴管蔓延至腺叶间和腺小叶间的脂肪、纤维组织，引起脓性蜂窝织炎；二为细菌直接侵入乳管，上行至腺小叶，停留在滞积的乳汁中，继而扩散至腺实质。不会哺乳的初产妇，哺乳时往往不让乳儿吸尽乳汁，致使乳汁淤积在腺小叶中，有利于入侵细菌的生长、繁殖。因此，乳汁的淤积常促使急性炎症的发生。

（二）诊疗思路

乳痈是化脓性细菌进入乳腺引起的急性炎症。它除具有发病急，以产后哺乳期妇女多见的特点外，还具有其自身的特点。乳房局部红、肿、热、痛是其最基本的特征。

本病患者多为产后哺乳期妇女，以乳房部肿痛为主要症状。临床当视其乳房局部的具体情况及全身的伴随症状加以辨证分析。仅见乳房肿胀疼痛，皮色正常或微红，肿块或有或无，同时伴有发热恶寒者，为乳络阻隔阶段之淤乳期，此时若予以清热解毒、通络之品，则乳络可通，淤乳可散，临床常用黄芩、连翘清解毒邪，路路通、漏芦通络解毒。若出现乳房肿块疼痛硬结，皮红拒按，伴有高热，则说明邪毒内盛，此属红肿期，应治以清解毒邪，消肿散结，常重用蒲公英、野菊花等清热解毒之品，同时加入夏枯草、王不留行等消肿散结之辈，以使热解结散。若乳房肿块，按之应指则说明病势加剧，已进入脓肿期，常选用蒲公英、连翘等清热解毒之辈以及白芷、炒皂角刺等托里排脓之品治之。若伴有高热持续不解者可加入丹皮、茅根等凉血解毒之品。大便干燥者加入瓜蒌，以清热通便。倘若乳房肿块破溃，日久不愈，脓汁清稀，肉芽不鲜，此时虽有余毒未解，但气阴已伤，应治以补益气阴敛疮之法。常选用生黄芪、北沙参等补益气阴，以达敛疮之目的。若余毒未解，则适量选用蒲公英、连翘等清热解毒之品。若疮色晦暗不泽，则可加入白芥子以回阳。

　　王玉章经过自己多年的临床实践，认为乳痈之初期（淤乳期）的主要矛盾是乳汁淤积，此期应通乳与回乳并举。一方面应用大量通乳之品使淤滞之乳络通畅，则淤滞之乳汁有路可出，另一方面使用回乳之品，减少"上游"乳汁的分泌，以利淤乳的排出。一回一通，使淤乳得散，肿块得消。

　　在乳痈之脓肿期，王玉章善用炒皂角刺、炒穿山甲之类破结之品，认为脓已成者，应促其外达，以防毒邪内陷。

　　临证之时，王玉章非常重视人体正气的强弱，尤其是溃后期。他认为，溃后日久，脓汁清稀，疮无生机者，应予气血双补、回阳健脾之法。常用黄芪、肉桂、白芥子、党参之回阳补益气血之品。

（三）治疗

1. 淤乳期（初期）

此期多表现为乳房某一象限出现硬结，触之发热，皮色正常或微红，自觉胀痛，乳汁排出不畅，或有发热恶寒，口渴，大便干，舌苔薄黄或白，脉细数或浮数。辨证为肝郁胃热，乳络阻隔。

此时治疗中存在一个矛盾，究竟是通乳还是回乳？如若通乳会导致乳汁分泌越来越多，乳汁淤积加重，但如若回乳，则乳汁分泌不足或进一步导致乳管阻塞不通，乳汁不能顺利排出。此类矛盾当如何解决？王玉章认为乳痈初起主要病机为乳汁淤积，此期应通乳与回乳并举。故王玉章提出一回一通法，采用疏肝理气、清热解毒法，通乳、回乳相结合，常用药有柴胡、漏芦、路路通、黄芩、连翘、黄连、泽泻、青皮、陈皮、瓜蒌、炒麦芽、黄连、金银花、生甘草等。

柴胡、青皮、陈皮具疏肝理气之功，利于乳汁疏通。但王玉章并不使用会促进泌乳的药物，如穿山甲、王不留行等，以免增加"上游"负担。路路通、漏芦、瓜蒌有通乳之效，可使下游淤积乳汁有通路。适当增大炒麦芽用量，使上游乳汁分泌减少。黄芩、黄连、金银花、连翘、蒲公英等清热解毒。甘草调和诸药。其用药药味不多，但效果很好。一方面应用通乳之品使乳络畅通，另一方面用回乳之品以减少乳汁分泌，一通一回，使乳块自散，肿胀得消。此法也被广泛应用于其他外科疾病中。

大多数医生遇到炎症性疾患首先选用抗生素，但王玉章认为大多数情况下抗生素的使用并非必须，一是中药对本病有很好的治疗作用，安全性又高，二是使用抗生素后容易寒伏其邪，导致肿块经久不消，增加治疗周期。

除了口服药物外，他还十分推崇使用外治法，其常用外治方法有手法排乳，矫正乳头内陷，芙蓉膏、金黄散外敷等。手法通乳、矫正乳头内陷的外治方法沿用至今，而芙蓉膏作为北京中医医院院内制剂临床使用数十年，用于哺乳期乳腺炎及各类阳证疮疡，其制剂工艺和药理机制也被广泛研究，惠及全国各地女性，被患者们称为"哺乳期圣药"。这些外治法目前已成为乳腺护理门诊重要传承和治疗项目。

2. 成脓期

乳腺炎若早期失治会导致脓肿形成，可见乳房肿块逐渐增大，疼痛明显，呈持续性啄痛，拒按，肿块处触之发热，皮色焮红或中心透红一点，按之应指，发热持续不退，口干口渴，纳呆便干，心烦不安，舌苔黄厚或黄腻，脉滑数或弦数。辨证属毒热炽盛，乳败肉腐成脓。治以清热解毒，透脓消肿。

（1）内治法

常根据局部表现采用透托法和清托法。透托法多用于化脓初期，仅有皮肤透红，波动不明显，方用透脓散。此时患者局部表现火热征象不明显，治疗重用生黄芪，并加当归、川芎等益气养血之品，同时配合穿山甲、皂角刺托脓外出，因阳证表现不明显，故方中无明显清热药，主要治疗目的为托里透脓，使病灶移深就浅。

病情进一步发展，局部红肿热痛，触之有波动感，则多使用清托法以清热解毒，托里透脓，常用药有金银花、蒲公英、赤芍、瓜蒌、白芷、桔梗、炒山甲、炒皂角刺、青陈皮等，在原有托里透脓基础上，增加清热解毒药物用量，以达到肿消脓出的目的。

（2）外治法

脓肿未完全成熟者，外用铁箍散以蜜调之，敷贴患处，每日换药1次。脓肿形成后促进脓液外排很重要，王玉章使用洞式引流方法（火针穿刺引流）。应用此法创伤小，出血少，引流通畅，不损伤乳络，可避免造成乳漏。他还强调换药时也要注重细节技巧，如填塞纱条时务必不要将纱条填塞至脓腔底部，以免影响脓液排出，造成袋脓或传囊，应将纱条适量外拔，填塞于疮口及少量病灶，保证引流通畅即可。

在此阶段，王玉章认为即使出现脓肿，只要引流通畅，患者多可脓出痛减热退，大多数患者仍不必使用抗生素。火针穿刺引流经后人进一步发展演化为穿刺抽脓、垫棉绑缚法，对于乳腺脓肿可以达到不手术而引流治愈的目的，临床已应用数十年。

3. 收口期

此时脓毒日久，自行破溃或切开排脓后毒随脓解，体温正常，但愈合迟缓，疮口日久不愈，脓汁清稀，长期外溢，症见神疲，身倦体乏，纳减食少，舌淡苔薄，脉沉细。辨证属气阴两伤，余毒未尽。治以补益气阴，生肌敛疮，清解余毒。以养荣生肌饮加减：北沙参、生黄芪、连翘、陈皮、生甘草、山药、云苓、白术、党参、当归、金银花、玄参、赤芍、白芍等。外用红纱条填敷伤口，每日换药 1 次，促进疮面早日愈合。

在此阶段有两大变证临床处理较为棘手，一是乳漏形成，二是僵块经久不消。

（1）乳漏

脓肿形成后虽引流通畅，但若脓肿和病变乳腺管相通，则易形成乳腺瘘管，乳汁经此漏入腔中，经久不愈。王老使用垫棉法——在脓肿表面局部增大压迫之力，很好地解决了这一问题。此法在北京中医医院临床沿用至今，并有相关临床课题验证垫棉绑缚法可将病灶愈合时间明显缩短。此治疗经验也在全国得到推广。

（2）僵块经久不消

若早期使用苦寒药物过多或抗生素使用较久，或未成脓时过早切开，则可使阳证变为阴证或半阴半阳证，皮损表现为创周皮肤僵硬，腐肉不脱，新肉不生。此时治疗多温阳散结，方用阳和汤加橘叶疏通乳络。

虽然王玉章的名方和外治法多奏奇效，但乳腺炎的发生发展是一个动态过程。他在疾病的治疗中强调："正确地辨别病证的寒热阴阳属性，是正确立法施治的重要前提。乳痈之为病，常属阳证，根据患者的体质等不同情况，病症属性不尽相同，临床还须谨慎辨别。"

（四）典型病例

患者女，38岁，已婚。

患者产后15天，突然恶寒发热，左乳胀痛。经某院检查，诊为急性乳腺炎，曾肌注及静脉输注青霉素10余天，未见好转，遂来北京中医医院就诊。来诊时高热烦急（体温持续在38℃以上），纳呆便干，小溲黄赤。查体：左乳外上方可及一约1.2cm×1.5cm肿块，皮色焮红，疼痛拒按，未及波动感，左腋下淋巴结肿大疼痛，舌苔黄腻，脉滑数。此为毒热内蕴，乳络阻隔，治以清热解毒，消肿止痛。方药：①瓜蒌20g，蒲公英30g，连翘10g，野菊花10g，丹皮10g，炒麦芽30g，茅根30g，生甘草10g，7剂。②牛黄清热散1瓶，分冲。

患者1周后再诊，热已退，局部红肿已消，皮色正常，按之不痛，仅左乳外侧可及一约1.0cm×0.8cm硬块，纳食尚可，大便调和，舌苔薄白，脉弦滑，继服前方 7 剂，以巩固疗效。

四、吕培文经验

（一）病因病机

吕培文认为本病多因情志影响，暴怒忧郁，肝气不舒，以致乳汁排泌不畅，气滞血瘀，壅聚肿硬；或因产后饮食不节，过食腥荤厚味，胃肠热盛，复感毒热之邪，毒热壅塞成痈，热盛肉腐而成脓。此外，乳头畸形、内陷、破裂染毒也可诱发本病。

（二）辨证论治

1. 淤乳期

临床表现：此期常因情志影响，肝气不舒，初次哺乳导管不畅所致，局部尚无明显炎症或乳头畸形，此期如不采取措施，很快会发病。

治法：疏肝理气，化瘀通络。

方药：青皮、陈皮各 10g，全瓜蒌 30g，橘叶 10g，王不留行 15g，赤芍 10g，金银藤 20g，焦麦芽 30g，炒山甲 3g。

方中青皮、陈皮疏肝理气；全瓜蒌、橘叶、王不留行散结通乳化瘀；赤芍、金银藤清热活血通络；焦麦芽消导化食并减少乳汁分泌，以防过度淤积；实证可用炒山甲 3g。此方边通边回，祛瘀生新，不会有退乳的顾虑。同时配合手法排乳促进乳汁的排出。手法按摩是一种排出淤乳的良好方法，操作时用五指由乳房四周轻轻向乳头方向按摩，不要用力挤压或旋转按压，应沿着乳管的方向，施以正压，把淤滞的乳汁逐步推出。在按压的同时可以用手指轻揪乳头数次以扩张乳头部位导管。

2．炎症期

临床表现：患者胃热壅盛，肿块不消，局部发红，压痛明显，或渐扩散，热盛乳败肉腐，伴有发热头痛，口干，便干，尿黄，食欲不振，舌苔黄，脉数等。

治法：清热解毒，理气活血，消肿散结。

方药：蒲公英30g，地丁20g，连翘30g，瓜蒌30g，赤芍15g，漏芦10g，牛蒡子15g，大青叶15g，白芷10g，生甘草10g，浙贝母10g。局部外用芙蓉膏。

本方以清消为主，蒲公英、地丁、连翘清热解毒；瓜蒌、赤芍、漏芦活血散结通乳；牛蒡子、大青叶清热解表；白芷、浙贝母清热解郁散结。

3．脓肿期

临床表现：患者乳房跳痛、胀痛较重，局部红肿，波动明显，全身症状加重，局部热盛肉腐成脓，可表现为单腔脓肿或多房脓腔。

此期基本采用托法，按患者体质虚实可分别采用透脓和补托两法。

·治法1：清热解毒，佐以活血透脓（正盛邪实）。

方药1：金银花30g，蒲公英30g，赤芍10g，白芍10g，当归尾10g，桔梗10g，炒山甲10g，炒皂角刺10g。

治法2：清热托脓，补益气血（正虚邪实）。

方药2：生黄芪20g，赤芍10g，白芍10g，炒白术10g，白芷10g，当归10g，金银花30g，生甘草10g，陈皮10g，山药10g。

正盛脓已成加炒山甲、皂角刺以助脓出，给邪以出路，使毒随脓泄。而体虚无力者成脓或无力托脓而出，以扶正祛邪，充实气血以托毒外出，故重用生黄芪。已成脓者可穿刺抽脓，垫棉绑缚。

4. 溃后期

临床表现：脓肿溃后疮口日久不愈，脓汁清稀，长期外溢，伴神疲乏力，纳减食少，舌淡苔白，脉沉细。

治法：补益气血，生肌敛疮，清解余毒。

方药：生黄芪30g，党参15g，茯苓30g，炒白术10g，陈皮10g，山药10g，当归10，白芍10，赤芍10g，连翘20g，天花粉10g，生麦芽30g。

第六节 乳腺癌

乳腺癌古称乳岩，是女性常见的恶性肿瘤之一，近年来，乳腺癌发病率不断增高，位居全球女性恶性肿瘤第一位，已成为严重威胁女性健康的恶性疾病。中医治疗可以广泛应用于乳癌根治术后、放化疗期间及放化疗后，对于降低乳腺癌的复发转移率、提高患者生存期、延长生存时间、改善患者生存质量具有较大的意义。其作用机理是扶助正气、祛除邪气，改变人体与肿瘤正邪双方的力量对比。本节主要介绍房家、王玉章、吕培文辨治本病的经验。

一、房家经验

房家外科秉持着用药如用兵的理念，针对乳腺癌的治疗扶正不敛邪，祛邪不伤正。其用药精当，注重培补胃气，护后天之本。对乳腺癌术后脱发、放疗损伤、化疗所致静脉炎、恶心呕吐等常见并发症均积累了丰富的经验，治疗上内治、外治相结合，大大减轻了患者病痛。

（一）分期论治

中医药在乳腺癌术后应用较广泛，其中最为常见的两个阶段为化疗后及放疗后。

1. 化疗后

化疗后患者常表现为气短乏力，少气懒言，面色㿠白，头晕目眩，心悸失眠，口唇色淡，指甲苍白，脱发，舌质淡，舌苔薄白，脉沉细无力。血常规可见白细胞、血红蛋白数量明显低于正常。此时辨证属气血两亏，身心失养，治以益气养血，扶正抗癌。方选补中益气汤合四物汤加减。

许多医家在乳腺癌术后喜用八珍汤即四君子汤合四物汤治疗，但房家外科弃四君子汤而选用补中益气汤，除考虑到脾胃为后天之本，有一分胃气方能有一分生机外，亦考虑到方中柴胡、升麻可升举阳气。在使用柴胡时考虑到其有劫阴之弊，故一般用量为9g。四物汤中重用川芎，因川芎为血中气药，载其他三药上至颠顶、下达血海、旁及四肢，无处不去。在具体用药方面，党参、黄精虽均有健脾益气之功，但房家外科选用黄精，防党参久用偏燥之弊，而黄精滋肾润肺，补而不燥。对于化疗后脱发房家外科使用龙眼肉、女贞子、桑椹、鸡血藤、炙首乌补益肝肾，养血生发。化疗后夜寐欠佳，房家外科多用炒枣仁、合欢皮、茯神、远志，炒枣仁养心安神，远志交通心肾，入睡困难者选合欢皮，睡眠不实者用茯神。化疗后的治疗房家外科注重顾护脾胃，以扶正为主，同时对化疗导致的劳累、疲乏、脱发、失眠等诸多副反应兼顾治疗。

2．放疗后

中医认为放疗属热毒外侵，气阴两伤，患者常表现为形体消瘦，心悸气短，面色晦暗，咽干口渴，午后潮热，手足心热，虚烦不寐，腰膝酸软，舌质红绛，舌尖红少津，脉沉细数。辨证属气阴两虚，虚火内扰，治以益气养阴，清热生津。方选增液汤合滋阴补肾汤（北京中医医院经验方）加减。

增液汤擅养阴润燥，治疗阴虚液亏诸证，放疗后津液损伤较重，故用其滋养阴液。方中重用玄参为君，养阴生津，启肾水以滋肠燥，臣药麦冬增液润燥，佐药生地黄养阴润燥。滋阴补肾汤为临床经验方，方内含二至丸，即女贞子、旱莲草补肾阴以清虚热，配合沙参、玉竹、天花粉养阴生津，山萸肉、枸杞子补肝肾之阴，地骨皮、丹皮、赤芍清热凉血，炒枣仁、柏子仁、远志安神定志。

（二）分症而治

乳腺癌经过手术、放化疗等治疗，加上患者自身情绪及体质原因，较常出现的症状为胃肠功能紊乱、情绪抑郁、淋巴水肿、丹毒、浅静脉炎。中医对于这些症状均有较好的调治效果。

1．胃肠功能紊乱

多出现在乳腺癌术后或化疗中及化疗后，患者常表现为恶心呕吐，不思饮食，倦怠乏力，面色萎黄，呃逆，大便不成形或溏稀，舌质淡或暗淡，舌苔薄白，边有齿痕，脉沉细无力。辨证属脾虚失运，胃失和降，治以益气健脾，和胃降逆。方选旋覆代赭汤加减。方中旋覆花性温而能下气消痰，降逆止呕，是为君药。代赭石质重而沉降，善镇冲逆，但味苦气寒，故用量宜小；半夏辛温，祛痰散结，降逆和胃，二者并为臣药。生姜于本方用量独重,寓意有三:一为和胃降逆以增止呕之效;二为宣散水气以助祛痰之功;三可制约代赭石的寒凉之性,使其镇降气逆而不伐胃。人参、炙甘草、大枣益脾胃,补气虚,扶助已伤之中气,为佐使之用。房家外科易人参为党参,作用更加平和,半夏用姜半夏,增强止呕之功。增加白术、茯苓、山药健脾,并加砂仁开胃,但房家外科认为砂仁用量不宜大,才能理气而不伤气。恶心、呕吐严重者加竹茹。方中未用甘草,因房家外科遵呕家忌甘之说。甘草之功在于甘而其弊也在于甘,《本草汇言》曰:"甘能缓中,故中满者忌之;呕家忌甘,酒家亦忌甘。"《本草便读》亦认为:"甘草味过于甘,若多服单服,则中气喘满,令人呕吐。"故房家外科治疗呃逆呕吐时一般不用甘草。

2. 情绪抑郁

部分乳腺癌患者情绪抑郁,表现为心烦急躁,喜叹息,头晕目眩,胸闷憋气,神疲食少,嗜卧不寐,舌边尖红,舌苔薄黄,脉弦细或弦滑。辨证属肝郁克脾,心神失养,治以疏肝解郁,健脾安神。方用丹栀逍遥散合酸枣仁汤加减。丹栀逍遥散是在逍遥散的基础上加丹皮、栀子而成。逍遥散中柴胡疏肝解郁;当归、白芍养血柔肝;白术、茯苓、甘草健脾益气;薄荷助柴胡以散肝郁;生姜温胃和中。诸药合用收肝脾并治,气血兼顾的效果。房家外科认为,一般医家均知情绪抑郁从肝论治,但见肝之病,知肝传脾,当先实脾,故选用肝脾同调方剂。肝郁血虚日久,易生热化火,此时逍遥散已不足以平其火热,故加丹皮以清血中之伏火,炒山栀善清肝热,并导热下行。除丹栀逍遥散从肝脾调理外,房老认为抑郁情绪尚需养心神,故使用酸枣仁汤,方中重用酸枣仁,养血补肝,宁心安神;茯神、知母养心清热；佐以川芎调畅气机，与君药酸枣仁相配，酸收辛散并用，相反相成；甘草生用和中缓急。诸药相伍，一则养肝血以宁心神，一则清内热以除虚烦，共奏养血安神，清热除烦之功。

对于症状较重者，症见悲伤欲哭，精神恍惚，不能自主，多疑，呵欠频作，坐卧不宁，西医认为是神经官能症，中医认为属脏躁证，房家外科使用甘麦大枣汤。方中小麦味甘微寒，养心气而安心神为君；甘草补益心气，和中缓急为臣；大枣甘平质润，益气和中，润燥缓急为佐使。三药合用，甘润滋养，平躁缓急，为清补兼施之剂。房老用炒栀子一般不超过 6g，因其苦寒，故栀子用量不要太大，方中若热象明显，可配合使用黄芩清肝火。房老还善用对药青皮、陈皮，二者虽为同一植物，但因成熟度不同，故青皮长于理肝经之气，而陈皮善理脾胃之气，二者共同调理肝脾。

3. 患肢淋巴水肿

乳腺癌术后尤其是改良根治术后，因清扫患侧腋窝淋巴结，常导致患侧上肢粗肿、沉胀、麻木、屈伸不利，患者舌脉表现多为舌质暗淡或胖大，舌苔白腻，脉沉细滑。辨证属脾虚湿盛，经络阻滞，治以健脾化湿，活血通络。方用五皮饮加减。《黄帝内经》云："诸湿肿满，皆属于脾。"而五皮饮恰是健脾化湿、理气消肿之剂。此方于泻水之中，仍寓调补之意。其中陈皮理气健脾，茯苓皮健脾渗湿，二味相伍，使气行脾健，水湿自化；桑白皮肃降肺气，使水道通调；大腹皮消胀化湿；生姜皮辛散水气。皆用皮者，水溢皮肤，以皮行皮也，消皮里膜外水肿。房老常去桑白皮加南五加皮，以冬瓜皮易大腹皮，因考虑到患者为上肢水肿，故加用川芎引药上行，配合桂枝以枝达肢，并温化寒湿。

兼症方面，若肢体抽筋、发凉，房老善用对药木瓜、伸筋草，二者共奏舒筋活络化寒湿之功，并配合使用苏木。对于肢体麻木者使用鸡血藤、忍冬藤等藤类药物，取其搜剔通络之功。房老喜用泽兰，因其具有两重性，既活血，又利湿。若局部有灼热感或色微红，可加用白茅根清利湿热。

4. 丹毒

水湿、血瘀积聚，日久化热，引发患侧上肢急性丹毒，症见患肢焮红灼热，伴有疼痛，皮肤起水疱或血疱，舌质暗红，苔黄腻，脉弦滑数。辨证属湿瘀化热，染毒焮发，治以清热解毒，凉血利湿。方用五味消毒饮、验方清热利湿汤合方加减。"急则治其标，缓则治其本"，房家外科认为丹毒初起焮红成片一定要先清热解毒，凉血利湿，五味消毒饮为治疗痈疮热毒的名方，因病变在上肢，故使用桑枝，桑枝引药上行，有以枝达肢之效，还有清热之功。若患者伴有发热，可使用生石膏、知母，分别通过直折其热和滋阴清热达到退热之功。患者局部皮肤灼热或红肿明显，可辅以大青叶解毒退热，紫草、生地黄、赤芍、丹皮凉血清热。局部组织水肿明显，则使用白茅根、猪苓、泽泻、车前草、萆薢利湿消肿。使用车前草而不用车前子，因车前子药用部位为其果实，偏于利水，上肢丹毒除局部水肿外，尚有红肿，车前草药用部位为全草，偏于清利湿热。

除内治外，房家外科还注重外治。若患肢红肿热痛，外敷我院院内制剂芙蓉膏清热解毒，消肿止痛，每日1次，涂一分硬币厚。若局部破损则使用烫伤1号，方中龙胆草清热燥湿解毒，地榆、白及等清热利湿，生肌敛皮。

5. 浅静脉炎

浅静脉炎常为化疗过程中静脉输液导致，症见患侧上肢或手背可及条索，红肿疼痛，个别患者局部皮肤破溃化脓，甚至皮肤发黑，结痂坏死，舌质暗红，舌苔白腻或黄腻，脉弦滑。辨证属毒邪外侵，血瘀络滞，治以清热解毒，活血通络。方用仙方活命饮合清热利湿汤加减。方中金银花、连翘清热解毒；桑枝引药上行；当归尾、赤芍、丹参、鬼箭羽活血通络；猪苓、泽泻、白茅根利水渗湿。具体用药方面，房家外科认为穿山甲药品贵重，可用地龙替代，地龙咸寒，可清热利湿，善走窜能通络以穿通血脉。化脓未溃加白芷、炒皂角刺、生薏苡仁透脓外出。

若见局部红肿热痛可及条索，可外敷芙蓉膏合铁箍散膏，其中芙蓉膏清热解毒消炎，而铁箍散有箍围、软坚散结之效，可将肿物局限于局部并消散。局部化脓未溃，可外敷复方化毒散膏合铁箍散膏，两药比例为1∶1，可透脓外出。局部表皮结黑痂，痂下有脓，不建议清除痂皮过早，可先外敷复方化毒散膏将黑痂软化，消毒后将其剪除，外用红纱条化腐生新。若溃疡较深，可使用垫棉绑缚法促进药纱和疮底贴合。

二、王玉章经验

（一）治疗总则

王玉章治疗本病在临床上多采取祛邪与扶正两大法则进行治疗。

1. 祛邪法

早在殷墟出土的甲骨文中就有"瘤"的病名记载，《灵枢·刺节真邪》认为瘤的病因为"邪居其间，久而内着"。王玉章认为乳腺癌由毒邪郁结，坚硬不化而致，攻毒散结可以达到消灭和摧毁局部肿瘤的目的，可使用清热解毒法、疏肝理气法、活血化瘀法、除痰散结法进行祛邪治疗。

（1）清热解毒法

王玉章认为恶性肿瘤多为阴毒蓄久化热，破溃渗出大量污脓臭水，久久不易收敛，称为"恶疮"，故在祛邪法中使用清热解毒法。常用药物：土茯苓、草河车、半枝莲、白花蛇舌草、金银花、赤芍、丹皮、蜂房、蛇蜕等。

近年来的诸多药理研究表明清热解毒药通过抑制细胞增殖，诱导癌细胞凋亡、分化及逆转，增强人体免疫功能，调控细胞信号通路及传导，抗突变，抑制血管生成和抗多药耐药等多种途径发挥抗肿瘤作用。龙氏通过查阅、归纳、整理原始研究文献，根据重复和综合评价等原则，对清热中药抗肿瘤作用的确切性进行文献再分析，发现许多清热解毒中药具有显著抗肿瘤作用，印证了中医对肿瘤发病原因与病理机制的认识与清热解毒药作用的契合。而王信林等研究白花蛇舌草与半枝莲配伍对乳腺癌细胞 MCF-7 增殖的影响，发现其对乳腺癌细胞株具有抑制作用。这些清热解毒法抗肿瘤立论与用药和王玉章的观点都是吻合的。

（2）疏肝理气法

中医学对乳房的认识，早在《黄帝内经》中就有记载，"女子乳头属肝，乳房属胃"，明确指出了乳腺与肝经的相关性。此后诸多医家在乳腺肿瘤论治中都强调肝郁与乳腺癌的相关性。如《丹溪心法》云："脾气消阻，肝气横逆，遂成隐核，如鳖棋子，不痛不痒，数十年后，方为疮陷，名曰奶岩。"《外科正宗》云："忧郁伤肝，思虑伤脾，积想在心，所愿不得，致经络痞涩，聚结成核。"王玉章承先贤经验，采用疏肝理气法治疗乳腺癌。常用药物：夏枯草、玄参、香附、郁金、当归、赤芍、海藻、牡蛎、丹参、丝瓜络、延胡索等。

（3）活血化瘀法

王老认为血瘀必予消散，否则必然为患。活血化瘀药物具有养血活血、散结止痛消肿的作用。常用药物：红花、赤芍、当归、三棱、莪术、川芎、桃仁、丹参、地龙、鸡血藤等。

中医认为瘀血是肿瘤形成的病因之一，古代医家有言，"结块者，必有形之血也"，活血化瘀治法应用于肿瘤治疗，其功在于通经活络、化瘀散结、祛瘀生新。有关肿瘤血瘀证的研究已证实，肿瘤患者存在着血液黏滞度增高、血液流变性异常及微循环障碍等病理性改变。汤芷妮等对活血化瘀抗肿瘤中草药的作用机制进行了归纳和总结，发现常见的活血化瘀抗肿瘤中草药有红花、赤芍、当归、三棱、莪术、丹参等，并证实活血化瘀抗肿瘤中草药可通过抑制肿瘤血管生成、抑制肿瘤细胞增殖、提高机体免疫力及降低肿瘤细胞侵袭力等作用机制发挥作用。以上药物和王玉章治疗肿瘤的常用药物是吻合的。

（4）除痰散结法

王老认为肺脾功能失调，则水湿内停，津液不布，湿寒凝结为痰，治宜健脾化痰以散其结。常用中药：茯苓、白术、白芥子、瓜蒌、半夏、薏苡仁、山药、川贝母、玄参、桔梗等。

古代医籍有"诸般怪症，皆属于痰"之说，其原因有二：第一，痰性黏腻，常夹杂六淫、瘀毒为患，使痰瘀毒蕴结成块；第二，痰性流动，痰乃津液停聚而成，随气运行，无处不到，停滞不行，结聚成块则为痰核、痰瘤、肿块等症。痰是构成肿瘤组织的有形成分之一，其胶着黏腻之性是肿瘤难以消散的重要原因。"结者散之"，所以化痰散结也就必然成为恶性肿瘤的最基本治法。

2. 扶正法

恶性肿瘤是一种消耗性疾病，多数患者都有消瘦的特点，出现阴虚、阳虚、气虚、血虚的症状。《黄帝内经》云："邪之所凑，其气必虚。"恶性肿瘤的发生发展是以正气亏虚为前提的。

王玉章认为现代医学对于肿瘤的治疗多采用手术切除、放射治疗、化学药物治疗等方法，与中医祛邪法的意义是相似的，虽在缩小、去除瘤体上起到了极大的作用，但同时对人体正气的损伤也是不容小觑的，故在祛邪的同时，一定要以扶助正气为本，采用滋补肝肾法、健脾和胃法、补气养血法进行调补。

（1）滋补肝肾法

冲为血海，任主胞胎，冲任二脉为肝肾所主，与乳腺疾病关系密切，明代《医学入门》云："肝虚血燥，肾虚精怯，不得上行，痰瘀凝滞，亦能结核。"女子以肝为先天，肝主藏血，调节全身血液，乳腺得血之濡养，产生周期性增生与复旧。女性由于经带胎产的生理特点，肝之阴血极易亏虚，肝体失养，则肝用失常，疏泄失职，气血留滞，生痰结瘀，变生癌肿。

王玉章认为此法适用于各部位肿瘤晚期。常用药物：熟地黄、山萸肉、杭白芍、茺蔚子、玄参、北沙参、生龙牡、女贞子、旱莲草、首乌藤、黑芝麻等。

（2）健脾和胃法

脾胃为后天之本，又为生化之源，故健脾和胃之法是扶正之本。常用药物：党参、白术、茯苓、山药、砂仁、木香、竹茹、莲子肉、生姜、大枣等。

癌病的预后与转归每与人体胃气的强弱有关。若胃气虚弱每多影响治疗用药的难度，一旦胃气衰败则诸法难施而预后不良，诚如前人所谓"人以胃气为本""胃气一败，百药难施"。由于脾胃为后天之本，气血生化之源，唯有胃气充盛，中焦气机调畅，升清降浊有序，才有利于其他治癌之法的实施。

（3）补气养血法

肿瘤晚期，因慢性消耗，常见气虚、血虚之象。须知气血相关，补血必须补气，故常采用气血双补之法。常用药物：黄芪、党参、当归、阿胶、沙参、麦冬、山药、黄精、甘草、鸡血藤等。

一般而言，癌毒伤正，首先耗伤元气及阴津，故多见气阴两虚，若正气受损严重，气血俱伤，可致气血亏虚。血属阴类，故亦可表现出气血亏虚之候，进而言之，可见气虚及阳、血虚及阴之变。

王玉章临床治疗恶性肿瘤，初步归纳为扶正与祛邪两个方面，但肿瘤的特点是正邪交争，故在临床上可根据不同的兼症予以单纯祛邪或扶正，也可祛邪与扶正并举。总体来说是在辨证论治的基础上，加以灵活运用。

（二）分期论治

分期论治主要根据患者术后、化疗后、放疗后时期的不同及不同时期所出现并发症不同等进行治疗。

1. 乳腺癌术后

手术治疗是现代医学对乳腺癌的首选治疗方法。而术后调理则常选择中药治疗，以达到益气养血，扶正抗癌的目的，防止再发。常用药：生黄芪、当归、女贞子、旱莲草、半枝莲、白花蛇舌草、炒麦芽。方中黄芪、当归益气养血，女贞子、旱莲草滋补肝肾扶正，半枝莲、白花蛇舌草清热解毒抗癌，炒麦芽调补胃气。

2.上肢淋巴水肿

若术后发生患侧上肢水肿、沉重（淋巴管回流障碍），乃气血瘀滞、经络阻遏所致，治宜益气活血，利湿通络。常用药：生黄芪、鸡血藤、丹参、猪苓、茯苓、威灵仙、丝瓜络、桑枝、路路通、防己。方中生黄芪、鸡血藤、丹参益气活血，猪苓、茯苓、威灵仙、防己利水渗湿，丝瓜络、路路通活血通络，桑枝引药上行，以枝达肢。

3.放疗后

若行放射治疗，发生恶心呕吐，纳食减少，乃放射线灼伤津液，胃肠蕴热，宜养阴清热。常用药：旋覆花、生赭石、橘皮、生薏苡仁、南沙参、竹茹、芦根、玉竹、石斛。方中旋覆花、生赭石开胃降逆，橘皮善理脾胃之气，生薏苡仁健脾利湿，四药共奏健脾和胃之功。南沙参、竹茹、芦根、玉竹、石斛滋阴清热。

4.化疗后

若行化疗出现体虚倦怠，白细胞减少，乃气阴两伤，宜益气养血。常用药：太子参、生黄芪、当归、熟地黄、白芍、鸡血藤、丹参、麦冬、天花粉。方中太子参、生黄芪益气，当归、熟地黄养血，麦冬、天花粉滋阴，白芍养血柔肝，鸡血藤、丹参活血养血。

纵观王老选方，药方均不大，药味不多，但组合精妙，即使对于恶性肿瘤治疗也较少使用峻攻之剂，多以调理为主，注重扶正。由于疾病的发展是一个动态过程，根据正邪的盛衰不同，王老立法的侧重也随之改变，强调"随证治之"。

三、吕培文经验

吕培文得到王玉章的亲授，运用中药治疗肿瘤术后患者，扶正祛邪，标本兼治，根据多年临床经验，提出应用调和法对肿瘤术后干预，临床取得了较好的疗效。肿瘤术后的中医康复应该是目前提倡的最好的中西医结合治疗方式，尤其是中医的辨证论治蕴含着强大的个体化诊疗要素，使肿瘤术后康复的患者得到整体调节，其不只是对疾病本身的干预，更可以防止疾病传变和愈后复发。肿瘤术后的患者由于手术和放化疗对患者的打击，对人的正气损伤较大。扶助正气，滋补肝肾、健脾和胃、补气养血是吕培文较常用的治疗方法。吕培文认为，手术和传统的放化疗是祛邪的手段，是现代医学的专长，而中医可以补益气血，调整脏腑功能，调整阴阳，有其独到之处。

滋补肝肾法：主治肝肾阴虚证，肝肾阴虚，经脉失养，虚热内扰，故出现心烦急躁、失眠多梦等症状。治疗应用熟地黄、山萸肉、白芍滋阴养血平肝，玄参、沙参养阴生津，龙骨、牡蛎滋阴潜阳，女贞子、旱莲草补肾散结。

健脾和胃法：脾胃为后天之本，气血生化之源，五脏六腑赖以营养。治疗用党参、白术、茯苓补气健脾，山药、砂仁补脾开胃，木香、竹茹顺气降逆。

补气养血法：气为血帅，血为气母，补血必须补气，气血要双补。药用黄芪、党参大补元气，当归、阿胶补血养血，沙参、麦冬养阴生津，山药、黄精健脾补肾，鸡血藤养血通络。

吕老在临证中还特别注意身心同调，关注这类患者情绪、饮食、起居、睡眠、二便及舌脉等情况。

第七节　乳头溢液

刘秀茹经验

乳头溢液属中医"乳泣""乳汁自出"范畴，而血性溢液则属"乳衄"范畴。乳头溢液和乳房疼痛、乳腺肿物并列为乳腺疾病三大主症，其发病率较高，给患者带来很大困扰。

刘秀茹为北京中医医院主任医师，师从御医流派名家房芝萱、房世鸿，并得到中医外科名家王玉章亲授，其遣方用药传承并体现了燕京外科名家赵炳南、房芝萱、房世鸿、王玉章等人的特色。刘秀茹从事外科临床工作近50载，在乳腺疾病等各类外科疾病的诊疗上经验丰富，本节就其在乳头溢液诊疗中的临床经验进行总结。

（一）病责肝脾

刘秀茹认为乳头溢液和肝脾二脏关系密切，肝郁化火、血热妄行，脾虚失统、痰凝血瘀均可导致津血行于脉外，溢于孔窍，而出现乳头溢液。

1. 肝郁化火

关于肝郁化火，刘秀茹认为常见原因有两种，一为虚火，由阴液亏虚所导致。阴血是女性生命活动的物质基础，其一生因经孕产乳而导致机体易处于"阴常不足"状态，若经量过多、久病、熬夜、思虑过度等原因耗阴伤血，则会虚火内炽，致肝郁化火，故《景岳全书·妇人规》云："妇人所重在血……欲治其病，惟于阴分调之。"另一类为实火，如郁怒伤肝，肝火内生，加之喜食辛辣、煎炸等食品致肝火加重，迫血妄行，则出现乳头血性或其他颜色溢液。刘秀茹治疗乳腺疾病注重对肝的调治，尊崇"女子以肝为先天"的理念。其原因一是和肝经与乳腺解剖位置相关，足厥阴肝经上膈，布胸胁，绕乳头而行；二是和女子生理特点有关，女子阴阳属性为阴，性格多柔顺而内敛，易为七情所累，致肝气郁滞，渐生他病，出现心烦胸闷、胸胁胀痛、乳头溢液等症状。

而乳腺疾病从肝论治的观点，也是对燕京外科流派诸多专家经验的传承，如房芝萱、房世鸿认为先天肾精不足，不能涵养肝木，肝疏泄失常，气血不畅，则出现血瘀痰凝阻滞乳络，结而成块；后天情志不遂伤肝，肝郁不舒，气滞血瘀，痰核凝聚，是乳病形成的重要原因。同时期的王玉章认为肝气郁结导致经络阻隔是乳房结节、肿物发生发展的要害之一，乳腺增生、乳腺癌、乳腺良性肿瘤、乳腺多发结节、肿物等皆有气血瘀滞，仅程度有别，治疗应以疏气为先，气疏则郁结自散。燕京外科名家传承人治疗乳腺疾病从肝论治的观点在现今临床也屡见不鲜，如孙宇建在治疗肉芽肿性乳腺炎时强调情志不畅最易伤肝，肝郁化火，则肉腐成脓，出现乳腺红肿、脓肿，肝郁是肉芽肿性乳腺炎重要病机。这些和刘秀茹乳头溢液从肝论治的思路都是一致的。

2. 脾虚失统

乳头溢液和脾胃的关系，刘秀茹认为和解剖及经乳同源相关。从解剖位置而言，足阳明胃经从缺盆下乳内廉，贯乳中，故女性乳房属胃。从经乳同源角度而言，脾胃为后天之本，气血生化之源，经血与乳汁均由脾胃所化生，上下而有别，脾胃生化有度，气血调和，血液方能于非孕期化为经血，在哺乳期化为乳汁。若素体脾虚或肝气郁结后横克脾土致脾胃虚弱，均可出现统摄无权，津血溢于脉外的情况。

燕京外科名家将经乳同源的观点灵活运用于多种乳腺疾病的治疗。如房世鸿在哺乳期乳腺炎乳汁过多回乳时，多使用川牛膝及其他活血药物，因牛膝有引血下行之功，冲任二脉上行为乳，下行为经，故引血下行可有效减少乳汁分泌。这些经验为刘秀茹师治疗非哺乳期乳头溢液提供了很好的借鉴。

（二）清肝健脾

针对肝郁化火和脾虚失统两种类型，刘秀茹采用疏肝健脾的方法进行治疗。

肝郁化火，血热妄行型治法为疏肝清热，凉血止血。方用《医宗金鉴》柴胡清肝汤化裁。常用药物为柴胡、郁金、青皮、丝瓜络、黄芩、生栀子、菊花、生藕节（藕节炭）、白茅根、生地榆（地榆炭）、生地黄、仙鹤草等。方中柴胡、郁金、青皮、丝瓜络疏肝行气，理气通络；黄芩清膈热凉肝，栀子清利三焦，菊花清肝热而不寒，三者均疏肝郁以达热；藕节、白茅根、地榆、生地黄共奏凉血止血之功；仙鹤草既具补虚之功，又有收敛止血之效，加强止血之力。

脾虚失统，痰凝血瘀型治法为健脾行气，活血化痰。治用经验方活血散结汤。常用药物为茯苓、生薏苡仁、陈皮、炒麦芽、丹参、当归尾、延胡索、川芎、全瓜蒌、夏枯草、浙贝母、僵蚕、山慈菇、玄参、炙甘草等。方中茯苓、生薏苡仁、陈皮、炒麦芽健脾和胃；丹参、当归尾、延胡索、川芎活血化瘀；全瓜蒌、夏枯草、浙贝母、僵蚕、玄参、山慈菇化痰散结；炙甘草调和诸药。

刘秀茹常用经典方多取自《医宗金鉴》，这和燕京外科名家尊崇《医宗金鉴》密不可分，甚至后人在总结燕京外科名家流派特点时将其称为"金鉴派"。如文献记载赵炳南13岁跟师学习，熟读《医宗金鉴·外科心法要诀》等著作。1981年赵老为《山东中医杂志》创刊号撰写文章《悬壶生涯六十年》，也记录了自己在艰苦的学医生涯中学习《医宗金鉴》等医籍的经历。后人对赵炳南流派学术渊源进行总结时也发现赵老学宗《医宗金鉴》。在对《赵炳南临床经验集》中标有明确出处的约30首赵老常用成方进行统计时发现出自《医宗金鉴·外科心法要诀》的方子最多，共20首，占总数的三分之二。而除赵家外，燕京外科流派三大家另一代表房家本就是御医出身，《医宗金鉴》为御医必学书籍，1749年已被定为太医院教科书，故房家也是"金鉴派"之一。

除推崇《医宗金鉴》外，刘秀茹用药也沿袭了诸位燕京外科名家的特点。如方中疏肝行气、理气通络所用药物柴胡、郁金、青皮、丝瓜络和文献报道王玉章的用药习惯是一致的，二者高度契合。王玉章最常用柴胡，但一般用量不超过6g，因其升发之功较强，多用有伤阴之弊，此用法刘秀茹在临床上也十分注重。其运用疏肝透热和清热凉血药则很好传承了赵炳南的特色，如清热药中所用黄芩、栀子、菊花均为赵炳南治疗心肝火盛常用药物，黄芩、栀子为赵老自拟龙胆泻肝汤主要组成药物，菊花为赵老自拟凉血五花汤组成药物；凉血止血所用白茅根、生地黄、地榆中，白茅根为赵老自拟凉血五根汤的主药，生地黄经后人统计是赵老清热药中使用最多的药物，地榆为赵老止血常用药。

（三）同药异用

刘秀茹用药考究，她在乳头溢液的治疗中，即使同一味中药也根据其炮制方法、采摘时机、入药部位等不同辨证使用。如藕节具有清热凉血之功，其中生藕节清热力宏，而藕节炭止血效专，故热相明显使用生藕节，出血量大则使用藕节炭；同理血热为主使用生地榆，出血量多则使用地榆炭。薏苡仁具有健脾渗湿、利水消肿之效，而生薏苡仁长于利湿渗水，炒薏苡仁长于健脾，故乳头溢液渗出较多，超声示导管扩张、局部囊肿形成多用生薏苡仁，脾虚征象明显使用炒薏苡仁。甘草有补脾益气、清热解毒、调和诸药之功，生甘草清热解毒力大，而炙甘草多用于补中益气、调和诸药，活血散结汤中使用炙甘草，是取其调和诸药之效，加之生甘草有造成水钠潴留之弊，故针对溢液性疾患，刘秀茹常用炙甘草。青皮和陈皮二者虽为同一植物，但因成熟度不同，青皮长于理肝经之气，而陈皮善理脾胃之气，二者虽共同调理肝脾，但胀痛明显使用青皮，脾虚为主使用陈皮。瓜蒌皮为瓜蒌果皮，具有清肺化痰、行气宽胸的功效，瓜蒌仁为瓜蒌种子，具有润肠通便、润燥化痰的功效，全瓜蒌除兼具皮、仁二者的功效外，还能软坚散结，用于治疗乳腺肿痛，故刘秀茹在乳头溢液兼肿痛疾患中使用全瓜蒌较多。

（四）配伍改性

在乳头溢液的治疗中，刘秀茹常用、擅用玄参和仙鹤草两味中药。其中玄参味苦、甘、咸，性寒，入肺、肾经，可滋阴降火，清热凉血，用于肝郁化火，血热妄行所导致的乳头溢液。《品汇精要》载玄参"泻无根之火"，《本草正》载其"苦能降火，甘能滋阴，能退无根浮游之火，散周身痰结热痈"，故玄参能壮肾水以制浮游之火，可清上彻下，且玄参本身具有清热凉血之功，如《本草正义》云其"泄肝阳之目赤，止自汗盗汗，治吐血衄血"，故刘秀茹将玄参较广泛用于肝火上炎、血热妄行导致的溢液。除此之外，刘秀茹喜用玄参还因其与不同药物配伍可起到不同的药效：与生地黄、山茱萸、枸杞子等配合则滋阴补肾；与夏枯草、浙贝母、生牡蛎配伍则软坚散结；与生地黄、麦冬配伍则养阴生津；与当归尾、赤芍、丹参等活血药配伍则软化血管，活血通络。

在止血药物的选用上，刘秀茹常用仙鹤草。仙鹤草性平，味苦、涩，归心、肝经，具有收敛止血等功效。刘秀茹引《常用中药特殊配伍》指出仙鹤草止血机制有四：一是益气补虚，故虚者出血可用，补血止血；二是其味苦涩，有收敛作用，故能收敛止血；三是其凉以胜热，故能凉血止血；四是其具有活血止血功能，仙鹤草止血乃止中寓宣通之意，绝非单纯的收敛止血，故止血而不留瘀。故刘秀茹认为其为血证之要药，其观点在许多文献中也得以验证，如从氏认为仙鹤草对于各种出血病证，无论寒热虚实均可运用，临床也多有报道仙鹤草被用于各种血证如肠道出血、尿血、崩漏等疾患的治疗。

（五）中西结合

病理性乳头溢液类型很多，刘秀茹虽擅长中医药治疗乳腺疾病，但认为治疗的前提是明确诊断，乳头溢液可以是乳腺局部疾病，如乳腺导管内乳头状瘤、乳腺癌等，也可以是全身疾病的一个表现，如泌乳素腺瘤、原发性甲状腺功能低下等，需根据溢液的性状、数量，结合全身情况，配合乳管镜等检查综合判定。刘秀茹认为不排查原发疾病，不对适应证进行选择，会导致无功而返，甚至延误治疗。她强调中医治疗一定在辨病后再介入，如导管内乳头状瘤、乳腺癌需行手术治疗，而乳腺增生、乳腺导管扩张、浆细胞性乳腺炎等疾患引起的乳头溢液，使用中药治疗可有较好的控制效果。

刘秀茹治疗乳头溢液，认为应运用现代科技，明确诊断后再进行治疗，强调中医治疗乳头溢液的优势在于非肿瘤性乳头溢液，应准确识别中医治疗的适应证，其对乳头溢液病因病机的认识及常用药物对临床有很强的指导作用。刘秀茹在中医治疗上传承了燕京外科流派诸多名家经验，其用药之考究，针对同一味中药因炮制、采摘时机、入药部位不同而区别使用的严谨态度亦值得后人学习。

第八节　其他乳腺疾病

一、房世鸿经验

1. 产后乳少

（1）病因病机

房世鸿认为产后乳少的原因和肝、肾、脾胃及冲任关系密切，这些脏腑经脉的异常均有可能引起乳汁量减少。

肾为先天之本，肾气盛方能天癸至，女子月事以时下，孕育后生成乳汁以满足哺乳的需要。五十岁前后肾气渐衰，则天癸竭，经绝而乳房渐萎缩。房老谓"肾为乳汁的发动机"，即女性乳腺发育成熟、产后乳汁的转化生成，取决于肾的先天精气。

脾胃为后天之本，脾胃的后天水谷之气是气血生化之源，脾胃水谷及精华能化生乳汁，乳汁后天的供给取决于脾胃的后天水谷之气。女子乳房属胃，脾胃气血充盛，后天得养，则乳汁多而浓，反之就少而淡。

肝主疏泄，乳头属肝，所有乳管均开口于乳头。若肝气条达，乳络通畅，则乳汁排泄顺利；肝失疏泄，乳络郁滞，则乳汁淤积。房老谓"肝是乳汁的疏通机"，指肝气的疏泄功能对乳汁通畅排出起关键作用。

冲任二脉为气血之海，均起于胞中，"冲脉夹脐上行，至胸中而散，任脉循腹里上关元至胸中"，从循行而言和乳腺关系密切。冲任二脉"上行为乳，下行为经水"。二脉的气血于妊娠期在宫中孕育胎儿，生育后不断灌养乳络，分泌乳汁，回乳后可通调下行为经水，维持月经正常的周而复始。故冲任二脉充盈乳汁才有可能充足。因此房世鸿认为产后乳少和肝、肾、脾胃及冲任均有相关性。

（2）治疗

产后乳少患者多表现为产后乳汁分泌不足，乏力，食纳不佳，大便不成形，心情郁闷，舌质淡或胖淡，舌苔薄白，脉沉细无力。房世鸿辨证属气血双亏，肝郁脾虚，治以益气养血，疏肝健脾，通过补先天、养后天、调肝气冲任的方法进行治疗。其创"下乳饮"，方用生黄芪、生麦芽、当归、黄精、炒白术、茯苓、陈皮、炒扁豆、白芍、郁金、丝瓜络。其中生黄芪、生麦芽、当归、黄精益气养血，房老喜用黄精，因黄精健脾且不助火，不若诸多补气药益气后有上火之弊；炒白术、茯苓、陈皮、炒扁豆健脾和胃，房老常谓炒扁豆药物平和，药食同源，必要时可适量多用；白芍、郁金疏肝柔肝；丝瓜络既可引经又有疏通乳络之效。除此之外，房世鸿还喜用下乳经典搭配，即王不留行、通草、漏芦，其中王不留行、通草通乳下乳，漏芦清热解毒，消肿下乳。三者均既下乳又通乳，为产后乳少常用搭配。

在此方基础上，房世鸿常根据患者个人体质进行加减。如食欲差佐少许砂仁；剖宫产后气血虚弱重用当归；口中有异味，舌苔厚腻者，加生薏苡仁，大便不成形用炒薏苡仁，房老谓生薏苡仁偏于祛湿，炒薏苡仁偏于健脾；口臭者加佩兰、菊花；情绪急躁者加青皮入肝，青皮与陈皮为对药，伍用疗效更佳。

（3）调护

房世鸿嘱患者从三方面进行调护：一为饮食合理搭配，不能乱补或滋腻太过；二为情绪稳定，保持心情舒畅，有利于乳汁排泄通畅；三为保持足够睡眠，有利于肝血藏蓄，肝血充实，则乳汁分泌增多。

2. 回乳

冲任二脉气血"在上为乳，在下为经水"，故针对需要回乳的患者，房老使用活血调经、利水回乳的方法，减少乳汁分泌。常用药：炒麦芽、益母草、桃仁、红花、川牛膝、泽兰、月季花、玫瑰花、路路通、泽泻、白茅根、车前子。其中炒麦芽为回乳最常用药，这在古籍中已有较多记载。麦芽回乳首见于《丹溪心法》，《医宗金鉴》有云："产后乳汁暴涌不止者，乃气血大虚，欲断乳者，用麦芽炒熟，熬汤作茶饮。"在熊坚等基于频数分析的中医治疗回乳规律研究中发现，使用频次最高的回乳药即为炒麦芽。除经验药味外，房老还通过调经及利水的方法达到回乳的目的。调经的方法为运用"冲任二脉上行为乳，下行为经"理论，通过活血调经使月水畅行而达到乳汁自绝的目的。而利水的方法则耗乳汁生成之源以达到减少乳汁的效果。

方中益母草、桃仁、红花活血调经；川牛膝引血下行；泽兰调经兼具分利，既有活血之功，又有利水之效；月季花、玫瑰花除活血调经外，还有疏肝解郁之效，调节患者不良情绪；路路通、泽泻利水消肿；白茅根、车前子能使水分走下，从小便而解。全方共奏调经利水回乳之功。

3. 哺乳期兼症

（1）乳房湿疹

湿疹主要临床表现为红斑、丘疹、丘疱疹，同时伴有剧烈瘙痒，乳房湿疹是指乳房部位皮肤的湿疹。在产褥期，母体的状态极为敏感，产后湿疹会加剧体内物质的消耗，可能引发多种危害，给患者以后的生活和工作带来诸多不便，严重影响日常哺乳。

房老认为该病和湿热相杂，风邪入侵有关，治以祛风清热除湿为法。考虑到哺乳期用药安全性，治疗以外洗为法。常用外洗方组成：黄芩、黄柏、苦参、白鲜皮、马齿苋。方中黄芩味苦性寒，归肺、大肠、小肠、脾、胆经，黄柏味苦性寒，归肾、膀胱、大肠经，具有清热燥湿、泻火解毒功效；白鲜皮、苦参清热燥湿，白鲜皮还有祛风解毒之效；马齿苋清热利湿，解毒消肿，不仅入药，还可以食用，用于治疗各种疮毒。全方共奏清热除湿、祛风止痒之效。

（2）产后抑郁

近年产后抑郁发病率不断升高，据北京某社区产妇产后抑郁患病率调查，发现本病患病率可高达26%。产后抑郁会对母乳喂养产生消极影响，使乳汁淤积、乳汁不足等疾病发病率明显升高。房世鸿以疏肝养血、安神通络的方法治疗产后抑郁，药用柴胡、香附、郁金、青皮、白芍、黄芩、漏芦、路路通、通草、合欢花、丝瓜络。其中柴胡、香附、郁金、青皮疏肝理气，针对乳腺疼痛患者，房老香附多用至 15g；白芍养血柔肝；黄芩清泄肝火；漏芦、路路通、通草通乳下乳；合欢皮活血安神，解郁宁心；丝瓜络引经。治疗上不仅调节患者情绪，还能减轻乳腺疼痛，疏通乳管。

若患者肝郁化火症状较重，再加菊花、栀子。菊花清热而不寒，且可入肝经，有清肝之效，房老栀子多用 3 ～ 6g，一般只用 3g，恐栀子苦寒败胃。悲伤欲哭者使用甘麦大枣汤，方用浮小麦、炙甘草、大枣煎汤。食欲不振，加茯苓、砂仁、焦三仙。虚烦不眠，加枣仁、茯神。

二、吕培文经验

粉刺性乳痈

粉刺性乳痈是多发生在非哺乳期、非妊娠期的慢性乳腺化脓性疾病。本病包括现代医学所说的肉芽肿性乳腺炎、浆细胞性乳腺炎及乳腺导管扩张症等。目前西医治疗本病多采用抗生素、抗结核、激素及手术切除治疗，往往收效不佳，且手术治疗后易出现乳房外形改变。中医治疗粉刺性乳痈虽具有独特优势，但该病表现往往复杂多变，很难掌握其辨证要点。吕培文认为粉刺性乳痈属于中医外科疮疡的范畴，《外科启玄》曰："凡疮疡皆由五脏不和、六腑壅滞，则令经脉不通而生焉。"病由正邪相争，正不胜邪而发。吕培文根据疮疡发展过程中邪正盛衰、气血荣亏的关系将粉刺性乳痈分为三期：初期、成脓期、溃疡期。其在临床诊治中，善于运用中医学阴阳、气血理论指导临床实践，强调首辨阴阳、重视气血、辨病与辨证、局部与整体相结合，主张以"消、托、补"三法内外结合论治，攻补兼施，体现了因势祛邪的中医治疗学特色，其用药精妙，临床疗效显著。

（1）粉刺性乳痈的病因病机

中医学认为女子乳头属肝，乳房属胃。乳头为足厥阴肝经所属，乳房为足阳明胃经所循，故而肝胃二经与本病关系密切。粉刺性乳痈患者大多素有乳头凹陷畸形，肝经血气不易正常疏泄，乳络失于通畅，易感染邪毒。七情内伤，肝郁气滞，营血不从，乳络失疏，气血凝滞，结聚成块，亦或肝郁脾虚，湿浊内蕴，阻于乳络，痰瘀交阻，久结成块，郁久化热或胃热壅盛，蒸酿肉腐而成脓肿，溃破呈瘘。或外感邪实，湿热相蒸，热腐成脓，溃后成瘘，经久难愈，以致耗伤气血。正如《灵枢·痈疽》曰："营气稽留于经脉之中，则血泣而不行，不行则卫气从之而不通，壅遏而不得行，故热。大热不止，热胜则肉腐，肉腐则为脓。"概括了该病的发病机理为气血凝滞，郁而化热，热盛肉腐成脓。吕培文发现本病多发生于产后 2～5 年的妇女，且多有小孩不慎撞伤乳房之诱因，导致气滞血瘀，聚而成块。现代人生活节奏快，工作压力大，易情志内伤，肝气郁滞，营气不从；加之熬夜，暗耗阴血，思虑伤脾，嗜食厚味，脾胃积热，胃气壅滞。诸因素导致气滞、血瘀、湿阻，壅塞乳络，凝聚成块，日久化热，腐肉酿脓。

（2）治疗总则："消、托、补"三法分期辨证、论治

吕培文教授在长期和大量医疗实践中认为，粉刺性乳痈的发生发展过程总属于疮疡的范畴，疮疡发生后，正邪交争的结果决定着疾病的发展和转归，治疗中要充分把握本病各阶段的临床特点及变化规律，抓住疾病发展过程中的主要矛盾，辨病与辨证相结合，全身辨证和局部辨证相结合，分期论治，内外

结合，灵活运用消、托、补三法。她在临床中三法常结合使用，并非截然分开，尤其活用托法，在托法应用的时间及立法用药上均有独到之处，认为托法是消法和补法的枢纽，托法能强化消法，并且能使补法增效。分别论述如下：

1）消法

实为祛邪法，用于疾病初期，形未聚、毒未成之时。消法理论源自《素问·至真要大论》："坚者削之，结者散之。"意指通过消散的方法，使有形之邪渐消缓散。《外科启玄》："消者灭也，灭其形症也。"从治病求本的原则出发，早期"以消为贵"，治以祛邪为大法。临床中根据乳房肿块的颜色、硬度、发病的缓急等多个因素将肿块分为阳性肿块和阴性肿块。若临床表现为乳头溢液或乳头凹陷，伴有粉刺样物溢出，乳房结块红肿，按之皮温高，大便干结，尿黄，舌红，苔黄腻，脉弦数或滑数的阳性肿块，治予疏肝清热，活血消肿。常用方药组成：柴胡、香附、陈皮、僵蚕、连翘、浙贝母、当归、白芍、鸡血藤、首乌藤。方中柴胡、香附、陈皮疏肝理气，僵蚕、连翘、浙贝母清热软坚散结，当归、白芍养肝柔肝，鸡血藤、首乌藤活血化瘀通络。若发病初期，结块无明显红肿，表现为肿硬如馒，或肿而不硬，皮色不泽，兼见怕冷，舌淡，苔腻，脉沉细的阴性肿块，予以温经散寒，理气化痰。常用方药组成：白芥子、鹿角霜、赤芍、白芍、当归、陈皮、肉桂、丝瓜络。方中白芥子、鹿角霜温经化痰散寒，赤芍、白芍、当归活血养肝，陈皮理气健脾，肉桂散寒止痛，丝瓜络通络散结。吕培文认为在粉刺性乳痈的治疗中，早期以消为贵，但若消之不应，脓势已成者，切不可拘于"炎"而过用消法，从而损伤正气，反使疾病迁延不愈或溃后难敛，此时宜助其透脓，促其速溃。

2）托法

托法是扶正祛邪的体现，用于郁久化热，腐肉成脓的成脓期。《外科启玄》："托者，起也，上也。"即用补益气血和透脓的法则，托毒外出，毒随脓解，以免毒邪内陷。对于外科之托法，明代《外科正宗·痈疽治法总论第二》述："托里则气血壮而脾胃盛，使脓秽自排，毒气自解，死肉自溃，新肉自生，饮食自进，疮口自敛。"《外科精义》："凡为疮医，不可一日无托里之药。"吕培文在临证时，依据患者阴阳气血变化，活用托法，将托法分为透托与补托两类。

透托法：本法适用于脓肿已成，毒邪盛而正气未衰，以邪实为主者，临床常见乳房肿块渐软，疼痛明显，已酿脓而尚未破溃或溃而脓出不畅，舌苔腻，脉滑数。常用经验方剂为清托透脓汤，组成药物：金银花、连翘、玄参、炒山甲、皂角刺、赤芍、白芍、陈皮、生甘草。方中金银花、连翘、玄参清热散结，山甲、皂角刺托毒外出，使脓早成速溃，毒随脓解，赤芍、白芍活血散结，陈皮理气散结，甘草调和诸药。临床中若湿热明显者，吕培文常加用对药白花蛇舌草、虎杖以清热利湿，因火热清则脓腐尽。若因气血凝滞造成乳房局部肿硬，皮色暗红，欲破不破，吕培文认为"血不行者不易散"，治疗时要"以活为托"，常用当归、白芍、三棱、莪术、鸡血藤、首乌藤活血化瘀通络，在药物的选择上多用活血养血药，因过多使用破血药有破血伤气之弊。

补托法：本法适用于乳房脓肿已成，正气已衰，不能托毒外出者，以正虚为主。临床常见乳房结块渐大，边界不清，疮形平塌，根盘散漫，皮色暗红，肿块变软，难消难溃或溃后脓水稀少，坚肿不消或伴有神疲乏力，面色无华，食欲不振，舌淡，苔薄白，脉沉细。常用经验方剂为补托透脓汤，组成药物：党参、黄芪、白芷、炒山甲、皂角刺、生甘草、赤芍、白芍。其中党参、黄芪益气托毒，炒山甲、皂角刺、白芷、生甘草托脓外出，赤芍、白芍活血散结。吕培文在临床中重用、善用黄芪，《医学启源》言黄芪为"内托阴证疮疡必用之药"。《证治准绳》述："凡内托之药，以补药为主，活血祛邪之药佐之，或以芳香之药行其郁滞，或加温热之药御其风寒。"气为血帅，血随气行，加用益气药旨在更好发挥活血药的作用，气不足者不能消，血不行者不易散。吕培文强调脓肿形成后之所以不能溃破，皆因气血不足，阴阳不调，故用补益的方法排脓托毒外出，使毒邪不致内陷。粉刺性乳痈因导管不通引起，吕培文在补托中强调内托法，这也是与其他疮疡类疾病不同之处，常用托药有黄芪、王不留行、冬瓜子等。王不留行、冬瓜子既能通乳络导管，又能护阴内托，其用量可达30g，现代药理证明两药能抑制导管上皮血管内皮增生。桔梗、白芷亦有内托功能，并能减少泌乳，可抑制乳腺导管分泌。

3）补法

本法体现了扶正的理念，适用于疾病后期，邪去正虚，疮口难敛者。明代陈实功《外科正宗》："外科乃破漏之病，最能走泄真气。"强调补法的重要性。补法为治虚之法，《黄帝内经》云："虚者补之。"临床见乳房脓肿自溃或切开后久不收口，脓水淋漓，时发时敛，局部有僵硬肿块或红肿溃破，舌质淡红或红，舌苔薄黄，脉弦。治以益气扶正，托里生肌。通过培补正气，助养新生，促进疮口愈合，使疾病恢复。常用方药组成：生黄芪、党参、茯苓、炒白术、山药、当归、赤芍、川芎、白芷、桔梗、生甘草。方取补气血八珍汤之义，加托药桔梗、白芷以和营托毒。方中黄芪、党参、茯苓、白术、山药益气健脾，当归、赤芍、川芎活血散结。《本草备要》尊黄芪为"疮痈圣药"，吕培文在临床中善用黄芪，认为黄芪既可补气固表，又可托里生肌，消肿止痛，治疗时与茯苓、白术、党参配伍，大补气血，气引血行，血随气走，使气血充足，才能生肌收口，这是其用药的一大特点。但补法在毒邪未尽时慎用，以免留邪为患。

4）外治法

吕培文强调，粉刺性乳痈的治疗是一个复杂的过程，若单纯的内治法尚不能奏效，可采用局部外用与整体内服相结合的方法。合理的外治可功达倍至，局部用药可使药力直达病所。初期肿块期宜消，乳房结块红肿者，可外贴芙蓉膏以清热解毒，活血消肿，用药范围超过病灶周边 1cm，涂约一枚硬币厚度，每 12 小时更换一次外用药。脓肿期宜托，即内托与外托相结合，除内服托药外可外用缓托祛腐药。脓已成而不溃者，可用铁箍散加复方化毒膏 1∶1 外敷，促其进一步内消，若消之不应，亦有促使其速溃之功，相当于内服透托之法。对于误治失治、病情缠绵、日久正邪俱虚的患者，则应以整体扶正为主，乳房局部宜补宜敛。破溃疮面外用甘乳纱条，余处外用紫色消肿膏加芙蓉膏。破溃期，脓腐较多时可外用朱红膏纱条提脓化腐，生肌收口；若乳房结块，皮色暗红，有气血瘀滞之象，外用紫色疳疮纱条活血生肌；后期气血亏虚，脓水清稀，瘘口长期不愈，疮内组织色淡，外用回阳生肌纱条；若肉芽组织色淡伴渗出，生长缓慢，外用甘乳纱条收敛生肌；瘘管较细时用甲字提毒捻提腐生肌。

（3）总结

粉刺性乳痈目前是一类比较难治的疾病，吕培文在治疗该病时有自己独特的经验，以"消、托、补"为原则立法，并贯穿治疗始终。辨证时注重气血阴阳辨证，这也是其学术思想特点之一。临床中初期多用消法，以祛邪为目的，不使邪毒结聚、走窜、发展或成脓；中期当以托法扶助正气，托毒外出；后期正虚，当用补法，恢复正气，补养新生，使疮面早日愈合。吕培文在粉刺性乳痈的治疗中，认为三法虽各有其阶段性，但又是相互联系的，由于病情的发展和变化是错综复杂的，往往需要三法相互结合使用，不能截然分开。比如同一乳房中，多处病灶，一处肿块，另一处欲成脓，而他处又可能表现为破溃，这给治疗带来很大的难度，需要仔细辨阴阳气血，并将消、托、补三法有机结合起来，做到消中有托，托中有消，补中有托，补中有清，消补兼施，当温则温，当寒则寒，内外结合，扶正祛邪兼顾，调整机体阴阳气血平衡，从而达到事半功倍的效果。吕培文在粉刺性乳痈的治疗中强调要各法活用，认为疮疡有其阴阳之别，切不可混为一谈，尤其在消法中强调辨阴阳是辨证的重点，透托中强调以活为托，补托中注意内托药的应用，补法中强调气血的修复。吕老非常注重脾胃，"盖疮全赖脾土"，认为脾胃的强弱决定着气血的盛衰，而气血的盛衰则影响着疾病的顺逆、转归。治疗时既要根据病情的不同阶段又要结合全身和局部的不同情况辨证施治，灵活应用，要顺人体内在的客观情势，发挥其自身的能力，因势祛邪，才能取得比较满意的效果。吕培文强调该病迁延难愈，往往给患者及家庭带来很大的心理负担，因此在治疗时要注意情志的调整，注重心理疏导，让患者减轻焦虑紧张情绪，坦然面对，保持良好的心态，保证充足的睡眠，既来之则安之，这也体现了医者"有时去治愈，常常去帮助，总是去安慰"。吕培文认为粉刺性乳痈的治疗最能体现中医外科医生的临床诊疗思维，要能灵活掌握各个阶段的不同特点，活用消、托、补三法，并将这种思维方法应用于其他外科疾病的诊疗中去。

第四章　技法方药

第一节　特色技术

一、湿热敷

　　湿热疗法相当于古时候的药熨法，是指将药物或其他物品加热后，在人体局部或一定穴位适时来回移动或回旋运转，利用温热之力，将药性通过体表毛窍透入经络、血脉的一种治疗操作方法。本部分介绍的湿热敷药物，为北京中医医院改良消化膏配方，原为北京中医医院院内处方，是赵炳南、王玉章老先生治疗乳腺增生症常用方，具有温经通络、活血化痰、散寒止痛等作用，临床使用数十年，屡获良效。

　　中医外治法中的湿热敷结合消化膏化裁方能有效治疗乳腺增生，周期性乳痛症、非周期性乳痛症等乳房疼痛类疾病，浆细胞性乳腺炎、肉芽肿性乳腺炎肿块期等乳腺炎性疾病以及乳腺良性结节。本部分对改良消化膏湿热敷治疗乳痛症的理论依据、临床应用、制备方法及操作流程、注意事项等进行阐述说明。

1. 理论依据

乳痛症属于中医学"乳癖"范畴，多由恼怒伤肝，思虑伤脾，气血痰凝郁结，损伤乳络致乳络不通而成。乳癖症之乳房有形肿块及乳房疼痛两大主症均系肝脾失调导致痰瘀凝结而成。由于情志不畅，肝失疏泄，气机郁滞，则乳胀，经前尤甚；病延日久，气滞血瘀，脉络不畅，不通则痛，则乳痛或如针刺；肝病及脾，脾失健运，湿聚则成痰，痰气互结，终至痰凝血瘀，日久则形成有形之结块。根据乳痛症肝郁气滞，久病及血，络脉瘀阻，痰瘀互结的发病特点，治以行气导滞，消痞通络，化痰祛瘀，散结通络为法。

《理瀹骈文》曰："外治之理即内治之理，外治之药即内治之药，所异者法耳。"中药湿热敷疗法是中医传统外治法"熨法"的改良。药物湿热敷疗法相当于古时候的药熨法，主要作用是"中药+透热"，湿热敷使用的湿热物理治疗袋正是利用布袋中的聚热材料加热后散发出的热量和中药的蒸汽作用于治疗部位。根据本病气滞、痰凝、血瘀的特点，选用消化膏化裁方以加强温经通络、活血化瘀、散结止痛等作用。湿热疗法可使相应部位的体表毛细血管网充分扩张、开放，而且能够使药物保持湿润状态，有利于药物的透皮吸收，从而使药物的作用更加突出、持久。湿热敷疗法还可加快清除疼痛部位的代谢废物、炎性渗出物及致痛物质，从而使疼痛得到缓解。因此，中医外治法中的湿热敷本身对中、重度乳痛症有一定缓解作用。

消化膏是北京中医医院院内处方、赵炳南治疗乳腺增生症常用方，主要由炒炮姜、草红花、肉桂、白芥子、麻黄、胆南星、生半夏、生附子、红娘子、红芽大戟组成，后根据湿热敷的特点结合临床实践在消化膏的基础上进行改良，将红娘子及红芽大戟去掉，生半夏和生附子改为法半夏和黑附子。其药物组成：炒炮姜 30g，草红花 24g，肉桂 15g，白芥子 18g，麻黄 21g，天南星 18g，法半夏 21g，黑附子 21g。方中附子、肉桂温肾助阳散寒，红花活血化瘀，天南星、白芥子、法半夏、麻黄温化痰湿，散寒止痛，全方共奏温经通络、活血化痰、散寒止痛之功。

传统药熨法操作过程烦琐，花费时间长，用火炒药存在安全隐患，而且炒药操作过程中操作者不能掌控温度，炒药所需时间不易掌握，还存在炒药过程中因酒气的挥发而影响酒力的药引作用、干热的穿透效果不佳等缺陷。相比之下，改良的湿热敷法将热疗和药疗融为一体，在治疗过程中，湿热疗法与中药这一对治疗因子相互影响，共同作用于机体，从而产生协同和增效作用。故消化膏配合湿热敷导入能更好治疗乳痛症。

2. 临床应用

本法主要适用于乳腺增生、周期性乳痛症、非周期性乳痛症等乳房疼痛类疾病，乳腺炎性疾病如浆细胞性乳腺炎、肉芽肿性乳腺炎肿块期（局部无炎症表现，超声下无脓肿形成）等。本法临床使用数十年，屡获良效，80 年代已有临床报道及相关实验研究，后作为适宜技术进行广泛推广，已在全国至少数十家医疗机构中得到了应用。

黄巧等曾观察消化膏化裁方局部湿热敷对中、重度周期性乳痛症患者的临床疗效。试验选取乳痛症患者 60 例，按 1∶1 的比例随机分为对照组和试验组各 30 例，对照组以远端取穴针刺治疗，试验组以中药局部湿热敷加远端取穴针刺治疗，比较 2 组的临床疗效。结果试验组在缓解乳房疼痛、改善情感积分、缩小乳房肿块、改善肿块质地、改善中医证候积分方面，疗效均优于对照组（$P < 0.05$）。显示消化膏化裁方局部湿热敷治疗乳痛症效果显著，能明显改善患者的乳痛症状。

杨建华等也曾观察消化膏湿热敷疗法对缓解和治疗乳痛症的疗效。试验选取乳腺增生患者 42 例，将其随机分为对照组和观察组，对照组采用乳癖散结颗粒治疗，观察组则通过改良消化膏湿热敷疗法治疗，治疗 10 天后对比两组患者的临床症状，通过临床观察发现改良消化膏湿热敷疗法与口服中药治疗乳痛症疗效同样肯定，均可使乳房增厚腺体变软，疼痛改善，且不良反应小。但中药湿热敷治疗起效更迅速，安全性高，患者耐受性好、可接受性强，同时对部分口服中药不耐受患者，多了选择余地，易于临床实际操作和推广。

3．制备方法及操作流程

物品准备：蜡疗袋、无纺布、中药液、中药粉、调药杯、药粉刷，必要时备中单、屏风等。

（1）检查湿热敷药物饮片名称及质量、数量，核对无误后用粉碎机进行粉碎，将药粉过 50 目筛，不断清除粗粉，加入原粉，过筛后将剩余粗粉继续粉碎、过筛，直至筛完。根据改良消化膏配方进行调配。

（2）中药液制备：将 1 剂湿热敷药物装入无纺布袋中，封好口后浸泡于 200 ～ 400mL 冷水中，浸泡 30 分钟，如需要更多药液，则按 1 剂药配 200 ～ 400mL 水的比例进行煎煮。一般宜先用武火迅速煮沸，后改用文火煮 10 ～ 15 分钟，每剂中药宜煎煮两次或三次，以充分煎出药物的有效成分，提高疗效。药料应当充分煎透，做到无糊状块、无白心、无硬心。药液煎好后放置于 75℃恒温箱中备用。

（3）取适量中药粉用中药液调和成糊状，无纺布平铺于患乳上，将糊状药粉均匀涂抹于病灶处，再将多出的无纺布折叠覆盖于药粉之上。

（4）将另一无纺布浸于75℃中药液中，将其拧至不滴水，敷于第一块无纺布上。

（5）将蜡疗袋加热至55～60℃后放置于患乳上，以保持湿度及温度，观察患者皮肤反应，询问患者的感受，注意防止烫伤，如患者自觉温度较高可用治疗单包裹蜡疗袋后再放置于患乳上。

（6）湿热敷初次治疗时间为20分钟，后根据患者情况可适当延长至1小时，每1～3日治疗一次，30天为一个疗程。

4．注意事项

（1）外伤后患处有伤口应在医生指导下确定是否使用及使用时间、频次等。

（2）湿敷药粉及药液应现配现用，注意药液温度，防止烫伤。

（3）注意保护患者隐私并保暖。

（4）发现乳房局部包块持续增大，或超声、核磁等影像学检查发现肿物增大，应及时停止治疗。根据肿物增长速度、性质等判定是否适合继续进行治疗，必要时行穿刺活检。

（5）怀孕及哺乳期妇女，并发乳腺恶性肿瘤、精神病、皮肤急性传染病患者，过敏性体质或已知对该类药物或组成成分过敏者禁忌使用。

5．不良反应事件及处理

（1）乳房皮肤过敏：治疗过程中要观察局部皮肤反应，如皮肤出现水疱、痒痛、红斑、皮疹或破溃等症状时，立即停止治疗并给予相应处理。首次治疗后建议患者观察24小时，预防出现迟发型过敏反应。24 小时后再行第 2 次治疗。

（2）乳房烫伤：操作时注意药液及蜡疗袋温度，观察患者皮肤反应，询问患者的感受，防止烫伤。一旦出现烫伤应立即停止治疗并给予烫伤相应处理。

6. 预防调护

（1）选择舒适的胸罩，可防止乳房下垂，防止乳腺组织进一步受到压迫，影响淋巴及血液的回流。

（2）不要随意补充雌激素。

（3）防止肥胖，控制体重有助于缓解乳房疼痛。

（4）减少咖啡摄入有助于改善乳房痛症。

（5）保持愉悦的心情。

二、穴位贴敷疗法

穴位贴敷疗法，是以中医经络学说为理论依据，将药物制成一定剂型，贴敷到人体穴位，通过刺激穴位，激发经气，达到通经活络、清热解毒、活血化瘀、消肿止痛、行气消癖、扶正强身作用的一种治疗方法，适用于乳房疼痛、乳房结节、乳腺炎症等疾病，是治疗乳腺疾病常用的治疗手段之一，其特点为：①直达病所，适应证广；②组方灵活，用药安全；③简便廉验，便于推广；④疗效确切，无创无痛。

1. 理论依据

穴位贴敷通过贴敷于穴位的药物对体表一定部位的物理性刺激以及经络传导作用来调整人体的气血阴阳，循着经络循行的路线对近部或远部的疾病进行治疗。《千金翼方》载："凡孔穴者，是经络所行往来处，引气远入抽病也。"《圣济总录·治法》曰："因药之性，资火之神，由皮肤而行血脉，使郁者散，屈者伸。"揭示经络腧穴传导机理在于经络腧穴能在接受来自体表的药物刺激后,将感应传向远方,以疏通气血,调整阴阳,发挥脏腑器官抗御病邪的作用。

穴位贴敷作用于人体主要表现的是一种综合作用,既有药物对穴位的刺激作用,又有药物本身的作用,而且在一般情况下往往几种治疗因素之间相互影响、相互作用和相互补充,共同发挥整体叠加治疗作用。药物对局部气血有调整作用,其中具辛味的中药在人体表面温热环境中易于吸收,由此增强了药物的作用;药物外敷于穴位上则刺激了穴位本身,激发了经气,调动了经脉的功能,使之更好地发挥了行气血、营阴阳的整体作用。

2. 乳房与穴位贴敷、经络腧穴的关系

在中医经络腧穴理论中,乳房位于胸前,占据了全身经脉的要冲,各条经脉交错纵横,相互沟通。足厥阴肝经、足少阳胆经、足阳明胃经、足少阴肾经、足太阴脾经、手太阴肺经及冲任二脉皆从前胸经过或汇聚于此,分布于乳房的各个部位。其中胃经行贯乳中,其直者,从缺盆下"乳内廉";足厥阴肝经则上膈,布胁肋绕乳头而行;足少阴肾经上贯肝膈与乳连;足少阳经筋,上走腋前廉,系于膺乳;手太阴经脉横出腋下;手太阴经筋"抵胁肋";手厥阴心包经,起于胸中;手厥阴经筋,入腋,散胸中;足太阴经筋,结于肋,散于胸中。冲脉为十二经之海,任脉为"阴脉之海",二脉皆起于胞中,冲脉,夹脐上行,至胸中而散。任脉循腹里,上关元,至胸中。

总结各条经脉分布于胸部的循行规律,可以发现分布于乳房外侧象限的经脉分别有足太阴脾经、足少阳胆经、手太阴肺经,具体经络循行情况为:足太阴脾经分布于乳房的外侧象限

及腋下；手太阴肺经分布于乳房外上象限；足少阳胆经则循行于乳房的外侧象限；足阳明胃经、足少阴肾经分布于乳房内侧象限，其中足阳明胃经循行经过乳头，循行于乳房的正上方、正下方及乳房的内下象限，足少阴肾经则分布于乳房的内侧象限；足厥阴肝经则绕乳头而行，分布于乳房的各个象限。

依据经络腧穴"经脉所过，主治所及"的理论特点，治疗乳房疾病时，选穴处方上，应充分结合患者病变所在的具体象限来选取经脉上的穴位，并尽可能地选择多条经脉循行经过的交会穴，以充分激发各穴位经络的经气效应，达到数经并治的作用。同时药物渗入皮肤刺激经络效应范围广，又可直达病所，迅速止痛。

3．操作流程

（1）根据敷药部位，协助患者取适宜的体位，充分暴露患处，必要时用屏风遮挡。

（2）以 0.9% 生理盐水或温水擦洗皮肤，根据敷药面积，取大小合适的棉纸或薄胶纸，用压舌板将所需药物均匀地涂抹于棉纸上或薄胶纸上，厚薄适中。

（3）将药物敷贴于穴位上，温度以患者耐受为宜，做好固定。为避免药物受热溢出污染衣物，可加敷料或棉垫覆盖，以胶布或绷带固定，松紧适宜。

（4）观察患者局部皮肤，询问有无不适感，操作完毕后擦净局部皮肤，协助患者着衣，安排舒适体位。

（5）穴位贴敷时间一般为 6～8 小时。可根据病情、年龄、药物、季节调整时间，小儿酌减。

4．注意事项

（1）药物应均匀涂抹于棉纸中央，厚薄一般以 0.2～0.5cm

为宜，覆盖敷料大小适宜。

（2）敷贴部位应交替使用，不宜单个部位连续敷贴。

（3）除拔毒膏外，患处有红肿及溃烂时不宜敷贴药物，以免发生化脓性感染。

（4）对于残留在皮肤上的药物不宜采用肥皂或刺激性物品擦洗。

（5）对药物成分或敷料过敏者慎用。使用敷药后，如出现皮肤微红为正常现象，若出现皮肤瘙痒、丘疹、水疱等，应暂停使用，严重时可遵医嘱使用抗过敏药物。

（6）局部贴药后可出现药物颜色、油渍等污染衣物，应提前告知患者。

（7）孕妇的脐部、腹部、腰骶部及某些敏感穴位，如合谷、三阴交等处不宜敷贴。

三、药捻

（一）药捻

药捻又称药线、捻子、拈子、纸捻、药条、条剂，是将腐蚀药加赋形剂制成线香状的药捻，插入细小的疮口或瘘管、窦道内，以引流祛腐，促其疮口愈合，是外科透脓祛腐法之一，为中医外科常用制剂。

1. 历史源流

我国晋末，就已将纸捻用于脓肿引流。隋唐时期，纸捻引流扩大应用于瘘管。至宋代，药线引流已广泛用于外科临床，《太平圣惠方》中就详细记载了纸捻引流祛腐的方药、适应证及用法，如"治诸痈肿，破成疮口，脓带清薄……上件药，都细研如粉，贴之。如疮口深，作纸纤子，引散入疮口裹面。候肉生，即合疮口"。《卫济宝书》则首先提出了在疮口中"以油捻子塞之"，即在药捻子上润以油类的使用方法。之后药捻法又有所发展，药捻所用方药也层出不穷。

近代医务人员在吸收前人经验的基础上，又不断加以创新，摸索出更有效的方药及更安全的使用方法。如采用天龙散（天龙、冰片、煅珍珠）引流条代替升丹药捻，治疗结核性窦道，大大提高了临床疗效。此外，将捻制成线，再经高压蒸气消毒后应用，也使其法日趋完善。

2. 临床应用

药捻插入病变部位，用以治疗痈疽疮疡的方法，又称为纸捻疗法、药线疗法，此法在外科临床治疗中应用甚广，多用来引流与祛腐，以治疗病变部位较深、排脓困难的疮疡及瘘管等。其作用机制是通过纸捻的物理作用，将药末插入溃疡深处，引脓腐外出；利用药线自身之螺旋状拧绞形，使坏死组织附着于药线而引出。药线还可探查疮孔之深浅长短，以及有否死骨之存在。该疗法对于溃疡疮口小、脓水不易排出或已形成窦道瘘管者适用，具有换药方便、痛苦较小等优点。本法也用于治疗乳房后位脓肿、较大的蜂窝织炎、骨髓炎、骨结核等病。

3. 制备方法及操作流程

将药物研成极细粉，过筛，混合均匀，用桑皮纸搓捻成条，粘一薄层面糊再黏附药粉，或用桑皮纸粘药膏后搓捻成细条。

使用时，将药捻插入疮口或瘘管内以引流脓液，拔毒去腐，生肌敛口。捻条插入疮口或瘘管内，露出 3cm 左右于疮口外，在外贴敷药膏固定，以免捻条陷落在疮口或瘘管内，再次换药时不易取出。

4．注意事项

（1）药捻所用的药粉，必须为混合均匀的极细粉。

（2）药捻所用的纸，应为通透性好的宣纸或绵纸。

（3）使用时注意放置药捻的深浅度，药捻要高于疮口的位置。

（4）孕妇、药物过敏者忌用。

（二）甲字提毒药捻

本方来源于《房芝萱外科经验》，主要用药为甲字提毒粉，因使用其药物故得其名，称甲字提毒药捻，简称甲捻。主要用纸为做工考究的河南棉纸。药捻以纯手工制作的精良手法撮就而成，具有拔毒祛腐、生肌止痛的功效。甲字提毒粉是房芝萱的家传秘方，目前已成为北京中医医院常用的外用药之一。对于本药的配制，房芝萱强调必须将诸药研为细末，越细越好。根据其经验，内服药重视"味"，外用药重视"性"，研成极细末才能充分发挥药性，否则颗粒粗糙不但对疮面有刺激，而且不能充分发挥药效，从而影响疗效。

1．理论依据

本方药物组成：什净轻粉30g，京红粉30g，朱砂9g，血竭花12g，冰片6g，琥珀粉9g，麝香0.6～1.5g。方中轻粉味辛，性寒，轻飞灵变，化纯阴为燥烈，其性走而不守，外用杀虫攻毒，化腐敛疮，善劫痰涎，消积滞；京红粉味辛，性热，有大毒，拔毒提脓，祛腐生肌，燥湿杀虫，为外科疗疮疡之常用药；朱砂味甘，性微寒，其体重性急，善走善降，入脾可逐痰涎而走肌肉，杀虫毒，祛中恶及疮疡疥癣，止痛渗湿，解毒生肌；血竭花味甘、咸，性平，主消散瘀血，凉血除热，消肿提毒，为生新血之要药；冰片味辛、苦，性微寒，清热解毒，止痛生肌；琥珀味甘，性平，化瘀渗湿；麝香辛香行散，通经解毒，生肌止痛，此药不但能化腐提毒，生肌收口，尚有杀虫、回阳、消肿止痛之功。

2. 临床应用

中医学所谓"提毒"，包含西医所说的控制感染、抑制或杀灭细菌的作用，还包括化腐作用，对于炎症性腐烂组织能够液化清除，而对正常组织和新生的上皮组织却无损害。用此药能使突出表面的水肿肉芽组织液化，创面变平，使之易于愈合。其中所含的通经活血的药物，有改善微循环以及止痛的作用。由于上述作用，此药对于慢性疮面的愈合极为有利。

溃疡疮口过小，脓水不易排出或已形成瘘管、窦道，如腹部手术后窦道、淋巴结核、浆细胞性乳腺炎、慢性骨髓炎、肛瘘、放射性溃疡等疾病，均可使用。

3. 制备方法及操作流程

甲捻是房芝萱先生的独创传统技法之一，采用内裹和外粘的方法，剂型特殊，制备工艺精良，使用材料严格，无替代性和复制性，操作人员需为有资质医护人员并经过严格系统的培训、掌握一定的操作经验和技法方能完成。操作前需洗手、戴口罩、帽子。

（1）准备用物：甲粉、棉纸（裁成长 13cm×2cm 左右大小，消毒后备用）、牛皮纸、乳钵，紫外线消毒灯。绵纸需要用河南棉纸，其特点为柔软、防虫、拉力强、有韧性、不易碎、不褪色、吸水性强。

（2）操作者将牛皮纸平铺于桌面，研磨甲字提毒粉，将裁剪后的棉纸阶梯样摆放整齐。

（3）将甲字提毒粉均匀撒在摆好的棉纸上，药粉不宜过多。

（4）将棉纸稍倾斜对折，折成约 25 度角，左高右低，右手处距上缘 2mm，左手处距上缘 1mm，以右手为基准开始，拇指、食指向上撮捻，左手拇指、食指同时向外、向上抻拉、撮捻，撮成线型药捻。

（5）在牛皮纸表面撒上少许甲字提毒粉，将药捻放在上面，用右手大鱼际按照药捻的正方向向上推赶，直至撮成直径 1mm 左右钢丝样硬度的药捻，且药粉不易散落。搓成后的甲捻要有一定的硬度，要求平、直、硬、紧，用手摇晃后不能松软，不能漏药，越紧、越细则越利于使用及保存。

（6）将制作好的成品储存在清洁、干燥的无菌容器内，勿受潮。

（7）本品只能外用，使用时按需要长度剪成小段，用镊子夹持插入疮口内，于疮口外留 0.5 ～ 1cm 长为宜。

4．注意事项

（1）本品有毒，不可内服。

（2）用药之前要询问病情及药物过敏史，过敏体质的患者慎用。小面积、短时间使用本药，一般无全身中毒现象，个别患者可能有轻度过敏性皮炎，常见为疮周皮肤过敏，出现小米粒样红色丘疹伴皮肤痒痛，如出现上述情况应立即停止使用，改用其他药物。汞过敏、妊娠、婴幼儿及血液病患者禁用。

（3）外用亦不宜大量持久使用。凡溃疡近口、近目处不用，乳头、脐中、外阴不用。

（4）疮面过大时亦不宜使用，以防中毒。

（5）或起疮口，或黑腐黏韧，久溃败疡，则另有应用药末，非此可愈。

一般在用药后，患处分泌物和脓液反而增多，中医学认为此为"煨脓长肉"，实际上是局部组织的活化现象。经过数次换药后，水肿消失，分泌物开始减少，肉芽变平，原来暗红、污秽或苍白的创面，会变成新鲜红润、血循环良好的创面，创面逐渐缩小，边缘变干，呈环状干痂，痂下有上皮组织，最后整个创面结痂愈合。若无明显全身症状，对于局部疮面也可单独使用本药，同样可取得良好的效果。

四、穿刺抽脓、垫棉绑缚法

穿刺抽脓、垫棉绑缚法是燕京乳腺流派中中西医结合治疗乳腺脓肿的特色方法。燕京乳腺流派名家赵炳南、房芝萱、王玉章三位名老中医为建国初期中医外科"三老"，在临床实践中他们沿袭明代外科大家陈实功之绷缚背疮法，即现今的垫棉绑缚法，于二十世纪30～40年代已经将这种外治方法广泛应用于治疗痈、发、各种腔窦道、乳腺脓肿等多种外科疾患。随着临床经验的不断总结丰富，后学者及其师承者将穿刺抽脓、垫棉绑缚二者相结合，即在对脓肿穿刺抽脓后局部给予垫棉绑缚，用于治疗乳腺及其他部位脓肿，临床多获良效。本法和切开引流、常规换药法相比，具有不需住院、花费低、收效快、痊愈快、病程短、痛苦小、组织损伤轻、基本不留瘢痕、外形破坏小、溃口窦道发生率低的特点，且操作简便易掌握，临床疗效满意，既减轻了患者痛苦与经济负担，又加快了疾病治愈的进程，提高了患者生活质量，值得在临床广泛推广应用。

1. 历史源流

垫棉绑缚法是中医外科一种古老而传统的治疗方法，指用绢帛棉垫覆盖于疮上，绷缚扎紧，借助加压的作用使过大的溃疡空腔皮肤与新肉黏合，避免扩创手术，达到愈合目的的一种外治法，适用于溃疡脓出不畅有袋脓者，或疮孔窦道形成脓水不易排尽者，或溃疡脓腐已尽，新肉已生，但皮肉一时不能愈合者。现代临床多用于治疗各类疮疡，窦道，传囊乳痈、粉刺性乳痈等乳腺疾病，肛瘘等肛肠疾病及臁疮等周围血管疾病等。

查阅古籍并进行总结后可以发现，古籍中对垫棉绑缚法用途的记载，大体可以分为两种：一种是垫棉压迫，绑缚固定，二者双管齐下，共同起到治疗作用；另一种是利用棉帛绢带起到固定外用药物的作用。

关于垫棉绑缚法的第一种用途，最早载于明代陈实功所著《外科正宗》。该书既重视内治，也强调外治。在其卷四《杂疮毒门》第149条记述了痈疽内肉不合法："痈疽、对口大疮，内外腐肉已尽，结痂时，内肉不粘连者，用软绵帛七八层，放疮上以绢扎紧，睡实数次，内外之肉自然粘连一片矣。有患口未完处，再搽玉红膏，其肉自平。"此段文字记述了垫棉绑缚法的适应证，即痈疽类疾病溃破出脓，腐肉已尽，内外皮肉不相贴合；阐明了操作方法，即先行放置棉帛，再予绢带加压包扎固定，使皮肉贴合从而加快愈合，叙述详尽而准确。清代顾世澄《疡医大全》卷九论痈疽内肉不合法、《外科大成》卷一主治方溃疡外治附余同样有相关记载。《外科正宗》卷四杂疮毒门中第148条记述了绷缚背疮法："凡发背、对口等大疮，已溃流脓时，冬夏宜绢帛四、五层，盖在膏药外，再用棉布见方八寸，盖在绢外，四角用蛇皮细带缀之，扎在前胸，绷实疮肉，庶疮中暖气不泄，易于腐溃。洗疮时预备二绷更换，务要患内暖气烘烘，此法最善，故补载矣。"清代吴谦编纂《医宗金鉴·外科心法要诀》卷五通用法（计七法）中记述的绷缚法与陈实功上述记

载极为相似："凡阴疽溃后，敷贴药，外用绢帛四、五层安盖上
面，再用棉布八寸见方两块，四角用软棉纱细带钉之。以一块
绷实患处，将带缚，所余一块预备洗涤上药时更换。不但无外
邪乘袭，且使皮膜连属，融融然气血流畅，易生肌肉也"。清代
顾世澄《疡医大全》同样引用了《外科正宗》绷缚背疮法这段
记述，并另有理解和发挥。其详细描述了垫棉的技巧及绑缚手
法，附按语："澄曰：凡发背溃后，口小内大，大脓已泄，内肉
不合，宜用铅片如镜，中凿一眼如钱状，四边锥眼，以针穿缝
棉布铺上，夏月则用两层布铺，幞上六面钉阔绢带六条，先将
膏药盖好，加以新棉，将铅片铺合疮上，先将左右二带系紧胸
前，再将左上角带与右下角带，由左肩向右胁下斜系，右上角
带与左下角带，由右肩向左胁下斜系，则两层新肉合成一块矣，
倘左半边虚处多，右半边实处多，可将膏外衬棉，左半边垫厚
些，右半边衬薄些，如右半边虚处多，亦照此法，总在看疮取
脓揩洗时，留心察其虚实自明。"此段记述为在陈实功观点基础
上的进一步发挥，在器具制作上介绍了内垫棉帛、外用绑缚绢
带的数量、尺寸、材质，还采用铅片加强加压及固定的作用，
并注重冬夏之分，因时制宜。对于该法操作的步骤甚至绑缚绢
带的系法也进行了具体的描述，其中对现代临床指导意义较大
的是，相较于陈实功均匀的垫棉加压，顾世澄提出垫棉时要根
据脓肿局部的"虚实"采用厚薄不同的棉帛给予不同的压力，
以达到皮肉之间完全贴合。在现代临床应用时同样不是将压力
平均分配，而是在脓腔最凹陷处给予最大的压力，压迫后保证
所用纱布最高点高于疮面，以达到较好的加压效果。清代许克
昌所著《外科证治全书》治疗石疽时提到"以阳和解凝膏随其
根盘贴满，独留患孔；再加绷缚法，使其皮膜相连，易于脓尽

生肌。"此段描述的是石疽局部破溃出脓后，脓出不畅，此时若不行垫棉绑缚，则皮肉无法完全贴合，脓液亦无法排尽，但若循古法则棉帛易堵塞溃口，使脓液更加不易排出。因此许克昌改良了垫棉绑缚器具，将"患孔"保留，给邪以出路，避免闭门留寇。这是许克昌在前人观点基础上对已破溃脓肿垫棉绑缚法应用的进一步发挥，对于后世同样具有重要的指导意义。

关于第二种用途，用绢帛绑缚起固定药膏作用，古籍中也有诸多记载，散见于各类外用药膏的用法之中。明代赵宜真所著《外科集验方》是"集其方之奇验者"，载方200余首。此书除治疗方剂之外，尚有外科医理阐述。其中记述治疗内外臁疮的隔纸膏用法时使用了垫棉绑缚法："上为细末研匀，用清油调成膏。用油纸贴药，敷疮上，绢帛缚定，有脓水解开，刮去不洁，再贴药，如此数次即愈。"而清代《医宗金鉴·外科心法要诀》提到治疗臁疮的夹纸膏，用法中亦有垫棉绑缚："先将疮口用葱、椒煎汤洗净拭干，然后粘贴，以帛缚之，三日一洗，再换新药贴之。"同样《外科证治全书》也提道："外用葱艾汤洗，夹纸膏贴，以软帛缚定，三日一易。"

由此可见，古籍详细介绍了仅需固定作用的垫棉绑缚法操作前的准备、操作方法、换药时间和换药方法等，对后世以及现代临床应用提供了参考。

清代徐灵胎的《洄溪医案》中记录了一则非常详尽的关于垫棉绑缚法成功应用的医案。

东洞庭刘某夫人，患乳疬，医者既不能消散，成功之后，又用刀向乳头上寸余出毒，疮口向上，脓反下注，乳囊皆腐，寒热不食，将成乳劳，内外二科聚议无定，群以为不治矣。延余诊之，曰：此非恶证，治不如法耳。尚可愈也，但须百日耳。

其家戚族皆少年喜事，闻余言欲塞群医之口，向病家曰：我辈公恳先生留山中百日，必求收功而后已。如欲归家，备快舟以迎送。余初不允，继勉承之，多方治之，至九十日而未见功。盖病者柔弱畏痛，既不敢于乳下别出一头，而脓水从上注下，颇难出尽，故有传囊之患。忽生一法，用药袋一个，放乳头之下，用帛束缚之，使脓不能下注；外以热茶壶熨之，使药气乘热入内；又服生肌托脓之丸散，于是脓从上泛，厚而且多，七日而脓尽生肌，果百日而全愈。后以此法治他证，无不神效。可知医之为术，全赖心思转变，刻舟求剑，终无一验也。

乳房部脓肿受体位影响，脓液向下聚集，易形成袋脓，徐灵胎采用垫棉绑缚法使脓液不在乳房下方聚集，而从上方疮口流出，防止形成传囊乳痈。临床中对于乳房脓肿范围较大，溃破口不在最低点，局部脓出不畅而形成袋脓者沿用垫棉绑缚法，可以在不增加新疮口的情况下，利用垫棉压迫使脓液从上方溃口流出，使原有脓腔壁皮肉相互贴合，从而达到加速愈合的目的。

综上所述，从明代开始出现关于垫棉绑缚法的记载，清代医家在临床实践中不断地将其进行改良和发挥，这些记载对现代临床具有重要的指导借鉴价值。古代因器具有限，有时仅用绢带棉帛固定药膏，而随着现代技术的发展，虽然出现了绷带、胸带、胶布等一系列使用方便的固定器具，替代了单纯绑缚固定方法，但垫棉绑缚、局部加压的方法现代临床仍在使用，并有所改良和创新。目前，乳房脓肿可先在超声引导下用注射器抽吸脓肿，因抽吸后脓腔内压力减小，分泌物易继续涌入孔道，而应用垫棉绑缚法将纱布展开平摊后，折叠成团块，压于穿刺后脓腔最凹陷处，并用医用胶布及胸带加压固定，借助加压之力，减少原有脓腔内张力，防止脓液再次渗出，可减少穿刺次数，同时使抽脓后空腔消失，脓肿壁相互贴合，从而达到较快愈合的目的，缩短治疗周期。该方法利用超声引导明确脓肿范围、深度及穿刺点、加压固定点的位置，符合精准治疗理念。虽然随着现代技术的发展，各种精准仪器、器具不断出现，但总体治疗原则万变不离其宗，这种改良版垫棉绑缚法依旧沿袭古法的思路，以脓肿皮肉内外相连为目的，与《外科正宗》《疡医大全》《洄溪医案》等古籍中的指导思想完全吻合，是对中医传统治法的继承与创新，更加符合现代临床治疗的要求。

穿刺抽脓、垫棉绑缚法治疗乳腺脓肿由来已久，自 20 世纪 50 年代后便已经应用于临床，现已有数十年历史。1980 年，十数位外科名家编著了《中西医结合临床外科手册》一书，其中记载了外科治疗的诸多技巧，而作为治疗乳腺脓肿最富有特色的技巧之一，穿刺抽脓法被记载于"排脓术"一节中，其具体的适用范围、操作步骤、方法、所用器具、注意事项等均已被详尽记载。

2. 操作流程

（1）对脓肿进行准确的超声定位，找到脓肿液化最完全、表面波动感最明显处，将其作为穿刺点，同时要明确脓肿深度，以保证进针时对深度有所预估，不至于损伤正常乳腺组织。

（2）先垂直进针，将针下脓液抽吸干净后，继续用超声探查乳腺其他方位的脓液，从而改变针的方向从各个方位负压抽吸脓液，直至超声下无明显液性暗区。抽脓时还需注意针头不要碰到脓腔壁，否则负压吸引脓腔壁的压力会引起患者疼痛不适。如若遇到超声下脓肿仍然存在而脓液无法继续吸出的情况，此时可能与脓液过于稠厚堵塞针头有关，可以向针头推注少量生理盐水，冲开堵塞物后继续抽吸。

（3）抽脓结束后，将纱布平展开，将其中一角压于穿刺后脓腔最凹陷处，继而一点点反复折叠成纱布团，范围大时可用多块纱布反复压成团块置于脓腔上，最后用胶布固定，外绑自粘弹力绷带加压。包扎后需要看到压迫之纱布高于乳房平面才能达到较好的压迫效果。

3. 穿刺抽脓、垫棉绑缚法的优势

经过长期的临床应用及相关临床课题研究的观察评价，相较于现在传统的切开排脓、常规换药治疗方法，穿刺抽脓、垫棉绑缚法治疗脓肿期浆细胞性乳腺炎的具体优势如下：

（1）有效缩小脓肿

根据临床研究的统计结果，在缩小触诊乳房脓肿大小、缩小超声下乳房脓肿大小、缩短脓肿痊愈时间等方面，穿刺组疗效均优于切开组，差异有统计学意义（$P < 0.05$）。由此可见穿刺抽脓、垫棉绑缚法较传统切开引流、常规换药法对于脓肿缩小及其痊愈时间的缩短更为有效。

（2）微创

由于穿刺抽脓、垫棉绑缚法使用的是常规注射器负压抽吸，穿刺口宽度仅为 0.02cm 左右，通过临床观察发现一般穿刺口在抽脓后第二天即可愈合，不影响患者正常的工作和生活。而临床研究中切开排脓、常规换药切口长度在 0.8 ～ 2.5cm 之间，且术后换药放置引流条会不同程度地扩大切口，因此愈合后也会遗留瘢痕。

（3）患者痛苦小

临床中由于穿刺抽脓穿刺口小，易于愈合，患者无明显疼痛感，加之穿刺后用垫棉绑缚法可以促进脓腔内皮肉最大程度

相互贴合，减少残余脓液继续渗入脓腔，因此穿刺抽脓、垫棉绑缚法治疗的患者术后换药次数与穿刺次数基本相同，无须额外多次换药，由此可以很大程度上减轻患者的痛苦及恐惧心理，使医患之间达成更好的配合，从而使疾病顺利治愈。而切开引流、常规换药法不仅在手术方面会使患者产生恐惧的心理，使医患配合度下降，而且术后几乎每天一次填塞引流条的换药操作也无形中增加了患者的痛苦和心理负担，据临床研究的统计结果，切开引流组的平均换药次数为 44.47±14.35 次，远远超过了穿刺抽脓组，结合疼痛改善程度，也可以看出穿刺抽脓大大减小了患者的痛苦。

（4）乳房毁形小

根据临床研究的统计结果，穿刺抽脓、垫棉绑缚组在治疗后不遗留瘢痕，而切开引流、常规换药组平均瘢痕长度为 1.41±1.48cm（$P < 0.05$）。并且在乳房外形评价标准中，无论是患者主观满意度评价、研究者评价还是 Harris 标准，穿刺抽脓、垫棉绑缚组均可以达到优秀、良好标准，而切开引流、常规换药组往往只能达到良好及以下标准。这是由于穿刺抽脓、垫棉绑缚法在操作时穿刺针仅进入已经被脓腐破坏的脓腔进行负压抽吸脓液，对正常的乳腺组织无损伤，而且局部垫棉压迫促进皮肉贴合，全过程并未对乳房组织造成明显的破坏，因此不会损毁乳房外形，无明显瘢痕及色素沉着遗留，保证了乳房外形的美观。而切开排脓、常规换药法除手术切口对乳房组织造成损伤外，长期的换药、填塞引流条及脓液对疮口的腌渍腐蚀，也会延长切口愈合时间，增加瘢痕形成的几率，而且切开换药依靠的是肉芽组织生长来缓慢填充脓腔，常无法保证乳房外形平整，因此会很大程度上造成乳房毁形，影响术后美观。

（5）患者经济花费少

穿刺抽脓、垫棉绑缚法由于不需要反复多次清创换药，患者无须频繁来医院就诊，而且无须住院治疗，明显减轻了患者的经济负担，而切开排脓法为保证其手术操作的安全性，尤其对于脓肿较大者，往往需要住院行切开手术，而且术后需长期换药填塞引流条，有些患者因惧怕换药操作及对疼痛有恐惧心理，需多次来医院换药，增加了患者的各项经济花销。临床研究中也统计了卫生经济学指标，差异有统计学意义（$P < 0.05$），也可说明穿刺抽脓、垫棉绑缚法可以明显减少患者经济花费。

五、燕京无痛排乳法

近年来，乳汁淤积症的发病率逐渐增高，在哺乳期中的女性发病率可高达50%。目前治疗乳汁淤积的方法多种多样，但也会存在一些问题，乳汁淤积大部分是因为乳管堵塞、组织水肿压迫乳管造成的，临床表现为乳头上"白点""白膜""痂皮"或乳管内"乳栓"引起乳管堵塞而出现乳房疼痛，还可触及条索状、扇状肿块等，若不及时处理，极易形成乳腺脓肿，最终发展成急性乳腺炎。本病若应用抗生素，乳房局部易变硬，形成结块，迁延难消，直接影响着母乳喂养。对于这类乳汁淤积症，采用乳管扩张器配合燕京无痛手法排乳治疗效果显著。

燕京无痛排乳法始载于外科名家赵炳南、房芝萱、王玉章、房世鸿等于70年代末所著的《中西医结合临床外科手册》。书中明确记载采用乳房按摩治疗局部乳腺炎，并详细记录具体操作手法、适应证及禁忌证，提出治疗乳汁淤积"以通为用，重用消法"。手法通乳技术属于中医推拿范畴，是中医外治法之一，燕京无痛通乳手法是借鉴《医宗金鉴·正骨心法要旨》中

"摸、接、端、提、按、摩、推、拿"伤科八法及《厘正按摩要术》中的按摩要点，结合乳房自身解剖特点，从而演变形成的适用于哺乳期乳腺炎的一套特色排乳手法，治疗主张"以通为用"，通则不痛。

1. 理论依据

乳汁淤积症是因哺乳期乳汁排出不畅，乳管堵塞，致使乳汁在腺叶及导管内积存，临床上主要表现为乳房局部肿胀、疼痛，形成硬结，乳头出现白点、白膜、结痂、皲裂等。目前认为引起乳汁淤积的主要原因有乳管堵塞、局部组织水肿压迫乳管两大方面。引起乳管堵塞的因素是乳汁过稠或乳汁中各种成分比例发生变化，形成乳汁结晶，其内的有形固体成分形成乳栓，淤塞乳孔或各级乳管；乳腺导管细窄或走形扭曲，或乳管分支处分支多，造成乳汁内颗粒性物质堆积；婴儿吸吮时间过长，或吸奶器使用不当，乳头长期处于受压和细菌残留的状态，娇嫩的乳头表皮浸软后易发生皲裂，或形成白点、白膜、痂皮等，乳头皲裂、反复破溃造成角化物生成引起泌乳受阻。患者乳管堵塞后会加重局部组织水肿，造成乳管压迫，这些原因影响充分哺乳，使乳汁不易排空，最终导致反复的乳汁淤积，乳汁引流不通畅，促使炎症发生。"流水不腐，通则不痛，痛则不通"，故治疗时除了解决局部阻塞，还要减轻乳管压迫问题。

中医认为，引起乳汁淤积的主要原因分为内因和外因，内因是肝郁气滞和阳明胃热，外因是火毒内侵或小儿口气焮热。因乳头属肝，乳房属胃，故乳汁淤积多与肝胃相关。肝藏血，主疏泄条达，乳头属肝经，且所有乳孔开口于乳头，产后情志不遂，肝失疏泄，气机不畅，乳络郁滞，乳汁淤积，排出不畅，则出现乳房胀痛、肿块，乳汁积久化热，乳腐成脓，引发乳痈。

故乳络畅通与否取决于肝。饮食不节，过食厚腻，胃中积热，或肝气犯胃，肝胃失和，郁热阻滞乳络，均可导致乳汁淤积。故朱丹溪云："乳房阳明所经，乳头厥阴所属，乳子之母不知调养，怒忿所逆，郁闷所遏，以致厥阴之气不行，故窍不得通，而汁不得出，阳明之血沸腾，故热甚而化脓。"说明了心情、饮食对乳汁正常排出的重要影响，任何原因导致的肝胃不调均可引发乳汁淤积。

乳汁淤积症的治疗目的是有效清除乳腺导管内的堵塞物，缓解症状，减少乳腺炎的发病率，从而提高母乳喂养率。因其主要原因是乳管堵塞不通，单纯依靠排乳和用药作用有限，如果强行按摩排乳容易出现乳房水肿甚至脓肿。而以锐利的粗针头挑破管口栓塞物治疗乳汁淤滞，也只能清除乳管开口处乳栓，对大乳管及二级乳管的乳栓、积乳无能为力，并且容易引起乳头出血、破损、感染。乳房有其特殊的解剖结构，乳房腺体由15～20个腺叶组成，而每一个腺叶都有其独立的乳管，呈放射状开口于乳头，当乳头出现白点、白膜、结痂或者乳栓堵塞乳管时，相应象限的腺叶常常出现扇状、条索样肿块，若不及时疏通，予淤乳以出口，则易形成乳腺炎。因此某一个腺叶发生乳汁淤积，便可从该腺叶的乳管开口处沿乳管逆行疏通引流。此类型乳汁淤积症其本质是乳管堵塞，"水龙头"关闭，必须有效清除乳腺导管内的堵塞物，打开"水龙头"。因局部组织水肿压迫乳管，导致乳管狭窄，故配合手法排乳，恢复乳管宽度，方可解决根本问题。而乳管扩张器就是疏通堵塞乳管、打开水龙头比较好的工具，它是圆柱形钝头探针，能够钝性剥离乳头上的白点、白膜，探入堵塞乳管时，能够扩张乳管，直接、有效地清除乳腺导管内阻塞物，既能实现乳管通畅，又能保护乳管不受损伤，此时配合手法排乳，淤积的乳汁可自行顺乳腺导管喷出，肿块、疼痛则自然消失。近年来乳管镜在乳汁淤积症的治疗中取得了较好的效果，但乳管镜设备昂贵、操作相对复杂、治疗时间长、费用高等限制了其推广应用，主要用于直视乳管内情况并发现有无占位性病变。另外在此基础上简化操作流程，使用乳管扩张器扩张乳管联合平头套管针对乳管及其各级分支进行反复冲洗的治疗方法也取得了满意疗效，但是乳管冲洗存在逆行感染的风险，冲进乳管内的水一旦排不出来，或乳管壁本身已经破损，这时冲洗液会沿破损管壁渗出到腺体内，反而加重病情。经过多年实践检验，运用乳管扩张器联合燕京无痛排乳法疏通乳管治疗乳汁淤积症，效果显著。

　　乳房位于胸中，为宗经之所，经络则是运行气血、沟通脏腑的网络，胸为气血交汇之海，经络通则气血通。燕京无痛排乳手法能疏通经络、调和气血、疏肝理气、活血祛瘀、化痰散结、泄热解毒、通络下乳、调摄冲任。无痛通乳手法直接作用于乳房局部，通过无创且舒适地按摩乳房，运用揉推施压手法不断积累刺激，致乳房毛细血管扩张，血液和淋巴循环加快，同时使局部水肿和炎性物质加速吸收，助乳汁通畅排泄。本法对乳汁淤积症的治疗有显著疗效，通能荡涤淤乳，使败乳排出，从而到达排出淤积乳汁、消除肿块的目的，是疏通乳络最简单、最快捷、最经济有效的治疗方法。手法排乳直达病所，使乳汁运行无阻，得而下之，配合乳管扩张器疏通乳管，打开"水龙头"，使积乳有出口，顺势而下。对于乳汁稠厚、胶结乳管者，通过推揉施压可排出胶结的乳汁栓子，达到排出淤乳的目的，既减轻了乳腺的压力，又缓解了周围血管和淋巴管的压力，对乳房肿块的消散可起到良好的促进作用。

治疗乳汁淤积症，贵在乎早，即早发现、早治疗，这样有利于乳络的疏通、乳管的扩张、乳栓的消融和积乳的排泄，使乳腺导管通畅。研究发现，乳汁淤积超过72小时，则肿块不容易排通，故乳汁淤积时间越短，效果越好，一般2天内就诊效果显著。本病在治疗过程中及治疗后疼痛程度为轻度疼痛或无通，患者耐受度好，能很好地疏通堵塞乳管，消散肿块，降低体温，方法简便，见效快，可减轻患者的痛苦。

2．操作流程

（1）确定乳管堵塞部位。观察患侧乳头，若可见明显痂皮、奶栓、白点等，即可确定病变堵塞乳孔，若未发现乳头明显异常，则需进一步提捏乳头寻找病变乳孔。

（2）铺治疗巾，患者取仰卧位，嘱其放松心情，患侧乳房用75%酒精棉擦拭，铺无菌洞巾。如同乳房分区一样，将乳头划分为4个象限，通常堵塞乳管与病变乳房象限一致。根据肿块或疼痛部位提起乳头，初步判断肿块或疼痛所在象限的乳管开口。具体操作时左手轻轻固定乳房，右手手指末节指腹处自乳头根部向乳头方向轻轻反复提捋，即刺激乳晕、乳窦，产生泌乳反射，根据乳喷情况判断乳管是否通畅，正常情况下会见乳头表面多处乳孔溢乳，产生乳喷，若乳头某部位无乳喷或乳汁点滴而出，则此处一般是堵塞部位，需行乳管扩张器疏通乳管开口，并对堵塞乳管进行治疗。

（3）乳管扩张器探查乳管。确定堵塞乳管后，用5号乳管扩张器小心试探，找出被堵塞的乳管开口，当成功插入时会感觉到无明显阻力，乳管扩张器缓慢捻转进入堵塞乳管，通常可进约0.5～4cm，稍作探查扩张乳管后退出，提捏乳头可见堵塞乳孔乳汁溢出。对于乳头有白点、白膜、痂皮者，以左手持无菌纱布块托住并固定乳头，用无菌 5 号乳管扩张器钝性剥离白点、白膜、痂皮或脓栓，纱布擦拭分泌物，然后行乳管扩张器探查乳管。

（4）行燕京无痛排乳手法。成功探查堵塞乳孔、乳管后，行以下排乳手法：①先将乳管开口处疏通出乳。左手轻轻固定乳房，右手手指末节指腹处自乳头根部向乳头方向轻轻反复提挈，见乳头表面多处乳孔溢乳后，依据乳管放射状排列的特点，双手掌部自乳房肿块处或乳房四周向乳头方向反复推按，将远端乳管内淤积的乳汁向乳管开口处疏通施压。②用左手固定乳房，右手手指指腹处自乳头根部反复提挈乳头，刺激乳晕、乳窦泌乳感受器，排空乳晕处的乳汁。③乳管疏通，乳喷后，亦可拇指在上向下推按，其余四指在下托举乳房。反复数次，积乳即可顺利排出。④排乳过程中，若堵塞乳孔泌乳欠通畅，可多次用 5 号乳管扩张器探查乳管，反复以上操作，直至积乳呈喷射状排出，结块消失，乳房松软，淤乳排尽，疼痛明显减轻为度。⑤完成排乳后，用蛋黄油涂抹乳头，保护乳头，促进乳头修复。对于乳头出现白点、白膜、结痂、皲裂等损伤者，嘱其每日配合蛋黄油涂抹，直至乳头痊愈。

3．注意事项

（1）手法排乳时切忌用力旋转式的挤压，否则会造成患者因疼痛对排乳产生恐惧感，切忌暴力按摩，否则容易形成乳腺脓肿。

（2）若出现肿块难以通过一次排乳而消失者，切勿强行暴力长时间排乳，可外敷芙蓉膏以清热解毒，消肿散结。

（3）治疗过程中注意探针挑乳头容易出现局部出血，当阻力较大时，不可强行纳入探针，否则容易造成局部水肿。

（4）通乳后仍有肿块者，可用芙蓉膏外敷促进肿块消散，乳头出现破损、皲裂，可用蛋黄油外涂以促进乳头愈合。

（5）乳头破损严重者慎用此法，操作时应尽量减少对导管的损伤。

此外，导管扩张器配合燕京无痛通乳手法在治疗乳汁淤积症方面有其独特的优势，但也存在其局限性。当阻塞部位距离乳头较远，乳管扩张器难以探及，阻塞物难以清除时，则治疗效果差；当乳管内乳栓太多，容易反复发作，则需多次治疗。

六、无痛手法按摩通乳技术

无痛手法按摩通乳技术是指医者运用一定的手法直接作用在患者乳房体表，通过疏通乳络，促进乳汁的排出，减少乳汁的淤积，增强局部血液循环，从而达到消肿、止痛双重治疗作用的一种中医外治技术。

1. 历史源流

《医宗金鉴》中把"摸、接、端、提、按、摩、推、拿"列为伤科八法。随着医学的发展，在理论上对按摩的治疗作用和适应证也有了较为系统和全面的论述。通法有祛除病邪壅滞之作用。《素问·血气形志》曰："形数惊恐，经络不通，病生于不仁，治之以按摩醪药。"指出了按摩能治疗经络不通所引起的病证。临床治疗时，手法宜刚柔兼施。如运用推、拿、搓法治疗四肢部位，则能通调经络，拿肩井则有通气机、行气血之作用，点按背部俞穴可通畅脏腑之气血。《厘正按摩要术》上说"按能通血脉"，又说"按也最能通气"。故凡经络不通之病，宜用通法。在乳痈中使用通法，在古籍中也多有描述。《丹溪治法心要》曰："于初起时，便须忍痛揉令软，气通自可消散。失此不治，必成痈疖。"《外台秘要》："疗妇人妒乳、乳痈，诸产生后，宜勤挤乳。"

外科名家房世鸿于70年代末已著《临床外科手册》一书，详细记载了外科治疗乳腺疾病的方法，其中手法按摩通乳技术对乳痈等疾病的治疗起到十分重要的作用。

2．理论依据

乳痈是由热毒入侵乳房而引起的急性化脓性疾病，相当于西医的急性乳腺炎。在妊娠期发生的名为内吹乳痈，在哺乳期发生的名为外吹乳痈，临床上以外吹乳痈最为常见。乳痈是中医治疗乳腺疾病的优势病种之一，外治法在乳痈初起可有效预防乳房脓肿形成，符合中医"既病防变"的思想。在乳痈治疗时采用手法按摩通乳技术，通过专业科学的手法按摩，刺激泌乳反射，增加乳汁分泌，达到疏通乳络、排出郁乳、消肿止痛、调和气血、疏肝解郁的作用，使肿块乃消，其热自退；同时亦不影响患者继续哺乳，且无乳房残留肿块等后遗症。

3．操作流程

（1）患者坐位或仰卧位，充分暴露乳房，注意保暖，全身放松。

（2）将治疗巾铺垫于乳房下，脸盆盛温水，用温水润滑乳房、乳晕，棉签蘸温水清洁乳头。

（3）挤压乳晕深部输乳管管窦扩张处，从乳晕边缘向乳头根部方向进行挤压，并提拉乳头，反复进行，直至乳晕松软，可见较明显乳汁喷射。

（4）乳腺无病变区域按摩疏通乳络：由四周向乳头呈放射状排乳。双手除拇指外四指并拢，交替由乳腺远端向乳头乳晕环乳房顺序推送。以乳管形成乳喷、乳腺积乳排出、腺体均匀松软为止。排乳过程中按摩膻中、乳根、乳中穴。可与步骤（3）交替重复。

（5）乳腺病变区域按摩（无化脓期）：以手掌心按压肿物，顺时针推揉，使固着于乳管内壁的乳凝块松动，以利于其排出。根据肿块大小、患者耐受程度，采用推法及抹法相结合的推拿手法，按摩远端产生正压推力，由乳腺远端向乳头乳晕推送。根据肿物情况可分区域进行推抹手法操作。单侧无痛手法按摩通乳操作时间约10分钟左右，以乳管分泌物排出、肿块范围逐步缩小、软化为度。

（6）操作完毕，协助患者着衣，用过物品妥善放置。

4. 注意事项

（1）按压乳晕的手指不应有滑动或摩擦的动作。

（2）不要过度挤压乳头，单侧持续时间应不超过20分钟。

（3）排出积乳时应观察有无脓性分泌物、固态奶栓等。

（4）注意力度由轻到重，以患者能接受为度。手法不当可导致脓肿扩散、病情加重。

（5）乳房按摩时间不宜过久，长久刺激会导致乳管痉挛，水肿加重，病情恶化。

（6）随时观察患者情况，若感到不适，应立即停止。

（7）乳房局部皮肤破损（烧伤、烫伤、湿疹）、乳腺炎脓肿期、乳腺恶性肿瘤、隆胸术者不适宜采用本法。

5. 预防调护

生活起居：①按需哺乳，保持乳汁通畅。哺乳时尽量将乳汁吸尽，如吸不尽，可用吸乳器或按摩挤出，吸奶间隔不要超过6小时，每次吸奶器使用时间不超过15分钟，以使乳汁尽量排空，避免婴儿含乳而睡。②保持乳头乳晕清洁。③患者忌腥发、辛辣之物，禁峻补。④穿宽松哺乳内衣，避免穿过紧的上衣，文胸、钢托文胸。⑤保持良好情绪，充足睡眠。家属多与产妇沟通，建立母乳喂养信心。⑥每日按摩膻中穴、乳中穴、乳根穴 1 ～ 2 次，每次 3 ～ 5 分钟。⑦适当运动，可进行八段锦及太极拳练习。

饮食调护：进食优质蛋白、富含维生素食物。如丝瓜、红豆、茭白、黄瓜、藕、番茄等活血通络食品。每日饮水 2500mL以上。

用药指导：可局部外用芙蓉膏。取 3 块纱布打开叠放成 6层，纱布取中剪一豁口（偏口形或中央型），涂药膏约 1 元钱硬币厚，涂抹面积需大于疼痛、肿块面积，将其敷于肿块处，胶布固定。哺乳前取掉芙蓉膏药纱布，清洁皮肤，每 12 小时更换一次。

七、乳腺刺络拔罐技术

乳腺刺络拔罐技术是运用皮肤针点刺患处，在乳房局部刺络放血后施予火罐的一种中医外治方法，是治疗乳腺疾病常用治疗手段之一，适用于急证、热证、实证、瘀证和痛证等病证，病种如非哺乳期乳腺炎和哺乳期乳腺炎。本疗法将刺络法和拔罐法相结合，通过刺络拔罐的负压作用使邪毒随血液吸出体外，以达到去除病灶、减压、消肿、减轻疼痛、改善微循环、促进疮面愈合的目的，具有清除体内毒瘀败血、活血祛瘀、通经活络、调理气血、调和脏腑、平衡阴阳的功效。

1. 历史源流

刺络法早在《黄帝内经》中即有记载，"毛刺""浮刺"等即为刺络法的雏形。《素问·皮部论》说："凡十二经脉者，皮之部也。是故百病之始生也，必先于皮毛。"十二皮部与经络、脏腑联系密切。本法运用皮肤针点刺皮部，激发调节脏腑经络功能，以疏通经络，调和气血，促使机体恢复正常，从而达到防治疾病的目的。《伤寒贯珠集》云："用刺法者，以邪陷血中，刺之以行血散邪耳。"

拔罐疗法，古代典籍中亦称之为角法。这是因为在远古时代，医家是应用动物的角作为吸拔工具的。在1973年湖南长沙马王堆汉墓出土的帛书《五十二病方》中有关于角法治病的记述："牡痔居窍旁，大者如枣，小者如核者，方以小角角之，如孰（熟）二斗米顷，而张角。"其中"以小角角之"，即指用小兽角吸拔。这就表明我国医家至少在公元前6～2世纪，就已经采用拔罐这一治疗方法。

刺络拔罐技术开始于20世纪70年代，它将刺络法和拔罐法相结合，用于疏通经络，调和气血，具有操作简便、疗效确切、适应证广、见效快速等优点，在临床上广泛应用。

2. 理论依据

《灵枢·九针十二原》记载："凡用针者，虚则实之，满则泄之，宛陈则除之，邪胜则虚之。大要曰：徐而疾则实，疾而徐则虚。言实与虚，若有若无；察后与先，若存若亡；为虚与实，若得若失。虚实之要，九针最妙，补泻之时，以针为之。泻曰，必持内之，放而出之，排阳得针，邪气得泄。按而引针，是谓内温，血不得散，气不得出也。补曰，随之随之，意若妄之。若行若按，如蚊虻止，如留如还，去如弦绝，令左属右，其气故止，外门已闭，中气乃实，必无留血，急取诛之。"菀陈是经络不通畅、血液循环受限的一些症状，在这种情况下使用刺络放血，可使体内的瘀血直接排出体外，刺络后再行拔罐，负压的作用有助于把邪毒随血液吸出体外，直接消除局部之"菀陈"，达到通其经脉、调其血气之目的。故非哺乳期乳腺炎出现局部红肿波动、皮色紫暗、破溃流脓或脓腐排出不畅，哺乳期乳腺炎出现局部红肿波动或破溃流脓时常应用此技术，以清除体内毒瘀败血，活血祛瘀，通经活络。

3．操作流程

（1）戴一次性无菌手套，施针部位以 5% 聚维酮碘进行皮肤消毒（浸有聚维酮碘原液的无菌棉球擦拭两遍）。

（2）以左手夹持被刺部位，右手拇指、食指捏住针柄，中指指腹紧靠针身下端，针尖露出 0.1～0.2 厘米，迅速刺入，立即出针，使之渗血。必要时可用火针围刺病变区域。针刺速度要均匀，防止快慢不一、用力不均地乱刺。针尖起落要呈垂直方向，即将针垂直地刺下，垂直地提起，如此反复操作。不可将针尖斜着刺入和向后拖拉起针，这样会增加患者的疼痛。观察患者皮肤反应，询问患者的感受。

（3）拔罐：以止血钳夹住 95% 酒精棉球，点火排出罐内空气，迅速将罐罩在患处。施罐手法要熟练，动作要轻、快、稳、准。拔罐时注意观察患者生命体征和病情变化，如有面色苍白、头晕、出冷汗、恶心、呕吐、疼痛难忍等不适症状时应立即停止操作，同时给予相应处理。如果患者感到疼痛，及时起罐或适当放气，罐内肌肤凸起，出现红疹或紫斑，为正常反应。

（4）留罐：留罐时间为 3～5 分钟。出血量根据病情和患者的体质而定，留罐期间应密切观察患处皮肤颜色变化及出血量多少，一般使罐内出血量在数毫升至十几毫升之间。

（5）起罐：起罐时手法要轻缓，以一手抵住罐边皮肤，按压一下，使空气进入，罐即可脱下，不可硬拉或旋动。多罐同时使用时，注意排列顺序不宜太近，以免皮肤被牵拉产生疼痛。

（6）起罐后，用无菌纱布拭干血迹，清洁皮肤，协助患者取舒适体位。如果出现烫伤小水疱，外涂甘草油；水疱较大时，用一次性无菌注射器进行抽吸，外敷烫伤药如一号纱条，并覆盖无菌敷料。若出血量不多，起罐后用消毒干棉球擦净血迹；若出血量较多，可先用 1～3 块消毒纱布围在罐口周围，起罐后用消毒纱布和消毒干棉球擦净血迹并按压片刻止血。如有疮面，则按外科常规换药处理，遵医嘱外敷药膏。

4．注意事项

（1）治疗不宜选择在患者饱餐后或饥饿时进行，事先做好患者的思想工作，消除其恐惧心理，以取得配合。

（2）注意检查针具、罐体，使用一次性针具，当发现针尖或罐体有钩毛或缺损、针锋参差不齐时，要及时更换。

（3）根据所拔部位的面积大小，选择合适火罐。拔罐时体位要适当，针刺或拔罐过程中，不要移动体位，以免火罐脱落。

（4）拔罐时注意棉球不可过多蘸取 95% 酒精，点火的酒精棉球要夹紧，酒精要拧干，勿在罐口停留，以免罐口烧烫灼伤皮肤。

（5）本疗法的疗程一般视患者体质和病情轻重而定。

（6）刺络拔罐后应着清洁内衣，卧具保持清洁干燥，避免皮肤感染的发生。拔罐后 24 小时内不宜沐浴，注意避风寒保暖。

（7）本法有晕血晕针病史及孕妇禁忌；凝血功能异常的患者禁用。

5．预防调护

（1）非哺乳期乳腺炎

生活起居：①勿穿紧身上衣及过紧内衣。②保持乳头清洁干燥，乳头内陷要矫正，及时清除乳头部粉刺样分泌物，预防感染。③劳逸结合，要适当休息，避免熬夜等。④加强体育锻炼，提高机体的抗病能力。

饮食调养：饮食宜以清淡素食为主，搭配少量蛋白质如肉、鱼、禽蛋、乳制品及各种杂粮，限制动物脂肪和糖的摄入量，避免辛辣刺激食物及肥甘厚味，不服用含雌激素的保健品和食品。

心理调护：因本病反复难愈，患病后应及时就诊，配合检查，早期明确诊断，把握治疗时机；若出现乳房外形破坏，应当调整心态，避免情绪抑郁，正确面对疾病，积极治疗，争取早日康复。

用药指导：可外用芙蓉膏。具体使用方法见"六、无痛手法按摩通乳技术"。

（2）哺乳期乳腺炎

同"六、无痛手法按摩通乳技术"之"预防调护"项。

第二节　名家制剂

一、芙蓉膏

【处方来源】《简明中医皮肤病学》

【处方组成】芙蓉叶 9.38g，泽兰叶 9.38g，大黄 9.38g，黄柏 9.38g，黄芩 9.38g，黄连 9.38g。

【制备方法】将以上药物共研细粉，用凡士林调匀即可。

【功　　效】清热解毒，活血消肿。

【临床应用】用于丹毒、蜂窝织炎、疖、痈、乳腺炎初起等感染性皮肤病。

【用法用量】外用。直接外敷于患处，薄敷或摊在纱布上贴敷。

【方　　解】方中芙蓉叶味辛、苦，性凉，气平而不寒不热，味微辛而性滑，清利消散，凉血解毒；泽兰叶味苦、甘、酸，性微温，苦能泄热，甘能和血，酸能入肝，温通营血，专入血分而行瘀排脓，消肿止痛，消痈散结；大黄味苦，性寒，泄热毒，破积滞，行瘀血；黄柏味苦，性寒，清热燥湿，泻火解毒；黄芩味苦，性寒，泻实火，除湿热，止血；黄连味苦，性寒，清热燥湿，泻火解毒。诸药合用，共奏清热解毒、活血消肿之功。

【注意事项】皮肤病属虚寒者慎用。

该药为经验方，外敷治疗初期乳腺炎临床取得了非常满意的疗效，且治疗期间患者无须中断哺乳，起效快，痛苦小，疗程短，费用低廉，复发率低，可有效预防乳房脓肿形成。

二、铁箍散软膏

【处方来源】《赵炳南临床经验集》

【处方组成】生天南星、生半夏、生川乌、生草乌、白及、白蔹、香白芷、土贝母、南薄荷、荆芥穗、猪牙皂、川大黄、枯黄芩、川黄柏、广姜黄各31.25g，蜂蜜937.5g。

【制备方法】将以上群药研成细粉，每31.25g药物细粉加入蜂蜜62.5g，调匀成膏，密封，备用。

【功　　效】破瘀消肿，活血软坚。

【临床应用】用于痈及乳腺炎化脓期、蜂窝组织炎将溃脓期，或使之消散，或促其成脓，加速溃破；还用于皮肤疖肿、痈等感染性皮肤病初期。

【用法用量】外用。直接外敷于患处，或摊在纱布上贴敷患处。

【方　　解】方中生天南星、生半夏味苦、辛，性温，有毒，燥湿化痰，祛风止痉，散结消肿；生川乌、生草乌味辛，性温，有大毒，祛风除湿，温经止痛，外用解毒消肿，疗恶疮痈疽疔肿；白及、白蔹苦寒清泄，辛散消肿，能清热解毒，泄血中壅滞，消痈散结，敛疮生肌，消肿止痛；白芷味辛，性温，辛散温通，主疮疡初起红肿热痛，可收散结消肿止痛之功；土贝母味苦，性微寒，散结毒，消痈肿；南薄荷、荆芥穗能祛风解表，透散邪气；猪牙皂味辛、咸，性温，有小毒，味辛而性燥，气浮而散，吹之导之，则通上下诸窍，涂之则散肿消毒，搜风治疮，消痈肿；大黄、黄芩、黄柏清热燥湿，泻火解毒，活血凉血，消肿止痛；广姜黄味辛、苦，性温，苦能泄热，辛能散结，主心腹结积之属血分者，兼能治气，破血除风热，消痈肿；蜂蜜味甘，性平，补中，润燥，止痛，解毒，其入药生则性凉，故能清热，甘而和平，故能解毒，可缓和生南星、生半夏、生川乌、生草乌之毒性。诸药合用，共奏消肿解毒、化坚止痛之功效。

【注意事项】①外敷患处，如干稠可加红糖水调稀外敷；②本品不可内服；③对本药过敏者忌用。

三、化毒散软膏

【处方来源】《简明中医皮肤病学》

【处方组成】赛金化毒散 31.25g，祛湿药膏（或凡士林）125g。

【制备方法】用祛湿药膏（或凡士林）将药物细粉调匀即可。

【功　　效】清热解毒，消肿止痛。对初起红肿具有"有脓则聚、无脓则散"之功效。

【临床应用】适用于浆细胞性乳腺炎红肿明显或已有少量脓液形成阶段。实验证明超细复方化毒散具有明显的抑菌抗感染作用，对血流灌注量、血流速度、体表温度、足爪肿胀等指标均有改善作用。还用于脓疱病、毛囊炎、带状疱疹、单纯疱疹、痈、疖及其他感染性皮肤病以及痂皮软化。

【用法用量】外用。直接外敷患处，或摊纱布上贴敷。

【方　　解】方中赛金化毒散具有清热化毒之功效；祛湿药膏为赵炳南经验方，具有清热除湿、润肤去痂之功效。两药合用，共奏清热解毒、消肿止痛之功。

【注意事项】阴疮、阴疽慎用。

四、紫色消肿膏

【处方来源】《赵炳南临床经验集》

【处方组成】紫草 15.63g，升麻 31.25g，当归 15.63g，赤芍 31.25g，草红花 15.63g，贯众 6.25g，白芷 62.5g，儿茶 15.63g，紫荆皮 15.63g，羌活 15.63g，防风 15.63g，荆芥 15.63g，芥穗 15.63g，神曲 15.63g。

【制备方法】以上药物共研细粉，每 125g 药面加血竭花面 3.13g，山柰面 6.25g，乳香 6.25g，没药 6.25g，用凡士林 125g 调匀，备用。

【功　　效】活血化瘀，软坚消肿，止痛。

【临床应用】常用于红肿减轻，局部瘀暗的浆细胞性乳腺炎。还用于慢性丹毒、流注、结节性红斑（瓜藤缠）、新生儿头皮血肿（头宣）、慢性皮炎湿疹以及其他慢性炎症性皮肤病。

【用法用量】外用。直接外敷于患处，薄敷或摊在纱布上贴敷患处。

【方　　解】方中紫草味甘、咸，性寒，色紫入血，清理血分之热，以治脏腑之热结；升麻味辛、微甘，性微寒，为散表升阳之剂，凡痈疽痘疹，阳虚不能起发及阳虚下陷之类，如麻疹不透、阳毒发斑等皆可使用；当归、赤芍、红花活血散瘀，清热凉血，消肿止痛；贯众味苦，性微寒，可清热解毒，凉血止血；血竭味甘、咸，性平，活血定痛，化瘀止血，敛疮生肌，与乳香、没药配伍，活血化瘀，消肿止痛，取其调和血气之功而无留滞壅毒之患；山柰味辛，性温，温中化湿，行气止痛；白芷味辛，性温，辛散温通，可散风除湿，通窍止痛，消肿排脓；儿茶味苦、涩，性微寒，清热解毒，止血生肌，收湿敛疮；神曲味甘，性温，性专消导，逐痰积，破癥瘕；紫荆皮味苦，性平，活血通经，消肿解毒；羌活味辛、苦，性温，条达肢体，通畅血脉，攻彻邪气，发散风寒风湿，故疡证以之能排脓托毒，发溃生肌；防风味辛、甘，性温，解表以祛风为长，既能散风寒，又能发散风热；荆芥、芥穗与防风相伍，透散邪气，宣通壅结而达消疮之功。诸药合用，共奏活血化瘀、消肿止痛之功效。

【注意事项】疖、痈、疽初起，毒热性肿胀勿用。

五、定痛膏

【处方来源】《医疗单位制剂规程》

【处方组成】当归250g，乳香156.25g，没药156.25g，土鳖虫 156.25g，透骨草 156.25g，骨碎补 156.25g，大黄 156.25g，紫草 156.25g，白芷 156.25g，草红花 500g，防风 156.25g，冰片 25g。

【制备方法】将以上药物共研细粉，再用凡士林调匀即可。

【功　　效】活血通络，化瘀定痛。

【临床应用】用于软组织损伤、带状疱疹后遗神经痛、癌肿疼痛等。

【用法用量】外用。直接外敷于患处，薄敷或摊在纱布上贴敷患处。

【方　　解】方中当归味甘、辛，性温，辛行温通，活血行瘀，补血活血，调经止痛；乳香、没药味辛、苦，性寒，活血定痛，生肌敛疮，两药并用，为宣通脏腑、流通经络之要药；土鳖虫味咸，性寒，佐助乳香、没药活血散瘀，兼消肿止痛，为瘀滞痛证之要药；透骨草味辛、苦，性温，有小毒，祛风除湿，舒筋活血，止痛；骨碎补味苦，性温，补肾强骨，续伤止痛；大黄、紫草清热解毒，凉血活血，化瘀止痛；白芷味辛，性温，温通辛散，散风除湿，通窍止痛，消肿排脓，对于疮疡初起红肿热痛者，可达散结消肿止痛之功；红花味辛，性温，专于活血通经，散瘀止痛，既能活血，又能行气消肿止痛；防风味辛、甘，性温，为散风止痛之药，既能祛风寒而解表，又能祛风湿而止痛；冰片味辛、苦，性微寒，通诸窍，散郁火，消肿止痛。诸药合用，共奏活血通络、化瘀定痛之功效。

【注意事项】对乳香、没药或树脂类药物过敏者忌用。

六、黑布药膏

【处方来源】《简明中医皮肤病学》

【处方组成】老黑醋 2500g，五倍子 875g，金头蜈蚣 10 条（研细粉），冰片 3.13g，蜂蜜 187.5g。

【制备方法】将黑醋置于砂锅内煎开 30 分钟，再加蜂蜜煎沸，然后用筛网将五倍子粉慢慢地均匀筛入，边撒边按同一方向搅拌，撒完后改用文火，煎成膏状离火，最后兑入蜈蚣面、冰片粉，搅拌均匀即可。将药膏储存在搪瓷罐或玻璃罐中备用（勿用金属器皿储存）。

【功　　效】活血软坚，解毒止痛。

【临床应用】本方原为民间治疗痈疽的秘方，经赵老改制为主要治疗瘢痕疙瘩的药物，对乳腺溃疡愈合过程中瘢痕疙瘩的缩小软化有效。本品还用于乳头状皮炎、疖、疮、痈、毛囊炎、痤疮以及其他增生性皮肤病等。

【用法用量】外用。厚敷患处（约 2mm），上用黑布敷盖，换药前用茶水清洁皮肤，2～3 天换药 1 次，对化脓性皮肤病可每日换 1 次。

【方　　解】方中黑醋味酸、苦，性温，入肝、胃经，有散瘀、止血、解毒、杀虫的功效；五倍子性寒，味酸涩，能敛肺止血，化痰止咳，收汗，其气寒能散热毒疮肿，其性收能除泻痢湿烂，酸能敛浮热，性燥能主风湿、疮疡脓水，敛肺降火，收湿敛疮；蜈蚣味辛，性温，有毒，走窜之力最速，内而脏腑，外而经络，凡气血凝聚之处皆能开之，性有微毒，而专善解毒，息风镇痉，攻毒散结，拔脓消肿，通络止痛，凡一切疮疡之毒皆能消除；冰片味苦，性凉，散热止痛，开窍辟邪，性善走窜，启发壅闭，开达诸窍，无往不通，芳香之气能辟一切邪恶，辛烈之性能散一切风热郁火，透骨除热，亦能生肌止痛；蜂蜜益气补中，止痛解毒，除百病，和百药，调补脾胃，缓急止痛，润肤生肌，解毒。诸药合用，共奏活血软坚、解毒止痛之功效。

【注意事项】本品不可接触金属器皿。

七、朱红膏（红粉膏）

【处方来源】《北京中医药学会 2005 年会论文集》

【处方组成】京红粉　朱砂　凡士林

【制备方法】用凡士林将以上药物细粉调匀即可，或制成药物纱条，外敷患处。

【功　　效】活血化瘀，祛腐生肌。

【临床应用】该药为赵炳南经验方，在改善疮面微循环、抑制细菌生长、促进粒细胞趋化、合成胶原细胞、增殖血管内皮以及调节细胞凋亡等方面具有多靶点作用，用于治疗臁疮、痈疽、脱疽、糖尿病足初期、疮疡内蓄脓毒、腐肉溃烂、久不收口、感染性疮面、难愈顽固性皮肤溃疡等。

【用法用量】外用。直接外敷于患处，薄敷或摊在纱布上贴敷。

【方　　解】方中京红粉味辛，性热，有大毒，其拔毒提脓、生新化腐的作用强；朱砂味甘，性微寒，可清解热毒，其生肌作用好。京红粉、朱砂为伍，化腐生肌并蓄，共奏活血化瘀、祛腐生肌之功效。

【注意事项】孕妇、哺乳期妇女、儿童禁用；对铅汞过敏者禁用。

八、紫色疽疮膏

【处方来源】《赵炳南临床经验集》

【**处方组成**】轻粉 9.38g，红粉 9.38g，琥珀粉 9.38g，乳香粉 9.38g，血竭 9.38g，冰片 0.94g，蜂蜡 31.25g，香油 125g，煅珍珠粉 0.94g。

【**制备方法**】将香油置于锅内，在火上烧开后离火，稍放凉后，将前五种药粉放入油内溶匀，再兑入蜂蜡至完全熔化，将冷却时兑入冰片、煅珍珠粉搅匀成膏。

【**功　　效**】化腐生肌，煨脓长肉。

【**临床应用**】淋巴结结核（鼠疮）、下肢溃疡（臁疮）、慢性溃疡（顽疮）、扁平疣（疣症）、手足胼胝、结核性溃疡、褥疮以及其他有腐肉的疮面等，痈疽疮疡溃后腐肉较多者。

【**用法用量**】外用。直接外敷于患处，薄敷或摊在纱布上贴敷患处，或制成药物纱条，外敷患处。

【**方　　解**】方中轻粉味辛，性寒，有毒，辛寒燥烈，外用攻毒杀虫止痒，生肌敛疮；红粉味辛，性热，有大毒，专于拔毒去腐生肌；琥珀、乳香、血竭能活血散瘀，清热解毒，消肿止痛，为疗瘀滞痛证之要药；冰片味辛、苦，性微寒，清热解毒，散热消肿，防腐生肌；珍珠味甘、咸，性寒，解结毒，化恶疮，收内溃破烂，解毒生肌；蜂蜡味甘，性温，生肌止血定痛，补虚续筋接骨，温经通络，止痛生肌，敛疮，为皮外科之要药；香油味甘，性微寒，甘寒而滑利，清热解毒，润燥止痒，消肿止痛，外用生肌肉，止疼痛，消痈肿，补皮裂。

【**注意事项**】①阳证疮面慎用；②对汞过敏者禁用；③急性炎症性皮损及新鲜肉芽疮面勿用；④此药具有一定毒性，当用于大面积皮损时，应注意避免药物中毒。

九、甘乳膏

【处方来源】《简明中医皮肤病学》

【处方组成】乳香 6.25g，甘石粉 6.25g，龙骨 6.25g，赤石脂 6.25g，海螵蛸 6.25g。

【制备方法】用凡士林将处方中的药物细粉调匀即可。

【功　　效】生肌长肉，生皮收敛。

【临床应用】本方为赵炳南经验方。用于慢性皮肤溃疡，症见腐肉已尽、疮口不敛者，以及久治不愈的窦道、瘘管。

【用法用量】外用。直接外敷于患处，薄敷或摊在纱布上贴敷，或制成药物纱条，外敷患处。

【方　　解】方中乳香味辛、苦，性微温，消痈疽疮毒，活血化瘀，温经通络，行气止痛，消肿生肌；炉甘石味甘，性平，止血消肿，生肌解毒，收湿止痒敛疮；龙骨味甘、涩，性平，止血涩肠，生肌敛疮；赤石脂味甘、酸、涩，性温，收湿止血，固下涩肠，生肌敛疮；海螵蛸味咸、涩，性温，敛疮止血。诸药合用，共奏生肌长肉、生皮收敛之功效。

【注意事项】①溃疡腐肉未尽慎用；②对药物过敏患者忌用。

十、蛋黄油

【处方来源】《赵炳南临床经验集》

【处方组成】鸡蛋黄油　冰片

【制备方法】取鸡蛋 10 个（或更多）煮熟去蛋白，用蛋黄干炼油，每 31.25g 鸡蛋油加入冰片 1.56 ～ 3.13g，密闭储存，备用。

【功　　效】消肿止痛，生肌固皮。

【临床应用】用于乳头皲裂、肉芽新鲜的乳腺溃疡治疗。还可治疗湿疹、皮炎、口腔及各种体表溃疡、唇炎、鼻前庭炎、中耳炎、乳头皲裂、宫颈炎、鸡眼、痔疮、头癣、体癣、脚癣、各部位之瘘管等，此外，用蛋黄油外敷治疗Ⅰ～Ⅱ度的轻度烫伤，能促进伤口愈合。

【用法用量】外用。外搽皮损疮面，亦可滴入瘘管内，或制成油纱条外敷。

【方　　解】方中鸡蛋黄味甘，性温，具有除烦清热、消肿止痛之功；冰片味辛、苦，性微寒，能开窍醒神，清热消肿止痛。两药合用，具有消肿止痛、生肌固皮之功效。

【注意事项】化脓性疮面及腐败组织之疮面勿用。

十一、甘草油

【处方来源】《赵炳南临床经验集》

【处方组成】甘草 31.25g，香油 312.5g。

【制备方法】将甘草浸入香油内一昼夜，再用文火煎至焦褐色，离火滤过，去渣，药油备用。

【功　　效】解毒，润肤。

【临床应用】用于乳头皲裂、肉芽新鲜的乳腺溃疡治疗。还用于尿布皮炎、浅度烫伤、干燥脱屑性皮肤病；亦可用于清洁疮面或作为其他药物的赋形剂用。

【用法用量】外用，涂敷患处或制成油纱条备用。

【方　　解】方中甘草味甘，性平，依阴阳五行而论，甘属土，土居中，因而能温中，凡毒遇土即化，甘草乃"九土之精"，故能清热解毒，益气补中，缓急止痛，润肺止咳，调和诸药，主散表邪，消痈肿，利咽痛，解百药毒，此甘凉除热之力也；香油味甘，性凉，芳香浓郁，甘缓而滑利，有清热解毒、凉血止痛、消肿下热毒、生肌长肉之功。

【注意事项】①保持患处清洁；②本品为外用药，禁忌内服。

十二、消化膏

【处方来源】《赵炳南临床经验集》

【处方组成】炮姜31.25g，黑附子21.88g，肉桂15.63g，白芥子18.75g，生半夏21.88g，天南星18.75g，麻黄21.88g，红花25g，红娘虫2.5g，红芽大戟6.25g，芝麻油2500g。

【制备方法】以上诸药用芝麻油炸枯后，加入铅丹（每500g油夏季兑铅丹265.63g，冬季兑234.38g）熬成膏。每500g膏药兑入麝香5g、藤黄面31.25g。

【功　　效】回阳散寒，活血消肿。

【临床应用】用于骨结核、慢性骨髓炎、骨膜炎、慢性淋巴结炎、类风湿关节炎、无菌性肌肉深部脓肿、坐骨神经炎、血栓闭塞性脉管炎等证属阳虚寒凝者，症见患处漫肿无头，平塌白陷，皮色不变，酸痛无热，患者口不渴，舌淡苔白。

【用法用量】外用。将膏药熔开后，贴患处。

【方　　解】本方所治之证为阴疽证，多由素体阳虚，营血不足，寒凝湿滞所致，治疗以回阳散寒、活血消肿为主，故仿《外科证治全生集》之阳和汤之意。方中炮姜、附子温中散寒，回阳救逆，逐风寒湿邪，破阴和阳；肉桂补火助阳，引火归原，温经通脉，散寒止痛；白芥子、生半夏、天南星利气豁痰，温中散寒，通络止痛，散结消肿；麻黄以轻扬之味，而兼辛温之性，故善达肌表，走经络，能表散风邪，祛除寒毒，调血脉，通腠理，散寒发汗；红花为破血、行血、和血、调血之药，善通利经脉，为血中气药，活血通经，散瘀止痛；红娘虫攻毒，通瘀，破积；红芽大戟泻水逐饮，消肿散结；铅丹拔毒祛瘀生肌，为制膏药的常用基础药；麝香开窍行气，活血通络，化瘀散结；藤黄消肿生肌，攻毒，祛腐敛疮，止血，杀虫。诸药合用，共奏回阳散寒、活血消肿之功效。

【注意事项】疮疡阳证、阴虚有热及破溃日久者均忌用。

第五章　验案举隅

第一节　急性乳腺脓肿合并中毒性休克病案

一、病案摘要

患者关某，女，29岁，以"产后12天，高烧5天，昏迷2小时"为主诉入院。

患者于5月20日生产，5月30日下午体温41℃，左乳剧痛，6月2日高热寒战，3日早晨6时30分昏迷，1小时后急诊入院。入院查体：体温41.5℃，脉搏120次/分，呼吸26次/分，血压：100/40mmHg，乳腺体征：左乳较右侧明显增大，皮肤稍红，外上象限压痛明显，无波动感但有结节样硬块。血红蛋白：94g/L。入院诊断：急性乳腺脓肿伴中毒性休克。

入院后给予吸氧、补液、纠正酸碱电解质紊乱，物理降温、抗生素抗感染治疗、抗休克治疗，因排尿不畅给予导尿，输血400mL纠正贫血。6月5日大便6次，为稀便，便常规示球杆比失调，根据乳腺脓肿细菌培养结果换用抗生素继续治疗。患者下肢水肿，小便量少，故加用利尿剂治疗。近几次查血常规示白细胞逐渐增高：$15.9×10^9/L$ ～ $23.9×10^9/L$ ～ $29.5×10^9/L$，中性粒细胞占比90%，仍小便不利，需用利尿剂后才有小便，持续下肢水肿，根据检验结果，进一步补充白蛋白、血浆和钾，仍未能有效控制症状。6月9日换用抗生素，感染控制仍欠佳，四肢发胀，尿常规示白细胞偶见，霉菌较多。

6月10日请赵老会诊，当时患者已高烧12天，曾有昏迷，虽经抢救患者神志已清，但精神萎靡，食纳不佳，体温不降，不能离开物理降温，当时在冰袋物理降温下体温仍高达38.6℃，时有心慌、憋气感，小便不畅，大便尚可。脉象：洪大虚数。舌象：无苔，舌质红。赵老辨证为毒热炽盛，气阴两伤，立法清热解毒，益气养阴。用药：耳环石斛、南北沙参、紫丹参、白人参、莲子心、石莲子、地骨皮、茵陈、双花炭、天花粉、生地炭，另嘱患者多吃西瓜及绿豆水饭。

患者服用中药1日后即出现精神好转，虽体温最高仍达38.6℃，但大部分时间体温已不高，白细胞计数17.7×10⁹/L，中性粒细胞占比81%，较前下降，且已拔除尿管，患者可自行排尿。6月12日已可停用冰袋，精神、食欲均好转，进食粥三两和枣饼一两。乳腺体征：左乳晕内上有波动感，穿刺抽脓后，行切开排脓共80mL。6月13日精神、食欲均好转，自觉无不适，上午体温37.3℃，晚间38.4℃。白细胞计数16.9×10⁹/L，中性粒细胞占比76%，较前一日继续下降。6月16日复查，白细胞计数8.3×10⁹/L，中性粒细胞占比60%，均在正常范围内，患者除体温仍高于正常值外，余无明显异常。

6月17日赵老第二次会诊，患者体温37.4℃，精神、食纳可，脉细数，舌质红，症属气阴两伤，余热未清。用药：耳环石斛、南北沙参、黑玄参、二冬、天花粉、干生地、金银花、滁菊花、生黄芪、玉竹、丹皮、川连。服用中药后次日即6月

18日停用西药，仅服中药，体温控制在37℃以下，已停止补液，家属扶持下患者可在房间内轻微活动，食纳好。6月19日病情继续好转，体温未超过37℃，饮食、二便正常，下地活动自如。乳房部创面干净，按上方继续服药。6月25日伤口肉芽新鲜，脓腔缩小，患者出院。8月3日创口愈合，临床治愈。

二、病情分析

此病案为重度产褥期乳腺炎病案，患者乳腺炎程度较重，脓肿形成，且全身状况较差，存在贫血、水电解质紊乱、无尿等其他并发症，加上持续发热导致机体慢性消耗，最终出现休克昏迷。回顾患者在外院住院期间，各项对症治疗处理比较得当，如贫血给予输血400mL，并给予补充白蛋白纠正营养状况，对于患者舒张压较低及时扩容补液，并根据离子检验结果及时纠正电解质紊乱，因排尿不畅及时导尿并给予利尿剂，根据血常规结果及时使用抗生素并在得到脓培养结果后及时调整抗生素使用。患者3号入院，10号请赵老会诊，在请赵老会诊前患者入院的一周时间内通过积极治疗，已使患者脱离休克状态。但总体治疗效果欠佳，主要原因是感染控制不佳，在每日持续使用抗生素情况下体温不能恢复正常，白细胞、中性粒细胞等计数持续上升，且长时间使用抗生素导致肠道菌群紊乱，便常规示球杆比失调且霉菌较多。患者无尿，在导尿情况下需每日使用利尿剂方有小便，存在下肢水肿。患者无尿原因虽病案中无详细说明，分析可能与乳腺脓肿导致的脓毒血症炎症状态、患者持续发热造成体液流失、自主进食少导致营养状况欠佳及留置尿管后长期卧床水肿有关。这些征象的核心症结在于如何有效控制患者乳腺炎症。从西医角度而言，大量使用抗生素是对抗方法之一，但之前一周的临床实践显示疗效有限，甚至陷入一个死循环。不使用抗生素可能感染征象会加重，且使用后实验室指标如白细胞、中性粒细胞等提示感染控制不佳，继续使用则肠道菌群紊乱可能更加明显，甚或出现恶心腹泻等不适，在本已食纳欠佳情况下加速体液及营养物质流失，少尿情况会更加明显，水肿可能还会加剧，机体状态更差。

三、临证备要

本案为赵炳南先生会诊病案。从赵老会诊情况看，此案体现了赵老整体观念、辨证论治的思想，且用药精妙、重视脾胃。

1．整体观念

（1）诊查过程中的整体观

通过病例记载可以看出赵老诊查时除了详细了解患者的病史，对患者进行舌脉诊查外，还对全身情况如神志、精神、食纳、大小便及患者自我感觉不适如心慌、憋气等均进行了详细了解，全面掌握患者全身情况，通过望一望、问一问、把把脉，做出综合判断。

（2）治疗中的整体观

关于如何处理邪正关系的问题，《赵炳南临床经验集》的分析中有详细记载：第一次会诊时赵老认为患者为阴血亏虚，毒热外侵，正虚邪实。在治疗上仅用抗邪解毒之剂，正气不支，无力鼓邪外出；若仅用扶正补益之剂，则有闭门留寇之害，毒热更加猖獗。所以详细权衡邪正之虚实，扶正祛邪并举。可见赵老在治疗时不局限于局部脓肿及炎症表现，一味考虑攻邪，而充分考虑患者全身体质，根据患者身体功能的强盛、邪正盛衰的关系合理配方药物。

（3）调护中的整体观

赵老治疗时不仅开具处方，还关注患者饮食起居，并给予患者食疗方。本案中赵老用药同时还嘱患者多吃西瓜和绿豆水饭。二者虽为食品，但药食同源，均具有食疗之功。《本经逢原》记载西瓜能引心包之热从小肠、膀胱下泄，能解太阳、阳明中暍及热病大渴，故有"天生白虎汤"之称，对于本患者热盛伤阴、心烦口渴、小便不利有效;《随息居饮食谱》:"绿豆甘凉，煮食清胆养胃，解暑止渴，利小便，已泻痢。"对于治疗本案患者高热、无尿、腹泻有效。

通过整体与局部结合辨证治疗，患者服中药 1 剂及局部穿刺抽脓 80mL 即出现精神好转，体温下降，拔除尿管。其后服药的 6 天时间里，全身征象进一步改善，如精神、食欲好转，可停用冰袋，自觉无不适;除此之外，还有实验室指标的验证，如白细胞计数从 17.7×10^9/L 到 16.9×10^9/L，再到 8.3×10^9/L，中性粒细胞占比从 81% 到 76%，再到 60%，均处于持续缓解状态，并最终恢复到正常范围内。乳腺体征中体现治疗有效、局部征象缓解关键指标是左乳晕内上有波动感。而入院时乳腺体征为:外上象限压痛明显，无波动感但有结节样硬块。关于辨脓肿是否完全形成，古籍中有较多记载，如《外科理例》云:"按之牢硬未有脓，按之半软半硬已成脓，大软方是脓成。"《疡医大全》谓:"凡肿疡按之软隐者，随手而起者，为有脓;按之坚硬，虽按之有凹，不即随手起者，为脓尚未成。"由此可见，虽然患者入院诊断即为乳腺脓肿，但当时脓液量并不多，或部位较深，脓肿未完全形成。后有波动感为脓液移深就浅，是脓成的标志。脓是外科疾病中常见的病理产物，因皮肉之间热盛肉腐蒸酿而成，疮疡早期不能消散，中期必化腐成脓，疮疡的出脓是正气载毒外出的现象。前期患者因机体正气较弱，不能载毒外出，故局部表现为肿块散漫坚硬，无波动感，而经治疗后根盘收束，波动感明显，为正气得复后，机体得以鼓邪外出。赵老通过内治使得脓肿集中，具备切开排脓的条件，为切开排脓打下基础。

2. 辨证论治

赵老在外科辨证中有两大特色：一是首辨阴阳，在赵老的学术体系中阴阳辨证有着举足轻重的地位；二是将温病学卫气营血辨证理论等率先用于皮肤科等外科疾病领域中。

（1）首辨阴阳

赵老在此病治疗中一诊明辨阳亢为主，但阴虚亦存。盖热壅毒聚一则耗气伤阴，一则壅血滞气，更损气阴。本例患者产后不久，本已有失血，患者又有贫血病史，加上持续高热，更加耗气伤津，气阴大伤，致津枯液竭，阳无所依附，故见心烦神昏，躁扰不宁，脉象虚数。舌无苔为阴虚明显表现。故权衡变通，一诊重解毒，不忘护气阴；而二诊脓已随毒泄，阴虚为主，余毒留存，故重养阴，不忘祛火毒。同时赵老养阴也注重扶正托毒。薛己曾曰："凡疮脓熟不溃，属气血虚也，若不托里，必致难瘥。"托里方法很多，而本案气阴两虚不能作脓，一味使用清热解毒之剂，则正气更虚，反使毒邪内攻，故赵老通过益气养阴，达到"疮不起者，托而起之；不成脓者，补而成之，使不内攻"之效。

（2）卫气营血理论的应用

败血症为毒热内攻脏腑，属中医"走黄"范畴。赵老将卫气营血理论引入外科疾病，依据叶天士"肺主气属卫，心主血属营"之说，本病例毒热攻心，高热神昏，为毒入营血分，是温病的急重证。温病营分及血分经典治疗药物为清营汤和犀角地黄汤。两个方剂在清热之中均加入养阴之剂，如清营汤中生地黄、玄参、麦冬清热养阴生津，而犀角地黄汤生地黄为臣药，一助犀角清热凉血，二恢复已失之阴血。古云："留得一分津液，便有一线生机。"叶天士曰："热邪不燥胃津，必耗肾液。"强调了热毒炽盛阶段阴虚的必然性及顾护人体津液的必要性。养阴药物的应用不仅有扶正作用，也有"壮水之主以制阳光"之效。热邪耗伤阴液，阴愈伤则热愈亢，热愈亢则阴愈伤，呈阴阳失衡之象。养阴增液通过补不足之水，制过亢之阳，达到祛除邪热、恢复机体阴阳的目的。赵老在一诊中应用石斛、南北沙参、天花粉、生地黄等养阴之品，二诊除耳环石斛、南北沙参、天花粉、生地黄外，还加用天冬、麦冬、玄参、玉竹，并非单纯直折其寒，而是充分利用其养阴清热之功。自然邪去正安。

3. 用药精妙

一诊时患者属毒热炽盛，气阴两伤，治以清热解毒，益气养阴。方中白人参、石斛、南北沙参、天花粉补血生津，益气养阴，功在扶正。莲子心、石莲子、地骨皮、茵陈、生地炭、银花炭、丹参清热利湿，凉血解毒。但具体分析其用药，无不是赵老数十年临床智慧的结晶。其中莲子心、石莲子清心热，涤除毒热，镇心安神，莲子心为赵老自创验方"三心汤"（组成：莲子心、连翘心、生栀子）之君药，石莲子清湿热，开胃进食，清心宁神，为赵老常用强心之药。地骨皮清热凉血，是赵老自创方多皮饮主药之一。《赵炳南临床经验集》载："茵陈除有清利肝胆湿热的功能外，《本草正义》中曾记载茵陈味淡利水……治足胫跗肿。所以赵老往往在小便不利下肢浮肿情况下，使用茵陈效果较好。"方中金银花甘寒芳香，轻清透达，不伤阴，生地黄导毒热渗利于下，不仅不伤阴，反能养阴。赵老认为金银花炭配生地炭，其二者炒黑存性，入血分清其毒，入心经固其阴，二者合用，有犀角之功，可使凉血功能大增，用之效果显著，是赵老在临证中总结出来的重要组合。清热解毒法是治疗痈肿疮疡疾患的基本治疗方法，若与凉血活血药配伍，则效果卓著。赵老所创许多方剂如解毒清热汤、解毒清营汤、解毒凉血汤、解毒养阴汤均体现了清热解毒药与凉血活血药相配伍的原则，大大提高了临床疗效。本方同样体现此思路，方中莲子心、石莲子、地骨皮、茵陈、金银花清热解毒，生地黄、丹参凉血活血，二者合用，效力更佳。赵老认为正虚邪实时，有肝肾阴竭之虞，应注意益气护阴。赵老曰："不识病候，过用苦寒，不但不解热，反伤其阴。"使用石斛、南北沙参、天花粉养阴生津，石斛、南北沙参为赵老解毒养阴汤中养阴主药，赵老善用耳环石斛，他体会其味甘养阴的作用大于清热，在气阴两亏而有高烧时用之最为相宜，天花粉清热生津护阴。白人参益气性专力宏以布气运液。全方邪正兼顾，用药如用兵。

二诊时患者已行脓肿切开，之前曾有休克、尿少征象，现溃口尚未愈合，每日有脓性分泌物外溢，增加了阴液脱失。故治疗增大养阴生津之力，加用黑玄参、生地黄、玉竹、二冬。其中玄参滋润上中下，且有解毒之功以透散病邪，自然邪去正安；生地黄滋肾阴，天冬佐之；玉竹润其胃肺，麦冬佐之。二冬即天冬、麦冬，亦为赵老滋阴润燥常用对药，多用于外科热症伤阴或术后康复，二药伍用其功益彰，滋阴润燥，可清心肺胃肾之虚热又有甘寒清润、畅利三焦之妙用。二诊减清热解毒药味，金银花与生地黄不用炒炭，增加滁菊花、丹皮、川连。

金银花与生地黄不用炒炭的理由是病势已有转机，毒热之邪已得控制，用药上不能引邪入里，配用菊花相伍，取其清解扬散，透营转气之效，丹皮凉血解毒，辅助菊花透营转气。黄连清利中焦，兼治患者因菌群失调导致的腹泻等不适。两次治疗的立法、处方、遣药各个细节均可体现赵老诊治之精妙。

4．重视脾胃

赵老在治疗疮疡过程中，非常重视胃纳饮食情况。在本案记载中除常规生命体征、乳腺体征、各项检验结果外，还多次描述了患者的胃纳情况。由会诊前的食纳欠佳、不思饮食，到会诊后第二天进食粥三两和枣饼一两，第三天食欲好转，详细记载了患者饮食恢复情况。病案中还记录了赵老叮嘱患者的食疗方。关于赵老注重保护脾胃的观点在其后人诸多记载中都有体现。如张坤在跟随赵老学习外科疾病过程中记载赵老"调理脾胃贯彻始终"；王玉芝等在赵老用药经验中详细记载了赵老理气健脾药的应用；而赵老关于颈痈的医案记载中，也记载赵老注意保护脾胃以增强体质的观点，且赵老不同于一般医家，对痈肿疔疖过分强调饮食控制，"赵老则除病情较重者外也不太过分地强调饮食的控制"。

纵观此乳痈病案，在当时经济条件差、科技水平不发达的情况下，赵老使用中医传统方法力挽狂澜，一个病案已充分体现了赵老精湛的医术。本案虽为20世纪70年代病例，但仍对现今临床起到了巨大的指导作用。关于其后人在70年代记录此案时提出的"中医所谓益气养阴，是否可以理解为具有调整机体的水盐代谢、电解质紊乱，增强机体防御功能，相应地使抗生素增效，最后控制了细菌感染，为中西医结合治疗严重细菌感染提供了线索"的思路，也让人感叹和钦佩彼时中医老专家们积极探索的态度。而目前"中医在抗生素治疗中的替代作用"
正是中医外科研究热点且很具前景的研究方向之一。

第二节　难愈性肉芽肿性乳腺炎病案

一、病案摘要

患者女，32岁，因"双乳红肿破溃1个月"来诊。

患者2018年4月初出现右乳红肿疼痛，使用抗生素、激素
等方法治疗，乳房结块不消，病情无明显缓解；5月中旬患者
病情进一步发展，新发左乳肿物，同时双乳脓肿形成，肿胀疼
痛明显，体温38.5℃，且出现双下肢结节红斑，行走困难。患
者5月17日行双乳脓肿切开引流术，病情不缓解。行穿刺病理
学检查，考虑肉芽肿性乳腺炎。

5月23日吕培文教授第一次会诊：患者为术后第6天，虽
较大脓肿通过引流缓解，但右乳全乳及左乳下方仍有较明显
实性病灶，局部红肿发热，刺痛明显，体温最高38.5℃。患
者诉有头痛、乏力、多汗、食欲不佳、眠差、烦躁、便溏等
不适。查体：右乳红肿，范围波及全乳，内上象限可见引流
管，淡红色渗液，伴少量絮状物，按之质偏硬，皮温高，压痛
明显，左乳皮色正常，引流管已拔除，下方可触及肿物，范围
约5.0cm×1.5cm，局部皮温高，质硬，有压痛感；双下肢散
在结节性红斑，皮温高，压痛（+）；舌紫暗尖红，苔黄腻，脉
沉细。证属湿热内蕴，治以清热祛湿，托里透脓。方药：连翘
15g，蒲公英30g，黄芩10g，赤芍15g，太子参15g，冬瓜子
30g，延胡索10g，生黄芪60g，当归10g，苍术10g，白花蛇舌
草30g，鸡血藤15g，金银藤15g，虎杖30g，陈皮10g，生麦

芽 30g，炒酸枣仁 15g，茯神 15g，砂仁（后下）6g。20 剂，水
煎服。再以芙蓉膏、定痛膏 1：1 混合外用。继续口服泼尼松
7.5mg/ 日抗感染治疗，预防免疫系统对于其他脏器的损害。同
时身心同调，嘱患者注意调节情志，保持心情舒畅。

6 月 12 日吕培文教授第 2 次会诊：患者体温已恢复正常，
烦躁、寐差、食欲不佳等全身症状明显缓解，下肢结节性红斑
已不明显，诉乳房仍有疼痛。查体：右乳引流口已愈合，上方
肿物较前缩小，触诊仍有腺体增厚感，外上象限可见红肿，范
围约 4cm，触诊有少量波动感，触痛明显；左乳肿物质地仍略
硬，大小基本同前；舌尖红，脉细滑。证属湿热内蕴，治以清
热祛湿，托里透脓。方药：柴胡 10g，牛蒡子 15g，赤芍 30g，
党参 12g，白芷 15g，皂角刺 15g，桔梗 10g，生黄芪 30g，炒
白术 12g，茯苓 12g，泽泻 12g，白花蛇舌草 30g，延胡索 30g，
川芎 20g，青皮 15g，蒲公英 30g。14 剂，水煎服。再以铁箍散
软膏、复方化毒膏 1：1 混合外用。后续治疗皆在此方的基础上
根据兼症加减化裁。经治疗左乳结块逐渐缩小，病灶由阴转阳，
结块局部开始红肿，逐渐形成脓肿，于 8 月 20 日行左乳脓肿切
开引流。

8 月 27 日请吕培文教授第 3 次会诊：患者双下肢结节性红
斑已愈，行动自如，无疼痛。患者诉偶有头痛，情志较前明显
好转，口苦，乏力，多汗，纳可，眠差，大便偏干。查体：右
乳局部质略韧，皮温正常，轻压痛，乳晕上方略有波动感；左
乳红肿区域较前缩小，病灶局限；舌暗红，苔白微腻，脉沉细。
证属气血两虚，余毒未净，治以健脾和胃，益气生肌。方药：
生黄芪 30g，当归 10g，白芍 10g，赤芍 20g，连翘 30g，玄参
15g，桔梗 10g，白芷 10g，炒薏苡仁 15g，土贝母 10g，蒲公英

30g，白花蛇舌草 15g，虎杖 15g，延胡索 10g，柴胡 6g，莲子心 5g，生甘草 5g。14 剂，水煎服。外用药同前，继续铁箍散软膏、复方化毒膏 1：1 混合使用。激素逐渐减量，直至停药。

后患者定期于门诊复诊，肿物逐渐缩小，疮口逐渐愈合。11 月 19 日再诊时，患者双乳松软，肿物已消失，溃口愈合，超声下显示无明显病灶，临床治愈，随访半年无复发。

二、病情分析

肉芽肿性乳腺炎包括急性期、脓肿期、肿物期、溃口期四期，每期均有其相应治疗原则，如急性期多表现为局部红肿，临床常以清热解毒法治疗，脓肿期多采用切开引流或穿刺抽脓。但针对复杂型病例，常多期并存，如此例患者，会诊时患者新发肿物不足 2 周，从时间而言属疾病急性期，但既有脓肿，又有肿物，且已行切开引流手术，故存在溃口，四种发病阶段在此患者身上同时体现，且患者双乳发病，此起彼伏，临床治疗十分棘手。若单纯急性期可采用消法消散肿物，溃口期可采用补法促进溃口愈合，肿块期或脓肿期可采用托法促进僵块成脓或透脓外出。但患者既有局部红肿，又有溃口，且伴随大范围僵块，欲脓不脓、欲消不消、欲敛不敛，外科治疗在消、托、补三法中如何选择是本病的治疗难点之一。患者之前已经激素、抗生素、手术等多重治疗，正气损伤，病情更加复杂。其双乳肿物均较大，既有乳房明显刺痛、部分皮肤红肿、皮温高、压痛明显、体温高、双下肢散在结节性红斑、头痛等阳证表现，又有肿物质硬、部分区域皮色正常、引流物色淡、乏力、多汗、食欲不佳、眠差、便溏等阴证、虚证表现。选用温阳法还是清热法，也是本病治疗的一个难点。

　　吕培文教授详查患者局部体征、全身表现及自觉症状，结合舌脉，四诊合参，辨此例为半阴半阳证。《医宗金鉴》云："半阴半阳者，漫肿不高，微痛不甚，微焮不热，色不甚红，此证属险。若能随证施治，不失其宜，则转险为顺，否则逆矣。"此论述充分阐明了半阴半阳证为本病治疗关键阶段，若治疗得当，或肿消痛减，或僵块缩小，或脓随毒泄，或溃口收敛，疾病痊愈有望；若失治误治，或红肿加重，或肿物增大，或脓毒旁窜，或溃口难敛，病情进一步加重。

　　吕培文教授认为，临证中中医外科病证凡不属于典型阴证或阳证的，即介于两者之间表现者，都可被称为半阴半阳证。此时既不可一味祛邪，又不可急于扶正。在消、托、补三法选择中，吕培文秉承燕京外科名家自创的"缓托"法，即半消半托与半补半托相结合，既非完全补益，又非完全透托与清消，达到徐缓托之的效果。第一次会诊时患者正虚邪实为主要矛盾，机体无力托毒外出，缓托治疗中以补为主，清热祛邪为辅，透托次之。补法中重用生黄芪、太子参益气健脾托毒，太子参既有补气之功，又防人参、党参助阳滋腻之弊；黄芪为"补气诸药之最"，元代张元素曰黄芪"内托阴疽，为疮家圣药"，吕培文教授多用生黄芪而避用炙黄芪，免其滋腻之弊。当归、赤芍、冬瓜子养血滋阴，其中当归养血补益力佳，素有"一味当归，功同四物"之说；赤芍凉血养血；冬瓜子育阴托毒，为吕培文教授常用托药。三药配合生黄芪、太子参而起到气血、阴阳双补之效。陈皮、麦芽、砂仁、苍术健脾益胃，补后天之本且促健运中焦，提升机体正气。炒酸枣仁、茯神宁心安神，通过调节睡眠达到提升机体免疫力、促进正气恢复的效果。全方以补为主，清热消痈为辅，配以蒲公英、白花蛇舌草、虎杖、连翘、黄芩清热解毒祛邪，寓托法于益气养阴之中。

在阴阳问题的处理上，吕培文教授善用和法，即调和阴阳之法，选用赵老调和阴阳著名方剂四藤组合中的关键药物鸡血藤、金银藤调和阴阳，通达四肢，治疗下肢结节性红斑及患者失眠、头痛等局部症状。

吕培文教授二诊时，患者症状较前减轻，右乳引流口已愈合，无发热，肿物较前缩小且局部有波动感，触痛明显。可见经过一诊治疗，患者正气得复，已有托里透脓之力，局部脓肿进一步形成；邪毒较前减轻，但仍有留存，故仍有炎性片块，质地偏硬，皮色正常。此时仍以缓托法治疗，但和第一次用药相比，鉴于正气已部分恢复，故增加透托之力。在使用党参、生黄芪益气健脾托毒的基础上，增加白芷、皂角刺、桔梗等药托毒外出，继续使用蒲公英、白花蛇舌草、赤芍等清热解毒药物清解余毒。此时治疗以托法为主，补养为辅，清解法次之。外治以清热消痈、托毒外出为要，选用铁箍散、复方化毒膏，将透托法用于外治。此即吴师机所说"外治之理，即内治之理，外治之药，亦即内治之药，所异者法耳"。

患者经治疗后正气得复，透脓外出，三诊时为再次脓肿切排后，脓腔脓腐已不多，疮面肉芽苍白水肿，愈合缓慢，此时处于溃口期，为正虚而邪不实，腐尚有、肌未长。治疗上虽仍以缓托为法，但此时正虚为主要矛盾，所以以补为主，托法与清消为辅。方中生黄芪益气健脾托毒，当归补血活血，赤白二芍养血柔肝，玄参育阴托毒，炒薏苡仁、甘草健脾和胃。托药中使用白芷、桔梗。消法中使用白花蛇舌草、虎杖、连翘、莲子心、蒲公英、土贝母清热解毒，散结消肿；辅以柴胡疏肝，延胡索活血止痛。全方补中有托、托中有消，以补益气阴敛疮为主，清消余毒为辅。

此病案为难愈性的肉芽肿性乳腺炎病案，吕老通过中医内外合治有效干预，减轻了患者全身及局部症状，最终彻底治愈疾病，成功保留乳房，使患者免遭手术切除乳房之苦，并通过中药调理，提高了患者的免疫力，有效预防了疾病的复发。

三、临证备要

从吕培文教授会诊情况看，本案充分体现了吕老的精湛医术及其在肉芽肿性乳腺炎治疗中的特色。

1. 学贯中西

吕老虽为中医大家，但临床提倡以疗效为最重要的标准，中西医兼顾。肉芽肿性乳腺炎是一种自身免疫性疾病，激素是常用治疗方案之一，吕老一诊时，考虑到患者全身反应较重，建议口服激素预防这种免疫反应对其他脏器可能造成的损伤，认为治病要从患者全身考虑，急则治其标，缓则治其本。在治疗过程中用中药替代激素，减少其副作用，降低本病的复发率。

2. 托法应用

（1）妙用缓托

结合本病病因病机，虽其病表现为外在肿物及溃口等，但其根本在于内在脏腑气血功能的紊乱，故吕培文教授在调治过程中司外揣内，多以内调为根本，强调赵炳南老先生所言："没有内乱，不得外患。"临证重视内治法的重要性，纠正全身脏腑或气血状态的偏颇以达到治愈肿物的目的。吕培文教授从首诊起用药即着重于托法，针对复杂性肉芽肿性乳腺炎，在继承先师赵炳南、王玉章理论的基础上，创造性使用缓托法，因势利导，不伤正气。吕培文常强调："半阴半阳并不是简单的阴阳平均分，而是一个动态变化的过程，阴阳各占几分会随着病情变化此消彼长，需要仔细辨证，把握治疗时机。"本病例整个诊治过程亦在此理论指导下根据病情变化调整用药。

（2）外治亦托

燕京外科流派首次将消、托、补的学术思想用于外治法，不局限于内治法的应用，这是消、托、补理论的一个巨大创新。外科之病外在表现常较明显，根据局部阴阳变证立论，一诊时患者皮色焮红灼热，且疼痛明显，溃后脓液稠厚，局部辨证以阳证为主，此时邪实旺盛，宜消除邪毒，故选用外敷芙蓉膏＋定痛软膏1∶1混合使用，在清热解毒、消肿止痛的前提下，增加其活血化瘀散结之力。二诊时，疮面溃后难消，肿硬明显，皮色正常，肿胀范围不局限，根盘根脚散漫，局部辨证属半阴半阳，多难消、难溃、难敛，正处于有脓不脓、欲溃不溃的正邪交争阶段，选用铁箍散＋化毒膏1∶1混合外敷托脓外出。铁箍散透托之力强，但清热之力不足，故配以复方化毒膏，增加清热解毒、消肿止痛之力。二者适用于炎症边界不清，肿疡根盘不聚，肿势散漫等，箍集围聚，从而使病损移深就浅，这也是将托法用于外治的特色体现，其功效互补，故经常联用。

3. 擅用和法

患者难愈性肉芽肿性乳腺炎发病已有时日，前期又有抗生素及糖皮质激素使用史，使得病情更加复杂，局部可见红肿、肿物、破溃等多种病灶并存，属于典型的阴阳失调情况，加上双下肢结节红斑，提示全身的炎症反应明显。阴阳平衡对病损变化起着重要作用，对此吕老强调对阴阳的调节，阴平阳秘，则正气充足，邪不可干；阴阳失衡，则正气无以祛邪外出。在多年的临床工作中，对于半阴半阳证，吕老传承先师赵炳南先生经验，常用藤类药调和阴阳。藤主通，循经络，无所不至，故可通达十二脉，运用于全身各处疾病。复杂性肉芽肿性乳腺炎病程长，且具有易反复发作的特点，符合中医"久病入络""久病在络"的特征，而从其病机而言，也多有络病气滞脉络 - 久病及血 - 络脉瘀阻 - 痰瘀互结的发病特点。吕培文抓住肉芽肿性乳腺炎"气血失和，阴阳不调"的病机，针对半阴半阳证使用四藤调理枢机，通行十二经，行气活血，调和阴阳，最终达到气血调和、阴平阳秘的效果。其在一诊时所用鸡血藤、金银藤为赵老四藤组合中药物，既有行气补血之功，又具清热解毒之效，并可调和气血阴阳。其他常用药还有：天仙藤、首乌藤、钩藤、络石藤等。

第三节　急性乳腺炎病案

病案一

患者王某，女，31 岁，已婚。2019 年 6 月 11 日初诊。

患者产后 46 天，左侧乳房红肿热痛，体温 40℃，于外院抽脓后置管引流 2 周，回乳后仍有乳汁外溢，每日约 300mL，便略干，舌尖边红，苔黄，脉细。查体：双乳对称，乳头无凹陷，轻压双乳可见溢乳现象，左乳内侧引流管引流出乳汁，触及周围质韧。

中医诊断：乳痈（气滞热壅证）。

西医诊断：急性乳腺炎；左乳脓肿术后。

治法：疏肝清热，回乳散结。

处方：

生黄芪 10g　　　当归 10g　　　　赤芍 20g　　　路路通 5g

丝瓜络 5g　　　焦麦芽 60g　　　车前子 30g　　　王不留行 10g

冬瓜子 15g　　　瓜蒌 15g　　　　黄芩 15g　　　　生甘草 5g

蒲公英 30g　　　桔梗 10g

7 剂

注意事项：保持心情愉悦，饮食清淡。

2019 年 6 月 18 日二诊：患者现产后 53 天，药后肿胀已消，乳汁逐渐减少，乏力，喜饮，多汗，二便调，舌边尖红，苔黄，脉沉细。查体：轻压双乳头，乳汁不多，触诊置管口周围略有增厚感。

中医诊断：乳痈（气滞热壅证）。

西医诊断：急性乳腺炎；左乳脓肿术后。

治法：疏肝清热，回乳散结。

处方：

生黄芪 20g　　　当归 10g　　　　赤芍 20g　　　　路路通 5g

丝瓜络 5g　　　焦麦芽 60g　　　车前子 30g　　　冬瓜子 15g

瓜蒌 15　　　　黄芩 15g　　　　生甘草 5g　　　　蒲公英 30g

桔梗 10g　　　　浮小麦 30g　　　桑叶 10g

7 剂

注意事项：保持心情舒畅。

2019 年 6 月 25 日三诊：患者引流管已拔除，局部无明显不适，仍有乏力，夜寐差，纳可，多汗减轻，烦躁，二便调，舌淡，边尖红，苔薄，脉细。

中医诊断：乳痈（气滞热壅证）。

西医诊断：急性乳腺炎；左乳脓肿术后。

治法：疏肝清热，回乳散结。

处方：

生黄芪 30g	当归 10g	赤芍 10g	太子参 10g
丝瓜络 5g	柴胡 6g	车前子 30g	王不留行 10g
冬瓜子 15g	瓜蒌 15g	黄芩 15g	生甘草 5g
蒲公英 15g	桔梗 10g	浮小麦 30g	桑叶 10g

7 剂

注意事项：保持心情舒畅，注意局部垫棉压迫。

按： 本例为吕培文教授医案，患者是产后乳腺脓肿的患者，在外院置管引流，存在主要问题为乳汁难回，不能拔管，就诊于多家医院无果。乳痈是临床常见的病证，治疗早期以通为用，该患者就诊时乳汁每日可排出 300mL，就诊的关键就是尽快回乳，方能拔管，吕培文回乳时运用活血利水之法，并结合通乳回乳，其效佳。乳为血化，血乳同源，麦芽多用可耗伐胃气，营血化生必少，血少则乳少，当归、赤芍活血，可使乳汁减少。考虑到仍有乳汁分泌过剩造成的乳汁淤积，有乳络失宣之象，故在回乳时与通乳络药合并应用，加王不留行、丝瓜络、路路通等药物疏通乳络，以排宿乳、散淤积，起回乳散结之功。再加用活血利水药车前子、冬瓜仁等，共同起到活血回乳的作用。服药 7 天，患者乳汁量明显减少，出虚汗，此为产后体虚，故加大黄芪用量，并加浮小麦敛汗。服药 7 天，乳汁基本已无，拔除引流管，继续巩固服药 1 周。从中可以看出，本病在治疗时要注意两点：一是扶正祛邪，扶助正气，增加患者抵抗力非常重要；二是要用好内托法，将余邪除尽。

病案二

患者张某，女，24 岁。1972 年 4 月 18 日初诊。

患者产后 24 天，突然恶寒发热，右侧乳房胀痛，经医院检查诊为"急性乳腺炎"，曾注射青霉素、链霉素，未见好转，发病第 3 天来诊。现症见恶寒发热，恶心纳少，口干口渴，心烦不安，大便干燥，小便黄赤。查体：体温 38.6℃，面色潮红，呼吸急促，右乳内上方有 11cm×9cm 肿块，皮色微红，压痛拒按，无波动感，右腋下淋巴结肿大压痛。舌苔黄腻，舌质红，脉弦数。实验室检查：白细胞计数 22.6×10⁹/L，中性粒细胞占比 84%。

中医诊断：乳痈（毒热壅阻证）。

西医诊断：急性乳腺炎。

治法：清热解毒，理气活血，通乳散结。

处方：

①金银花 24g　　连翘 15g　　蒲公英 24g　　赤芍 9g

　陈皮 9g　　　　竹茹 9g　　　枳壳 9g　　　漏芦 9g

　通草 6g　　　　大黄 6g　　　薄荷 9g　　　黄连 6g

3 剂

②患乳用温水湿热敷，行乳房按摩，红肿处外敷芙蓉膏。

1972 年 4 月 21 日二诊：患者服药 3 剂，发热已退，体温 36.9℃，右乳肿块缩小至 4cm×2cm，恶心止，纳增，口渴好转，大便通畅（每日 1～2 次），小便微黄。复查白细胞计数 9.3×10⁹/L，中性粒细胞占比 70%，舌苔薄黄，脉弦滑。治以初诊方去枳壳、大黄、薄荷、黄连，加当归尾 9g，猪苓 9g，天花粉 12g，玄参 15g。外治法同前。

1972 年 4 月 24 日三诊：患者体温 36.7℃，右乳肿块已消退，右腋淋巴结肿大已消，余无其他不适，舌苔薄黄，脉弦滑。继服前方 3 剂，以巩固疗效。

按：本例为房芝萱教授病案。本案患者系因产后气血多虚，又因阳明胃热上蒸，经络阻隔，乳汁内壅，淤滞成块，郁久化热，毒热炽盛，已有乳败肉腐成脓之势。治以清热解毒为主，力争内消。方中金银花、蒲公英、连翘清热解毒，散结消肿，赤芍凉血活血，枳壳、陈皮疏肝理气，黄连、竹茹清胃热，降逆气，漏芦、通草通乳散瘀消肿，薄荷辛凉解表，大黄荡涤胃肠之积滞。房芝萱认为，患者虽产后体虚，但邪实热炽，枳壳、大黄降气通下之属旨在攻邪，邪去才能正安。另外配合外治法，疏通淤乳，化滞散结。复诊时患者病情明显好转，但仍觉口渴、尿黄，故加用天花粉、玄参养阴清热，佐以猪苓利尿，疾病顺利治愈。

病案三

患者潘某，女，29 岁，已婚。1973 年 9 月 10 日初诊。

患者产后 4 个月，于 2 个月前左乳内侧肿胀、疼痛、发热，诊为"急性乳腺炎"，经抗生素等治疗无效，化脓自溃，溃后热渐退，疼痛等症也逐渐消失，但破口始终不愈，乳汁似有若无，全身无力，气短不眠，食欲不振，便溏，舌苔薄白，脉沉细。查体：慢性病容，形体消瘦，语音低微，双目无神，颜面无华，指甲苍白，左乳内侧可触及肿块，大小约占乳房内侧的四分之三，表面不红，皮温不高，质硬，疮口塌陷，脓稀色灰，其味腥秽，用探针检查，斜行探入达 7cm 深。

中医诊断：乳痨（气血两亏，脾虚胃弱证）。

西医诊断：急性乳腺炎。

治法：气血双补，扶脾开胃。

处方：

①生黄芪 24g　　党参 18g　　云苓 15g　　白术 12g

　当归 12g　　　赤芍 9g　　　扁豆 15g　　山药 12g

　陈皮 6g　　　　鸡内金 9g　　生谷芽、生稻芽各 18g

20 剂

②外用甲字提毒粉干撒疮口，外贴痈疽膏。

1973 年 10 月 2 日二诊：患者药后自觉体力好转，食欲增进，大便变稠，两日一行，量不多，左乳症状如故。治以温化寒湿，补益气血。

处方：

①麻黄 6g　　　甘草 3g　　　熟地黄 18g　　炮姜 9g

　肉桂 9g　　　鹿角胶 10g　　生黄芪 24g　　党参 18g

　白芥子 12g　　云苓 15g　　　白术 12g　　　当归 12g

　赤芍 9g

15 剂

②外贴阳和解凝膏。

1973 年 10 月 18 日三诊：患者服上方 15 剂，精神气力均见好转，食欲、二便正常，乳汁已通，量已满足哺乳需要。左乳乳汁较少，其内侧硬块变软，疮口红活高起，有新生肉芽，轻度疼痛，漏管变浅（深 5cm），脓汁黄稠。上方加白芷 9g，桔梗 9g。外用甲字提毒粉，用棉捻上药，外贴阳和解凝膏。

1973 年 10 月 30 日四诊：患者疮口肉芽新鲜，瘘管深1.5cm，脓已减少，左乳硬块范围已缩小并继续变软。治以益气养血，健脾生肌。

处方：

生黄芪 18g　　云苓 15g　　白术 12g　　　甘草 3g

当归 12g　　　赤芍 9g　　　太子参 18g　　　白芥子 9g

20 剂

1973 年 11 月 27 日五诊：患者疮口肉芽已平，已有新生上皮，面色红润，全身情况良好，改为每日早服八珍丸 2 丸，晚服人参养荣丸 2 丸。外用粗生肌粉、吃疮粉各半，混匀干撒。

1973 年 12 月 5 日来诊，疮面愈合。

按：本例为房芝萱教授病案。患者原为乳痈，日久正气耗伤，已发展成为乳痨。局部肿块不红不热，疮口塌陷，脓稀色灰，均为乳痨之象。乳痨属阴疽的范围，说明本证已由阳转阴。故治宜大补气血，扶脾开胃，以治后天之本，接济气血之源。方中生黄芪、党参、当归补益气血，云苓、白术、扁豆、山药、生谷芽、生稻芽、鸡内金扶脾开胃以实后天，赤芍、陈皮活血宽中利膈。药后患者虽体力好转，食欲增加，气血有所恢复，但是仍有湿寒凝滞，非回阳托里不能温化。故用阳和汤加生黄芪、党参、当归补益气血，云苓、白术健脾益胃，佐以赤芍活血。外用阳和解凝膏温化寒湿，解凝散结，内外兼治，相辅相成。三诊时患者已有回阳之象，乘势加入桔梗、白芷托里之品，外用甲字提毒粉化腐生肌，加速疮口愈合。四诊时阳回寒化凝散，再以气血双补之法，促进生肌收口。方中当归、太子参、生黄芪双补气血，云苓、白术健脾生肌，佐白芥子温通腠理，赤芍活血，药少而力专。本例乳痈由阳转阴，又由阴回阳进而治愈的过程，体现了房芝萱辨证施治的思维方法和实践经验。

病案四

患者王某，女，29 岁，已婚。2019 年 5 月 6 日初诊。

患者产后 9 个月，左乳肿胀、疼痛、发现结块 3 天，伴发热 39℃，疼痛评分 6 分。超声检查：哺乳期乳腺；双乳腺体组织回声增强，导管扩张；右乳可见多个片状稍高回声区，大者位于外上，范围约 5.1cm×2.0cm，边界欠规则，包膜感不明显，内可见少量血流信号；左乳外上可见片状回声，欠均匀，范围约 4.8cm×1.9cm，边界不清，无明显包膜感，内部可见少量血流信号。双腋下未见异常肿大淋巴结。

中医诊断：乳痈（肝胃郁热证）。

西医诊断：乳头炎；阻塞性乳腺炎（瘀积性）。

治疗过程：

予中药超声药物透入治疗及脉冲短波治疗各 10 分钟，消炎止痛，疏通乳络。再给予无痛手法按摩通乳技术，左右乳手法通乳各 10 分钟后，左右乳乳喷良好，左乳肿块消散，疼痛评分 2 分。测体温 38.5℃。指导患者按需哺乳，38.5℃以下可进行母乳喂养。哺乳期每日饮水 2500mL，饮食宜清淡易消化，富含优质蛋白质，如丝瓜、牛肉、茭白等；忌食猪蹄汤等肥甜厚腻食物。注意调畅情志，保持良好睡眠。外用芙蓉膏。

2019 年 5 月 7 日二诊：患者复诊，诉左乳结块肿胀疼痛较前减轻，疼痛评分 2 分。体温 36.8℃，乳汁通畅。遵医嘱继续用芙蓉膏外敷治疗。

按：运用无痛手法按摩通乳技术治疗哺乳期乳腺炎，使患者乳络得通，淤乳排出，肿块乃消，其热自退；同时不影响患者继续哺乳，且无乳房残留肿块等后遗症。乳痈初起可有效预防乳房脓肿形成，符合中医"既病防变"思想。加芙蓉膏外敷局部，则散结止痛效果显著。

按：运用无痛手法通乳技术可疏通乳络，促进乳汁排出，减少乳汁淤积，增强局部血液循环，达到消肿、止痛的双重治疗作用。外敷芙蓉膏可清热解毒，活血消肿。

第四节　乳腺增生病案

病案一

患者孙某，女，46 岁，已婚。

患者有乳腺多发性囊性结节病史多年，时有胀痛。其月经周期基本正常，但量少，夜寐差，易醒，胸闷，易烦躁，舌暗尖边红，边有齿痕，脉细滑。查体：触诊右乳外上象限增厚。患者同年 7 月份曾行子宫肌瘤切除术（微创）。

中医诊断：乳癖（肝郁脾虚证）。

西医诊断：乳腺增生。

治法：疏肝解郁，健脾和胃。

处方：

丹皮 10g	炒栀子 10g	柴胡 10g	当归 10g
白芍 10g	鸡血藤 20g	首乌藤 10g	茯神 15g
青皮 10g	陈皮 10g	川楝子 6g	连翘 20g
浙贝母 10g	丝瓜络 6g	瓜蒌 10g	远志 10g

14 剂

注意事项：保持好心情，勿熬夜，少食油炸食物。

按：本例为吕培文教授医案。对于乳腺增生症的治疗，吕培文教授运用调和法，用药平和，以疏理肝气、健脾和胃、养血和血、调理冲任为主。该患者为乳腺增生伴更年期综合征，治疗采用调和法，注重气血平衡，疏肝理气配合滋补肝肾，取加味逍遥丸之意。方中柴胡疏肝，当归、白芍养血柔肝，鸡血藤、首乌藤调理阴阳，茯神、远志宁心安神，青皮、陈皮理气通络，连翘、浙贝母化痰散结，丝瓜络清热通络。其用药精妙，此类配伍用于该类疾病的治疗临床疗效较好。

病案二

患者原某，女，45 岁，已婚。

患者每于月经前双乳胀痛，检查见双乳多发性实性及囊性结节，无明显乳头溢液，平素情绪易波动，劳累，喜食辛辣，夜寐多梦，月经正常，易烦躁，口干，二便调，舌红，边尖甚，苔白腻，脉沉细。查体：双乳对称，乳头无凹陷及溢液，双乳外上象限可触及片状结节，质软，活动较好。辅助检查：超声提示乳腺增生。

中医诊断：乳癖（肝郁脾虚，痰湿凝结证）。

西医诊断：乳腺增生。

治法：疏肝理气，健脾养血。

处方：

首乌藤 10g	生黄芪 10g	陈皮 10g	山药 10g
当归 10g	白芍 10g	柴胡 5g	川楝子 5g
女贞子 10g	枸杞子 10g	鸡血藤 15g	炒枣仁 15g
瓜蒌 10g	玫瑰花 10g	连翘 15g	浙贝母 10g

7 剂

注意事项：调畅情志，饮食清淡。

按：该患者局部触诊见乳房多发片状结节，结节质软，局部辨证与整体辨证相结合，故方中陈皮、山药、连翘、贝母散结，而不用炮山甲、皂刺等破瘀散结之品。柴胡、玫瑰花疏肝解郁，当归、白芍养肝血，鸡血藤补血行血，炒枣仁安神，瓜蒌理气散结，川楝子理气止痛，女贞子、枸杞子调理冲任，全方共奏"理、健、调"之功。同时提醒患者注意调畅情志，适度运动。

病案三

患者王某，女，36 岁。

患者 1 个月前无明显诱因出现双乳肿痛，经外院诊断为"乳腺增生"，为求进一步诊治前来就诊。现症见患者面色萎黄，双乳胀痛，经前加剧，经量少，情志不遂，纳少，寐欠安，大便干，小便调，舌红，苔少，脉沉细。查体：双乳外上象限可触及多个片状结节，压痛（＋），皮色正常，双侧腋下淋巴结未及肿大。

中医诊断：乳癖（肝郁气滞，气血失和证）。

西医诊断：乳腺增生。

治法：疏肝解郁，调和气血。

处方：

柴胡 10g	当归 10g	白芍 10g	香附 10g
郁金 10g	玫瑰花 10g	首乌藤 15g	炒枣仁 15g
茯神 10g	鸡血藤 15g	夏枯草 10g	丝瓜络 10g
青皮 10g	陈皮 10g		

14 剂

按：本例为吕培文教授医案。该患者气血虚弱，阴液亏损，脉道更易滞涩，治疗当以疏肝解郁、调和气血为主。方用青皮、陈皮、香附、郁金等理气药，既可以理气散结，又可令其补而不滞。当归、白芍为吕培文教授常用养血之主药，具养血柔肝之功，机体气血充足则循环旺盛，可促使通络散结，故吕培文教授在辨证施治的基础上，常用归芍药对，配合其他益气养血之品治疗，临床收益颇丰。该患者治疗2周后，双乳结节较前变软，疼痛再无发作，坚持1个月后结节基本消退，情志遂，纳眠可，二便调。此患者初诊时，形体消瘦，面色萎黄，情志不遂，结合舌脉，一派肝郁气滞、气血失和之象，立法以疏理气机为要，同时注重扶正，以助散结。同时需注意，此例患者本身气血不足，不可妄投活血攻伐之品，恐伤其正，否则适得其反。

病案四

患者李某，女，28岁。

患者双侧乳房常于经前期胀痛，平素月经规律，量偏少，性情急躁易怒，纳可，眠安，大便每日2～3次，不成形，舌红，边尖甚，苔白腻，脉沉细。查体：双侧乳房多发片状结节，其质软，未触及明显异常肿物，无乳头凹陷及橘皮征表现，局部触痛（＋）。

中医诊断：乳癖（冲任失调，肝郁脾虚证）。

西医诊断：乳腺增生。

治法：调理冲任，养肝益肾。

处方：

陈皮 10g	山药 10g	当归 10g	白芍 10g
白蒺藜 10g	川楝子 6g	女贞子 10g	枸杞子 10g
丹皮 10g	玫瑰花 10g	连翘 20g	浙贝母 10g

7 剂

注意事项：调畅情志，适度运动。

按：本例为吕培文教授医案。辨证时应局部辨证与整体辨证相结合，该患者局部触诊乳房多发片状结节，结节质软，整体月经量少，大便不成形，结合患者平素急躁易怒、经血少、舌尖红、脉沉细等表现，临床辨治以调理肝肾为主。方中陈皮、山药、连翘、浙贝母散结，而不用山甲、皂角刺等破瘀散结之品。吕培文喜用山药健脾益肾，山药不仅味甘归脾，且色白入肺，液浓入肾，性甚平和，能扶正固本，肾为先天之本，脾为后天之本，山药则长于补脾益肾。连翘也是其临床常用散结要药，其味苦，性微寒，功能软坚散结，临床常与浙贝母合用，共奏软坚散结之功。疏肝解郁常用药为柴胡，但久用有劫肝阴之虞，故不用柴胡，而用白蒺藜、玫瑰花，再加女贞子、枸杞子，共奏疏肝解郁、养血益阴、调理冲任之功，使壅者易通，郁者易达，结者易散，坚者易软。同时提醒患者注意调畅情志，适度运动。经过1个月的治疗，患者疼痛消失，情绪平稳。纵观全方，虽治乳腺肿块，但不用破气破血药和攻伐药，以扶正为主，肿块同样会消，也可取得良好效果。

第五节　浆细胞性乳腺炎病案

病案一

患者姜某，女，37岁，已婚。

患者左乳肿痛2月余，曾行穿刺手术，穿刺出脓血性分泌物，行对症治疗（具体不详），药后肿物明显缩小，疼痛减轻，夜寐差，大便黏，时有烦躁，乏力，舌淡，苔薄白，脉沉细。

查体：左乳红肿、破溃。

中医诊断：粉刺性乳痈（气血不足证）。

西医诊断：左乳浆细胞性乳腺炎。

治法：益气养血，化痰散结。

处方：

连翘 30g	蒲公英 20g	赤芍 15g	土贝母 10g
丹参 15g	鸡血藤 10g	陈皮 10g	枳壳 10g
柴胡 5g	川楝子 6g	当归 10g	白芍 10g
莪术 10g	鬼箭羽 30g	生黄芪 15g	炒薏苡仁 15g

14 剂

注意事项：保持情绪平稳。

按：在浆细胞性乳腺炎的治疗中，常出现局部炎性包块、脓肿、窦道等病理表现，此时可采用稳托法，即消肿托毒，半托半消。托法根据：气虚者重用生黄芪，阴虚者加用天花粉、桔梗，肿硬欲破者加炒山甲、皂角刺。本例患者的感染红肿已经进入半阴半阳状态，红肿轻，无破溃之势，但疼痛较重，脉象沉细，故采用缓托之法，因势利导，能破则破，能消则消。该患者脓血已出，治疗以养血益气、化痰散结为主。

病案二

患者王某，女，31 岁，已婚。2019 年 1 月 10 日初诊。

患者 2 个月前右乳出现肿物，疼痛，无发热，于外院应用抗生素治疗，肿块缩小变软，疼痛减轻，现乳房偶有疼痛，月经规律，睡眠可，纳食正常，大便每日一行，自诉近日工作压力大。既往史：曾于 2018 年 8 月 1 日行双乳肿物切除术，病理提示左乳乳腺腺病伴纤维腺瘤形成；右乳纤维腺瘤伴间质玻璃样变。查体：右乳上方可及肿块，范围超过 10cm×10cm，压痛不明显，波动感无。左乳上方乳晕处切口下稍硬。婚育史：孕 1 产 1，产后曾哺乳 15 个月。家族史：其姨及姑患乳腺癌，无传染病史。

中医诊断：粉刺性乳痈（肝郁湿毒内蕴证）。

西医诊断：浆细胞性乳腺炎。

治疗过程：

患者乳房出现肿块、疼痛，疼痛评分4分，情绪焦虑，予患者芙蓉膏、铁箍散膏、化毒膏交替外用贴敷治疗，以软坚散结，消肿止痛。同时进行健康宣教，向患者介绍相关疾病知识以消除其紧张焦虑情绪。

2019年1月22日二诊：患者乳房无疼痛，情绪可，睡眠可，纳食正常，大便正常，舌淡红，苔白，脉弦细。右乳外上象限肿块局限，压痛（－），波动（－）。于外院行右乳肿物穿刺活检，病理提示乳腺组织内可见少量淋巴细胞、浆细胞浸润；局灶可见小导管扩张。继续予患者芙蓉膏、铁箍散膏、化毒膏交替外用贴敷治疗。

2019年4月16日三诊：患者乳房疼痛明显，右乳外上象限结节明显，有触痛，月经规律，情绪可，睡眠差，纳食正常，大便正常，舌暗红，苔白，脉弦。右乳多个小脓肿形成，外上象限皮色稍红，压痛（＋），有波动感。超声提示左乳多发结节，右乳低回声区，范围约3.7cm×3.1cm，内部可见多发液化，轻压有流动感，周边及内部腺体可见血流信号。治予患者肿块区刺络拔罐治疗，拔出黄色脓液及坏死组织约12mL，以清除腐肉、消肿止痛；继续芙蓉膏、铁箍散膏、化毒膏交替外用贴敷治疗。

2019年7月17日四诊：患者乳房偶有疼痛，情绪可，睡眠可，纳食正常，大便正常，舌暗红，苔白，脉弦。右乳乳晕上方及内侧脓肿同前，外上象限肿块处疮口愈合，肿块偏硬。

乳腺及引流区淋巴结 B 超：双侧乳腺腺体组织结构紊乱；右乳可见多处囊实性包块，形状不规则，较大者位于乳头外上，范围约 5.7cm×5.2cm，内可见明显液化，以囊性为主，周边血流丰富；左乳内上可见多个低回声结节，边界清，较大者约 0.7cm×0.4cm。双腋下未见明显异常肿大淋巴结。予患者肿块区刺络拔罐治疗，拔出黄色脓液及坏死组织约 20mL；继续芙蓉膏、铁箍散膏、化毒膏交替外用贴敷治疗。

按：此患者为浆细胞性乳腺炎。如采用传统治疗方式，药膏外敷，则疗程较长，手术治疗则乳房毁形严重，易复发。采用刺络拔罐配合药膏外敷治疗，可较快减轻患者疼痛，缩短病程。

第六节 肉芽肿性乳腺炎病案

病案一

患者杨某，女，42 岁，已婚。2019 年 10 月 29 日初诊。

患者发现左乳肿物 5 天，轻微疼痛，曾用抗生素治疗后症状减轻，伴夜寐多梦，大便偏干，怕冷，月经规律，量少，舌暗红，苔薄白，脉细。查体：左乳皮色不红，内可触及肿物，约 5cm×4cm 大小，质中硬，轻压痛。

中医诊断：粉刺性乳痈（络瘀痰阻证）。

西医诊断：左乳肉芽肿性乳腺炎。

治法：行气化痰，活血通络。

处方：

生黄芪 15g	当归 10g	白芍 10g	赤芍 10g
连翘 20g	浙贝母 10g	陈皮 10g	青皮 10g

| 王不留行 10g | 路路通 5g | 白芥子 10g | 桔梗 10g |
| 桂枝 10g | 鸡血藤 15g | 首乌藤 10g | 生甘草 5g |

7 剂

2019 年 11 月 19 日二诊：患者左乳肿块减小，皮色正常，红肿疼痛减轻，舌暗红，苔白厚，脉沉细。病理检查提示炎症。诊断如前。

处方：

生黄芪 15g	当归 10g	白芍 10g	赤芍 15g
连翘 20g	浙贝母 10g	陈皮 10g	青皮 10g
王不留行 10g	路路通 5g	僵蚕 10g	桔梗 10g
桂枝 10g	鸡血藤 15g	首乌藤 10g	生甘草 5g

14 剂

2019 年 12 月 24 日三诊：患者双乳结块触及不明显，大便偏干，夜寐多梦，月经量少，色暗，少腹冷，舌暗红，苔少，脉细滑。诊断如前。

处方：

生黄芪 15g	当归 10g	白芍 10g	赤芍 15g
连翘 20g	浙贝母 10g	陈皮 10g	益母草 10g
王不留行 10g	路路通 5g	桔梗 10g	石斛 15g
鸡血藤 15g	首乌藤 10g	生甘草 5g	僵蚕 10g

7 剂

按：本例为吕培文教授医案。本病早期治疗非常关键，吕培文教授认为在治疗本病时早期应以消为主，即用不同性质的消散药物使肿块得以消散。此类疾病消法中多用活血化瘀法及化痰软坚法。前法常用四藤或丹参、鬼箭羽，后法常用山慈菇、三棱、莪术、陈皮、连翘、浙贝母等。从用药中我们看到，二诊是在前方基础上改赤芍15g，去白芥子，加僵蚕10g。方用当归、白芍养肝柔肝，连翘、浙贝母散结，王不留行、路路通引经通络，诸药合用，取得良好效果。该患者只通过三次治疗，结块就完全消散。

病案二

患者韩某，女，32岁，已婚。2019年5月14日初诊。

患者右乳红肿疼痛2个月，行右乳穿刺活检术，病理提示为肉芽肿性乳腺炎，近期出现头痛、下肢红斑，纳眠欠佳，二便调，舌红，苔黄，脉弦滑。查体：神清，精神差，下肢红斑；右乳乳头凹陷，外侧红肿，溃口处见少量脓性渗液，肉芽组织水肿。

中医诊断：粉刺性乳痈（余毒未清证）。

西医诊断：肉芽肿性乳腺炎。

治法：清热解毒，理气散结。

处方：

连翘40g	浙贝母15g	僵蚕10g	陈皮10g
青皮10g	枳壳10g	当归10g	白芍10g
赤芍10g	白花蛇舌草20g	虎杖20g	生黄芪15g
川芎10g	白芷10g	钩藤15g	珍珠母30g
茯苓皮20g	苍术10g	玫瑰花10g	白蒺藜10g

14剂

注意事项：保持创面清洁，避免感染。

2019年6月11日二诊：患者乳房疼痛较前明显缓解，头痛减轻，情绪好转，纳差，舌红，苔黄，脉弦细。诊断如前。

处方：

生黄芪 30g	当归 10g	白芍 10g	鹿角霜 10g
连翘 30g	浙贝母 10g	鸡血藤 20g	首乌藤 10g
炒枣仁 15g	柴胡 10g	陈皮 10g	生麦芽 30g
鸡内金 10g	桔梗 10g	白芷 10g	生甘草 5g
川楝子 6g			

14 剂

注意事项：注意调整情绪，保持心情舒畅。

按：本例为吕培文教授医案。本病不同的患者临床表现不同，该患者症见下肢红斑，头痛剧烈，前期曾去风湿科治疗结节性红斑，来诊时头痛剧烈，不能平卧，需要靠止痛药才能缓解，吕培文教授查房时首先以安抚患者为主，帮助其树立战胜疾病的信心。治病首辨阴阳，调理气血，从整体论治，一诊时从痰气论治，用连翘、浙贝母、僵蚕化痰散结，陈皮、青皮疏肝理气，这是常用的药物组合；当归、白芍柔肝止痛，白花蛇舌草、虎杖祛邪，这也是吕培文教授常用的药物组合；黄芪、川芎、白芷透脓外出，取透脓散之义，属于中医内治法中补托的范畴。该患者服用 7 剂后头痛消失，结块缩小，继续服用 1 周后换药。复诊时加大黄芪用量益气扶正；僵块明显，故加用鹿角霜温阳散结；同时用生麦芽生胃气，鸡内金健脾，注意顾护脾胃。经过治疗，患者结块逐渐缩小。本病总体治法应为疏肝理气，化痰逐瘀，然患者素有乳头凹陷，且情绪抑郁不畅，病变局部红肿，再加舌红，苔黄，脉弦滑等，为肝郁气滞，营气不从，经络阻滞，气血郁滞，聚结成块，郁蒸腐肉酿脓而成。治疗先清热解毒，理气散结，待后期表证渐消，红肿渐退后，重点放在化痰逐瘀中，以鹿角霜补肾阳，散瘀结，整体治疗体现首辨阴阳、急则治标的特点。

病案三

患者胡某，女，45岁，已婚。2019年4月26日初诊。

患者3天前出现右乳红肿伴疼痛，皮色红，右乳头凹陷，导管扩张，夜寐差，情绪波动大，便略溏，舌暗红，苔黄，弦细。查体：右乳头略凹陷，轻压双乳头可见黄色油脂样分泌物，右乳皮色微红，乳晕下方可触及肿物。辅助检查：超声提示右乳下方导管扩张，可见不均质回声，无明显液性暗区。

中医诊断：粉刺性乳痈（肝郁气滞证）。

西医诊断：肉芽肿性乳腺炎。

治法：理气化痰，通络散结。

处方：

①柴胡 10g　　黄芩 10g　　橘叶 10g　　青皮 10g
　陈皮 10g　　山药 10g　　漏芦 10g　　王不留行 10g
　冬瓜子 15g　桃仁 10g　　蒲公英 20g　炒枣仁 15g
　首乌藤 10g　生黄芪 10g

7剂

②外用芙蓉膏。

注意事项：保持心情舒畅，保持乳头清洁，及时清除分泌物。

2019年5月7日二诊：患者局部疼痛好转，便略溏，舌淡，尖边红，苔薄白，脉细滑。查体：右乳外侧可及小包块，质中，压痛不明显。诊断同前。

处方：

①柴胡 10g　　黄芩 10g　　橘叶 10g　　陈皮 10g

山药 10g	漏芦 10g	王不留行 10g	虎杖 10g
赤芍 15g	桔梗 10g	冬瓜子 15g	鹿角霜 10g
蒲公英 20g	炒枣仁 15g	首乌藤 10g	生黄芪 30g
白花蛇舌草 15g			

7 剂

②外用芙蓉膏 + 紫色消肿膏。

2019 年 5 月 24 日三诊：患者右乳肿块缩小软化，便略溏，舌淡，尖红，苔薄，脉细滑。查体：右乳外可及小结节，质中，轻压痛。诊断同前。

处方：

柴胡 10g	黄芩 10g	橘叶 10g	青皮 10g
陈皮 10g	山药 10g	漏芦 10g	王不留行 10g
连翘 20g	赤芍 15g	桔梗 10g	冬瓜子 15g
焦麦芽 15g	蒲公英 20g	太子参 10g	首乌藤 10g
生黄芪 15g			

14 剂

2019 年 6 月 10 日四诊：患者右乳肿物较前缩小，余无不适，夜寐可，纳可，便软，月经正常，舌暗淡，苔中厚腻，脉细滑。查体：右乳可及肿物，较前缩小。

处方：

柴胡 10g	黄芩 10g	橘叶 10g	青皮 10g
陈皮 10g	山药 10g	漏芦 10g	王不留行 10g
连翘 20g	赤芍 10g	桔梗 10g	冬瓜子 15g
焦麦芽 15g	蒲公英 10g	太子参 10g	首乌藤 10g
生黄芪 15g	白芥子 10g		

14 剂

　　按： 本例为吕培文教授医案。该患者职业为医生，在发病初期及时就诊，早期即发现病灶。吕培文教授在本例疾病治疗中，考虑到患者工作压力大，情绪易波动，肝郁气滞，营气不从，经络阻滞，气血凝滞，聚结成块，故治疗时采用理气化痰散结法。在具体用药时用柴胡疏肝理气，橘叶入肝经，青皮、陈皮疏理肝气，加上常用药漏芦、王不留行通乳络，连翘、蒲公英、赤芍清热散结。经过两个月的治疗，乳房结块得以消散。此案诊断明确，然其病因始终是少阳之气不能疏泄，郁而内扰，故治疗中从头至尾始终用柴胡、青皮、陈皮、黄芩等。

　　病案四

　　患者赵某，女，33 岁，已婚。2020 年 8 月 7 日初诊。

　　患者患右侧乳肉芽肿性乳腺炎 2 个月，局部肿块范围较大，病变中心部分皮色发红，伴低烧，夜寐差，烦躁，二便调，月经量少，色暗，舌尖红，苔薄，脉细。查体：右乳局部红肿破溃。患者有抑郁症病史，曾服抗抑郁药物。

　　中医诊断：粉刺性乳痈（余毒未清证）。

　　西医诊断：肉芽肿性乳腺炎。

　　治法：益气托毒，补肾活血。

　　处方：

①鸡血藤 15g　　首乌藤 10g　当归 20g　　　　白芍 20g

　丹参 15g　　　　益母草 10g　王不留行 10g　柴胡 6g

　延胡索 10g　　　生黄芪 30g　桔梗 10g　　　白芷 10g

　白花蛇舌草 15g　虎杖 15g　　莲子心 5g　　　生甘草 5g

　　　　　　　　　　　　　　　　　　　　　　14 剂

②外用铁箍散软膏＋复方化毒膏。

注意事项：调畅情志，保持心情舒畅。

2020 年 9 月 11 日二诊：患者无明显不适，病变部位皮色略红，轻压痛，便略干，舌淡暗，尖红，苔薄，脉细滑。辅助检查：右乳超声下显示多处不均质回声。诊断同前。

处方：

①鸡血藤 15g　　首乌藤 10g　　当归 20g　　赤芍 30g

　丹参 15g　　　益母草 10g　　莪术 10g　　柴胡 6g

　延胡索 10g　　生黄芪 30g　　桔梗 10g　　白芷 10g

　鹿角霜 10g　　蒲公英 30g　　皂角刺 5g　　穿山甲 3g

　生甘草 5g

14 剂

②外用铁箍散软膏＋复方化毒膏。

注意事项：避免外伤，保持心情舒畅。

按：本例为吕培文教授医案。肉芽肿性乳腺炎临床治疗棘手，虽然中医药在肉芽肿性乳腺炎的治疗中具有一定优势，但难愈性肉芽肿性乳腺炎常多种病变类型共存，给治疗带来难度。吕培文教授擅用托法治疗难愈性肉芽肿性乳腺炎，尤其在红肿、窦道、肿物并存的复杂情况下传承和创造性使用缓托法，取得了良好的疗效。其用药包括很多种，如理气透托、芳香透托、清热托毒、散结托毒、利湿托毒等。在用药中吕培文教授以四藤为基础，调整阴阳，黄芪补气托毒，当归、赤芍、鹿角霜、玄参调和阴阳，补肾活血。治疗时注意阴阳辨证，局部辨证与整体辨证相结合，司外揣内，因势祛邪。

病案五

患者刘某，女，32 岁，已婚。2019 年 7 月 2 日初诊。

患者右乳结块伴疼痛 2 月余，行穿刺检查病理提示为肉芽肿性乳腺炎，局部化脓后置入引流管引流治疗。患者夜寐差，入睡难，口干，纳可，二便调，舌尖边红，苔黄白腻，脉细略数。查体：神清，精神差，头痛明显，右乳局部破溃，可触及包块。辅助检查：血沉 46mm/h，白细胞计数 14.6×10⁹/L。

中医诊断：粉刺性乳痈（半阴半阳，湿热内蕴，瘀血阻络证）。

西医诊断：肉芽肿性乳腺炎。

治法：解毒散结，养血活血。

处方：

蒲公英 15g	连翘 30g	赤芍 15g	石斛 15g
川芎 10g	白芷 10g	益母草 10g	鸡血藤 15g
首乌藤 10g	炒枣仁 15g	远志 10g	太子参 10g
丹参 10g	五味子 10g	生甘草 5g	

14 剂

注意事项：调节情绪，保持心情舒畅。

2019 年 7 月 16 日二诊：患者时有头痛，伴发热，二便调，无口干，舌紫暗，苔薄，脉滑。查体：右乳红肿，有波动感，轻度触痛。诊断同前。

处方：

蒲公英 30g	连翘 30g	赤芍 30g	三棱 10g
川芎 10g	白芷 10g	益母草 10g	鸡血藤 15g
首乌藤 10g	炒枣仁 15g	远志 10g	鹿角霜 15g
丹参 10g	桔梗 15g	生甘草 5g	莪术 10g

14 剂

注意事项：局部创面保护。

按： 本例为吕培文教授医案。该患者为复杂性肉芽肿性乳腺炎，患者低烧，白细胞高，头痛，故在治疗过程中要注意祛邪。方中蒲公英、连翘清热解毒散结，赤芍、三棱、莪术活血破瘀，川芎、白芷为头痛经验用药，鹿角霜温通，偏补之人用鹿角霜。本病总体属于半阴半阳证，治疗中以缓托为主，方用《外科正宗》神授卫生汤加减变化，取其宣热散风、行瘀活血、解毒消肿、疏通脏腑之功效。吕培文教授治疗时不仅注意病势，邪盛时以祛邪为主，加大"消"的力度，在前方基础上加大蒲公英、连翘、赤芍用量，同时还注意患者的"势"，身体强壮者以托为主，身体虚弱者以补气血为主，采用补气补血，调阴阳脏腑。本病也可从痰气血入手治疗，吕培文教授认为成败在于细节，该病属于免疫性疾病，临床表现较复杂，治疗应个体化。治疗时首辨阴阳，对于具体患者看是采用温阳还是回阳之法。此案例的特点除乳房疾病外，还伴有明显的瘀血阻络症状，其血瘀为典型虚瘀，症见低热，头痛，夜寐差，入睡难，脉细数，故结合本病治疗采用半补半托法，其补气血中尤重补血，即养血活血，"气血平和，百病不生"，故方中血分药应用较多。

病案六

患者肖某，女，41 岁，已婚。2019 年 5 月 14 日初诊。

患者 2 个月前出现左乳肿胀疼痛，穿刺病理提示为肉芽肿性乳腺炎，伴下肢关节疼痛，舌暗，尖边红，苔薄，脉沉细。查体：双乳不对称，左乳偏大，皮色红，可见多处溃口，少量渗出，局部肉芽高突。

中医诊断：粉刺性乳痈（肝郁化火证）。

西医诊断：肉芽肿性乳腺炎。

治法：疏肝活血，解毒散结。

处方：

生黄芪 30g　炒芥子 15g　鹿角霜 10g　　陈皮 10g

青皮 10g　　枳壳 10g　　当归 10g　　　白芍 10g

柴胡 10g　　连翘 30g　　白花蛇舌草 15g　虎杖 15g

鬼箭羽 10g　橘叶 10g　　王不留行 10g　　炒枣仁 15g

炒薏苡仁 20g　　生甘草 10g

14 剂

注意事项：注意情绪调整，避免焦虑。

2019 年 7 月 17 日二诊：患者左乳上方多处溃口，范围较前缩小，皮色紫暗，渗出较前减少，多梦，多汗，舌暗，尖边红，苔薄，脉沉细。

中医诊断：粉刺性乳痈（肝郁脾虚证）。

西医诊断：肉芽肿性乳腺炎。

治法：益气托毒，活血散结。

处方：

①生黄芪 45g　丹参 15g　　鸡血藤 10g　　连翘 20g

浙贝母 10g　鹿角霜 10g　陈皮 10g　　　山药 10g

桃仁 10g　　红花 10g　　桔梗 10g　　　白芷 10g

虎杖 10g　　赤芍 15g　　茯神 15g　　　生甘草 6g

14 剂

②溃面外用甘草油。

2019 年 8 月 27 日三诊：患者左乳溃口渐愈合，皮色紫暗，局部偏硬，唇色紫暗，寐安，舌淡暗，尖边红，边有齿痕，苔薄，脉沉细。

中医诊断：粉刺性乳痈（余毒未清证）。

西医诊断：肉芽肿性乳腺炎。

治法：补肾益气，养血活血。

处方：

①生黄芪 45g　　丹参 15g　　鸡血藤 15g　　连翘 20g

　浙贝母 10g　　陈皮 10g　　山药 10g　　　桑寄生 30g

　首乌藤 10g　　石斛 10g　　虎杖 15g　　　赤芍 15g

　茯神 15g　　　生甘草 6g　　鬼箭羽 10g

14 剂

②外用芙蓉膏，撒血竭面。

注意事项：注意创面保护。

按：本例为吕培文教授医案。肉芽肿性乳腺炎目前是一类比较难治的疾病，吕培文教授在治疗该病时有自己独特的经验。初诊用白芥子温化寒痰，鹿角霜有温补之义，陈皮、青皮是吕老常用理气对药，白花蛇舌草配虎杖解毒散结，考虑到患者以瘀为主，故用鬼箭羽破瘀散结，王不留行、橘叶是其经验用药，前者可通导管，后者归肝经，疏肝理气，炒薏苡仁托毒。二诊注意血分药的应用。其血分药分三级：一级桃仁、红花；二级三棱、莪术；三级虫类药。在三诊治疗中注意凉血活血，于养血活血药物中加补气补肾之品。石斛养阴清热，鬼箭羽破瘀，可抑制瘢痕形成。患者临诊时乳房已多处破溃，但渗液不多，破溃周边仍有僵块存在，故治疗采用缓托法，即半托半消法，促其创面修复。吕培文教授认为，肉芽肿性乳腺炎的治疗最能体现司外揣内的治则，这是中医治疗学的特殊方法之一，尤其是皮外科医生的一种手段，即通过其外在表现了解机体内部阴阳气血、脏腑功能状况等。

病案七

患者郝某，女，27 岁，已婚。2019 年 8 月 20 日初诊。

患者患双乳肉芽肿性乳腺炎 3 个月，先左后右，自觉疼痛，下肢曾发结节性红斑，现已无症状，盗汗，烦燥，口干，大便干，舌淡暗，舌尖微红，脉细。查体：双乳均红肿，出现破溃，分泌物清稀。

中医诊断：粉刺性乳痈（余毒未清证）。

西医诊断：肉芽肿性乳腺炎。

治法：调和阴阳，健脾益肾。

处方：

①忍冬藤 20g　　鸡血藤 20g　　首乌藤 10g　　钩藤 10g

　赤芍 10g　　　白芍 10g　　　生黄芪 30g　　太子参 10g

　鹿角霜 10g　　当归 10g　　　穿山甲 3g　　　桔梗 10g

　石斛 15g　　　蒲公英 30g　　浮小麦 30g　　黄精 10g

　　　　　　　　　　　　　　　　　　　　　　　14 剂

②外用紫色消肿膏＋芙蓉膏。

2019 年 9 月 3 日二诊：患者双乳肿块较前缩小，伴渗出，月经量少，盗汗、烦躁减轻，舌淡暗，舌尖微红，脉细。诊断如前。

处方：

浙贝母 10g　　鸡血藤 20g　　首乌藤 10g　　连翘 20g

赤芍 10g　　　白芍 10g　　　生黄芪 30g　　太子参 10g

鹿角霜 10g　　当归 10g　　　穿山甲 3g　　　桔梗 10g

石斛 15g　　　蒲公英 30g　　浮小麦 30g　　黄精 10g

　　　　　　　　　　　　　　　　　　　　　　　7 剂

2019 年 9 月 17 日三诊：患者双乳仍有局部破溃，伴渗出，盗汗减轻，夜间多梦，月经量少，二便调，舌淡红，舌体胖大，苔黄，脉细。诊断如前。

处方：

首乌藤 10g	穿山甲 3g	浙贝母 10g	鸡血藤 20g
连翘 20g	赤芍 20g	生黄芪 30g	太子参 10g
鹿角霜 10g	当归 10g	桔梗 10g	石斛 15g
蒲公英 30g	浮小麦 30g	黄连 15g	生甘草 5g

14 剂

按：本例为吕培文教授医案。本病治疗以调和阴阳、中和气血、健脾益肾、扶正祛邪为主，吕培文教授在用药时以四藤调整阴阳气血。首乌藤为何首乌的干燥藤茎，性平，味甘微苦，入心、肝、肾经，入心、肝经有清补双向作用，还可交通心肾，引阳入阴，功能养血安神、补中气，可行经络、祛风、通血脉，与鸡血藤合用，治血虚肢体酸痛。鸡血藤性温，味苦微甘，入心、脾二经，功能活血舒筋，祛瘀生新，乃行血药中之补品，其能行血补血，舒筋活血，并有通络止痛作用，还可与其他活血化瘀类药合用，治疗血虚瘀滞病证。钩藤性凉味甘，入心包、肝经，可清热平肝息风，舒筋除眩，下气宽中，在四藤组合中有承上启下之功用，与鸡血藤合用，养肝血，但须注意煎煮时钩藤应后下，取其甘寒以养血敛阴。从四藤组合上看，四藤中有凉有温、有补气有补血、有祛风有利水，通过相辅相成、相反相成，以藤通行十二经的特点，充分发挥药效，起到引阳入阴，调和阴阳气血之功效。藤类药物循经络无所不至，纵横交错，内外联络，可行气活血，通调脉络，承上启下。吕老强调四藤适应证为：临床特点为"经络阻隔气血凝"的疾病，尤其是慢性迁延性疾病。肉芽肿性乳腺炎病程往往半年到一年，迁延不愈，久病入络，伤气耗血，气血失和，阴阳不调，这正是四藤用药的指征。本案粉刺性乳痈的特点为双乳发病并伴有下肢结节性红斑，故吕培文教授临床治疗抓住其阴阳不调、气血不和的特点，标本兼治，扶正祛邪中不忘活血通络。

病案八

患者王某，女，32岁，已婚。2018年10月15日初诊。

患者于2个月前因碰撞致左乳胀痛，于当地口服消炎药（具体不详）后疼痛减轻，但肿块无明显变化，后静脉输液头孢（具体不详）3天，自觉无明显好转。曾哺乳1.5年，现已停止哺乳2年。近半年月经不规律，2个月一行，经期长，经量多，色暗，有血块，末次月经10月7日。查体：双乳对称，乳头无凹陷及溢液，右乳内未及明显肿物，触痛不明显，左乳内侧及下方可及肿物，大小约2cm×2cm，质地硬，疼痛评分7分。双腋下未及明显肿大淋巴结。辅助检查：2018年10月9日细胞学病理检查可见嗜中性粒细胞及浆细胞，考虑乳腺炎性病变。

中医诊断：粉刺性乳痈（肝郁湿毒内蕴证）。

西医诊断：乳房肿物；浆细胞性乳腺炎。

治疗过程：

予芙蓉膏、铁箍散膏、化毒膏交替外用贴敷治疗，以软坚散结、消炎止痛为主。向患者介绍相关疾病知识以消除其紧张焦虑情绪。同时进行健康宣教，普及疾病和治疗相关知识。

2018年10月23日二诊：患者左乳肿物穿刺病理提示肉芽肿性乳腺炎。患者情绪稳定，纳眠可，腰痛。查体：双乳对称，乳头无凹陷及溢液，左乳内侧及内下可及大小约2cm×2cm肿物，质硬，无红肿，右乳内未及明确肿物，疼痛评分7分，双腋下未及明显肿大淋巴结。治疗继续予患者芙蓉膏、铁箍散膏、化毒膏交替外用贴敷。

2019年1月14日三诊：患者左乳内下可及1.5cm结节，质稍硬，内侧肿块较前明显变软，疼痛评分7分。B超显示左乳内下可见低回声，范围约4.3cm×1.3cm，周边腺体可见丰富血流信号。继续予患者芙蓉膏、铁箍散膏、化毒膏交替外用贴敷治疗。

2019年4月3日四诊：B超所示肿块范围较前缩小，双乳腺体组织结构紊乱，左乳内下可见低回声包块，范围约2.6cm×0.5cm，形状不规则，肿块区红肿疼痛，疼痛评分8分。周边腺体可见丰富血流信号。双侧腋下未见异常肿大淋巴结。治疗予患者肿块区刺络拔罐治疗，拔出血性液体及坏死组织约5mL；继续予芙蓉膏、铁箍散膏、化毒膏交替外用贴敷治疗。

2019年4月10日五诊：患者肿块区红肿疼痛减轻，疼痛评分6分，肿块范围较前减小。继续予芙蓉膏、铁箍散膏、化毒膏交替外用贴敷治疗。

2019年7月17日六诊：患者乳房偶有疼痛，疼痛评分4分，肿块缩小，左乳内侧肿块部分吸收，压痛减轻，波动感无。乳腺及引流区淋巴结B超示双乳腺体组织结构紊乱，左乳内下可见低回声包块，范围约1.1cm×1.3cm，形状不规则，未见明显液化，周边腺体可见丰富血流信号；双侧腋下未见异常肿大淋巴结。治疗继续予芙蓉膏、铁箍散膏、化毒膏交替外用贴敷。

按：此患者为肉芽肿性乳腺炎。刺络拔罐放血疗法能够通过局部放血的方法改善局部血液循环，促进炎性渗出物吸收，同时也利于致痛物质的排出。治疗如采用传统治疗方式，仅用药膏外敷则疗程较长。采用刺络拔罐配合治疗，可较快减轻患者疼痛，缩短病程。

第七节　乳腺癌病案

病案一

患者裴某，女，38岁，已婚。2020年10月20日初诊。

患者左乳腺癌切除术后半年，现已放疗15天，病理结果提示为浸润性筛状癌，前哨淋巴结阴性（0/4），病灶部位现无明显不适，感体虚乏力，二便调，夜寐差，易烦躁，舌淡暗，边有齿痕，苔薄，脉细。辅助检查：超声未发现乳房肿物。

中医诊断：乳岩（气血两亏证）。

西医诊断：左乳腺癌术后。

辨证分析：患者乳癌术后，经手术、放疗等，气血损耗，结合舌脉考虑为气血两虚。

治法：益气养血，健脾疏肝。

处方：

生黄芪 30g	当归 10g	白芍 10g	黄精 10g
陈皮 10g	山药 10g	连翘 20g	浙贝母 10g
白花蛇舌草 15g	桔梗 10g	橘叶 10g	首乌藤 10g
炒枣仁 10g	茯神 15g	炒白术 10g	生甘草 5g

14剂

注意事项：保持心情舒畅，定期复查。

2020年12月8日二诊：患者现口服三苯氧胺，月经量少，色暗，乏力减轻，二便正常，舌淡暗，边有齿痕，苔薄，脉弦细。诊断如前。

处方：

生黄芪 30g	当归 10g	白芍 10g	鸡血藤 15g
陈皮 10g	山药 10g	连翘 20g	浙贝母 10g
白花蛇舌草 15g	桔梗 10g	橘叶 10g	首乌藤 10g
茯神 15g	党参 10g	阿胶珠 10g	生甘草 5g

14 剂

注意事项：定期复查。

按：本例为吕培文教授医案。吕培文教授对于肿瘤术后的治疗非常有经验，在治疗中多以调理为主，注重扶正，较少使用峻攻之剂。吕老认为现代医学对于肿瘤的治疗多采用手术切除、放射治疗、化学药物治疗等方法，与中医祛邪法的意义是相似的，虽在缩小、去除瘤体上起到了极大的作用，但同时对人体正气的损伤也是不容小觑的，故在治疗中较少使用攻伐药物，强调扶助正气为本，多采用滋补肝肾法、健脾和胃法、补气养血法进行调补。但由于疾病的发展是一个动态的过程，故吕培文教授根据正邪的盛衰不同，强调"随证治之"。从女性生理特点来看，由于经、带、胎、产的生理特点，肝之阴血极易亏虚，肝体失养，则肝用失常，疏泄失职，气血留滞，生痰结瘀，变生癌肿，故在用药中要注意滋补肝肾。常用药物：熟地黄、山萸肉、杭白芍、玄参、北沙参、女贞子、旱莲草、首乌藤等。又脾胃为后天之本，气血生化之源，唯有胃气充盛，中焦气机调畅，升清降浊有序，才能有利于其他治癌之法的实施，故健脾和胃之法是扶正之本。吕培文教授认为疾病的预后与转归每与人体胃气的强弱有关，若胃气虚弱，每多影响治疗用药的难度，一旦胃气衰败则诸法难施而预后不良，诚如前人所谓"人以胃气为本""胃气一败，百药难施"。常用药物：党参、白术、茯苓、山药、砂仁、木香、竹茹、莲子肉、生姜、大枣等。另外，治疗中还要重视补气养血，手术、放化疗、靶向治疗等，都是一种慢性消耗，再加上患者还要承受心理上的打击，更会加重气血亏虚，故采用气血双补之法。常用药物：黄芪、党参、当归、阿胶、沙参、麦冬、山药、黄精、甘草、鸡血藤等。该患者一般情况尚可，在治疗中只需要扶正，调动机体免疫力即可。故用药多以扶正为主，兼加少量祛邪药物。

第八节 乳中结核病案

患者郝某，女，21岁。1973年1月3日初诊。

患者发现双乳散发硬核数年，大小不一，起初无疼痛，近日出现胀痛并逐渐明显，甚则不能触碰，每遇月经前期、气候变化或情绪激动时疼痛加重。患者3个月来月经未至，食少，倦怠，伴有失眠，多梦，舌无苔，脉沉细弱。经检查诊为"乳腺增生症"。患者因家庭原因长期以来心情郁闷。查体：面色发黄，体型消瘦，体温37.7℃，皮肤正常。双乳各有肿块三个，最大的约1.0cm×3.0cm，最小的约0.5cm×2.0cm，推之不移动，按之疼痛。

中医辨证：乳中结核（气血两亏，肝郁脾虚证）。

西医诊断：乳腺纤维腺瘤。

治法：气血双补，健脾疏肝，软坚散结。

处方：

当归12g	白芍15g	茯神12g	陈皮6g
云苓15g	白术12g	枳壳9g	远志12g
生黄芪18g	甘草9g		

10剂

1973年1月14日二诊：患者按上方服药10剂后，睡眠好转，食欲略增，双乳硬核如故，月经仍未来潮，自觉有低热。按上方去白芍、陈皮、枳壳、甘草，加党参9g，丹皮9g，龙眼肉9g，红花9g，山药12g。

1973年1月22日三诊：患者服药期间月经来潮，量少，腹部轻度胀痛，睡眠较好，食欲增加，午后仍感低热（37.2℃左右），夜间盗汗，性情急躁，大便正常，双乳硬核如故。证属阴虚血热，辅以养阴清热。

处方：

鳖甲 12g	知母 12g	生龙骨 18g	生牡蛎 18g
丹皮 12g	青蒿 12g	朱茯神 15g	当归 12g
党参 18g	龙眼肉 18g	生黄芪 18g	红花 9g
赤芍 9g	远志 9g	甘草 3g	云苓 15g
扁豆 15g	熟地黄 24g		

7剂

1973年1月31日四诊：患者药后低热已除，盗汗止，性情仍急躁，双侧乳中硬核如故。拟以化痰消坚为主，益气补血活血为辅。

处方：

玄参 12g	牡蛎 12g	半夏 9g	陈皮 6g
当归 12g	山慈菇 12g	党参 18g	生黄芪 18g
炒山甲 15g	知母 12g	红花 9g	赤芍 9g
云苓 12g	扁豆 12g	甘草 3g	

7剂

1973年2月16日五诊：患者药后食欲正常，自觉双侧乳中硬核轻度发痒，但未见消。停服汤药，改服舒解软坚丸，每次 10g，每日 2 次。

1973 年 3 月 25 日六诊：患者本月月经提前 3 天来潮，双侧乳中硬核变软缩小，仍感胀痛。改用汤药与舒解软坚丸药隔日交替服用。

处方：

玄参 12g	知母 12g	牡蛎 12g	半夏 9g
当归 15g	党参 18g	生黄芪 18g	红花 9g
赤芍 9g	三棱 9g	莪术 9g	云苓 15g
白术 12g	炒山甲 15g		

15 剂

1973 年 4 月 27 日七诊：患者药后双乳硬核继续缩小、变软。停汤药继服舒解软坚丸。

1973 年 5 月 25 日八诊：患者双侧乳房硬核基本消失，用力按压有轻微疼痛，情况良好。继服丸药 3 个月，以巩固疗效。

按：中医所说的"乳中结核"，可能包括西医的乳房结核病在内，但是此处系专指西医的慢性乳房纤维增生性病变，是青壮年女性的常见病之一。本病临床多表现为双侧或单侧乳房有大小不等硬核，初期无不适感觉，以后逐渐有轻度痛感，乳房发胀，每遇气候突变、情绪失调或月经来潮前期，则硬核明显增大，疼痛加重，而往往在经期后症状缓解或减轻，日久则硬核逐渐增大，痛胀也逐渐增剧。全身症状则见食少、倦怠、盗汗、自汗、便溏、尿白、失眠、头晕、头痛、经闭、颧红、低热等气血失和、肝郁脾虚之象。中医认为，本病系因肝郁气滞，脾胃湿热凝结而成。

房芝萱房老对于本病的治疗总以疏肝解郁，活血化瘀为法。

按：本案患者长期郁闷，肝郁气滞，忧思伤脾。气有余便是火，气郁火旺，内耗阴血，以致气血失和，冲任失调。女子以血为先天，患者月经 3 个月月经未潮，且有面色黄、消瘦、脉沉细弱等气血双亏、肝郁脾虚之证。故房老认为患者已濒临劳瘵，在治疗上首当扶正、养血、调经。初诊药后，患者一般情况变化不大，兼有低热，阴虚血热之证较显。故方中加党参以补气，丹皮以养阴凉血，泻相火，补虚劳，去骨蒸劳热，加龙眼肉以养心补血安神，加山药以固肠胃，补精气，又能益肾强阴。患者药后月经来潮，但仍有低热未平，故加用鳖甲、青蒿退骨蒸劳热，以扁豆调脾暖胃除湿。三诊药后，患者阴血虚亏之象得以矫治，全身情况好转，但是乳中硬核未消。故在扶助正气的基础上，加强化核消坚之力，方中以玄参、知母、牡蛎养阴软坚散结，以半夏、山慈菇化痰解毒散结，以性善走窜、通经达络的炒山甲行气破血，软坚消核。四诊药后，患者乳核变软缩小，但患者毕竟体弱，不宜过于攻伐。故改用舒解软坚丸与汤药交替服用。五诊药后，患者月经恢复正常，乳中硬核已见缩小。后又用过三棱、莪术破瘀散结之品，虑其伤正，遂佐用参、芪等扶正之品。服药 1 个月，又恐攻伐太过，遂停用汤药，改服丸药。通过 5 个月治疗，患者双乳硬核消失，月经正常，其他症状消失。本案先补后攻，攻补兼施，乃获良效。

第九节　乳腺结节病案

病案一

患者刘某，女，47 岁。

患者于 2019 年 5 月 13 日行乳腺及引流区淋巴结 B 超检查：双侧乳腺腺体组织回声欠均匀；双乳可见多个实性及囊性结节，左侧大者约 0.6cm×0.4cm，位于内上象限；右侧大者约

0.4cm×0.3cm，位于外上象限，边界清；双腋下未见异常肿大淋巴结。双乳结节，BI-RADS Ⅲ级。既往无相关疾病。

中医诊断：乳癖（气滞血瘀证）。

西医诊断：乳腺增生；乳腺结节。

治疗过程：

患者于 2019 年 5 月 18 日行热湿敷法、蜡疗、穴位贴敷治疗。后每隔 5 ～ 10 日行以上治疗 1 次，共治疗 6 次，最后一次治疗时间为 2019 年 6 月 28 日。

后患者疼痛减轻，于外院行 B 超复查，提示结节变小。

病案二

患者修某，女，38 岁。

患者于 2019 年 2 月 19 日行乳腺及引流区淋巴结 B 超：双侧乳腺体组织结构紊乱，回声欠均匀，导管扩张，右侧最宽处导管位于外上象限，宽约 0.57cm，左侧最宽处导管位于外下，宽约 0.49cm；腺体内未见明显占位。双侧腋下未触及明显异常肿大淋巴结。既往无相关疾病。

中医诊断：乳癖（肝郁证）。

西医诊断：乳腺增生；乳腺结节。

治疗过程：

患者于 2019 年 2 月 19 日行热湿敷法、蜡疗、穴位贴敷治疗。后规律行以上治疗，共治疗 6 次，最后一次治疗时间为 2019 年 4 月 17 日。治疗后患者自诉疼痛减轻。

按：湿热敷疗法还可加快清除疼痛部位的代谢废物、炎性渗出物及致痛物质，从而使疼痛得到缓解，起到温经通络、活血行气、散寒止痛、祛瘀消肿等作用。

主要参考文献

［1］索延昌.京城国医谱［M］.北京：中国医药科技出版社，2000.

［2］北京中医医院.房芝萱外科经验［M］.北京：北京出版社，1980.

［3］盛广智，许华应，刘孝严.中国古今工具书大辞典［M］.长春：吉林人民出版社，1990.

［4］北京中医医院.赵炳南临床经验集［M］.北京：人民卫生出版社，1975.

［5］李曰庆.中医外科学［M］.北京：中国中医药出版社，2002.

［6］吕培文.王玉章皮外科及肿瘤证治精粹［M］.北京：中国医药科技出版社，2004.

［7］王润清.中医外科秘传［M］.太原：山西科学教育出版社，1989.

［8］齐德之.外科精义［M］.北京：人民卫生出版社，2006.

［9］上海中医学院.中医外科学讲义［M］.上海：上海科学技术出版社，1964.

［10］广州中医学院.外科学［M］.上海：上海科学技术出版社，1983.

［11］顾伯康.中医外科学［M］.上海：上海科学技术出版社，1998.

［12］王钟富.现代实用乳房疾病诊断学［M］.郑州：河南科学技术出版社，2000.

［13］国家药典委员会.中华人民共和国药典［M］.北京：中国医药科技出版社，2015.

［14］李曰庆.中医外科学［M］.北京：中国中医药出版社，2007.

［15］高学敏.中药学［M］.北京：人民卫生出版社，2012.

［16］赵炳南，张志礼.简明中医皮肤病学［M］.北京：中国展望出版社，1983.

［17］朱丹溪.丹溪心法［M］.北京：中国医药科技出版社，2012.

［18］吴谦.医宗金鉴［M］.北京：中国医药科技出版社，2011.

［19］倪朱谟.本草汇言［M］.北京：中国古籍出版社，2005.

［20］李梴.医学入门［M］.天津：天津科学技术出版社，1990.

［21］李东垣.脾胃论［M］.北京：人民卫生出版社，2005.

［22］李中梓.医宗必读［M］.北京：人民卫生出版社，2006.

［23］王冰注.《黄帝内经》［M］.北京：中医古籍出版社，2003.

［24］尤在泾.《伤寒贯珠集》［M］.北京：中国中医药出版社，2008.

［25］严健民.《五十二病方注补译》［M］.北京：中医古籍出版社，2005.

［26］中国科学技术协会.中国中西医结合学科史［M］.北京：中国科学技术出版社，2010.

［27］北京中医医院.中西医结合临床外科手册［M］.北京：北京出版社，1980.

［28］顾乃强.实用中医乳房病学［M］.上海：上海科学技术出版社，1993.

［29］赵宜真.外科集验方［M］.北京：人民卫生出版社，1991.

［30］许克昌.外科证治全书［M］.北京：人民卫生出版社，1987.

［31］吴谦.外科心法要诀［M］.北京：中国医药科技出版社，2012.

［32］陈实功.外科正宗［M］.上海：上海科学技术出版社，1989.

［33］顾世澄.疡医大全［M］.北京：人民卫生出版社，2007.

［34］徐大椿，喻嘉言，余听鸿.洄溪医案寓意草诊余集［M］.北京：学苑出版社，2008.

［35］谷振声.姜鸿刚.现代乳腺疾病诊断治疗学［M］.北京：人民军医出版社，1997.

［36］段文都，郑向奎，孙大水，等．外科疾病诊疗常规［M］.北京：军事医学科学出版社，2008.

［37］中国人民解放军后勤部卫生部.临床疾病诊断治愈好转标准［M］.北京：人民军医出版社，1987.

［38］国家中医药管理局.护理人员中医技术使用手册［M］.北京：中国中医药出版社，2015.

［39］毛克臣，李洋.北京中医医院传统外用制剂［M］.北京：北京科学技术出版社，2015.

［40］许克昌.外科证治全书［M］.北京：人民卫生出版社，1987.

［41］赵宜真.外科集验方［M］.北京：人民卫生出版社，1991.

［42］北京中医医院.赵炳南临床经验集［M］.北京：人民卫生出版社，2006.

［43］毛克臣，李洋.北京中医医院传统外用制剂［M］.北京：北京科学技术出版社，2015.